顾乃龙中医内科临床经验集

主　审　顾乃龙
主　编　张　黎
副主编　李　婷　金　伟　郭震兵
编　委　（按姓氏拼音排序）
高　丹　郭震兵　金　伟　李　婷　李晓倩
陆建江　木太里普·吐逊　尹　辉　战晓芳
张　黎　张玮妮　周　娟　周亚萍

人民卫生出版社
·北　京·

图书在版编目（CIP）数据

顾乃龙中医内科临床经验集 / 张黎主编. -- 北京 ：人民卫生出版社，2026. 1. -- ISBN 978-7-117-39070-5

Ⅰ. R25

中国国家版本馆 CIP 数据核字第 2025AF5096 号

人卫智网	www.ipmph.com	医学教育、学术、考试、健康，购书智慧智能综合服务平台
人卫官网	www.pmph.com	人卫官方资讯发布平台

顾乃龙中医内科临床经验集

Gu Nailong Zhongyi Neike Linchuang Jingyanji

主　　编：张　黎
出版发行：人民卫生出版社（中继线 010-59780011）
地　　址：北京市朝阳区潘家园南里 19 号
邮　　编：100021
E - mail：pmph @ pmph.com
购书热线：010-59787592　010-59787584　010-65264830
印　　刷：北京汇林印务有限公司
经　　销：新华书店
开　　本：710 × 1000　1/16　　印张：14
字　　数：192 千字
版　　次：2026 年 1 月第 1 版
印　　次：2026 年 2 月第 1 次印刷
标准书号：ISBN 978-7-117-39070-5
定　　价：65.00 元
打击盗版举报电话：010-59787491　E-mail：WQ @ pmph.com
质量问题联系电话：010-59787234　E-mail：zhiliang @ pmph.com
数字融合服务电话：4001118166　E-mail：zengzhi @ pmph.com

王序

《顾乃龙中医内科临床经验集》一书的出版，是新疆乌鲁木齐市中医医院多年来继承和发扬中医学的见证，重视和培养中医药专业人才的结果。顾乃龙主任是我院自己培养的中医药人才，也是我院在中西医结合方面取得了一定造诣的专家学者。顾乃龙主任 2015 年获评第五批全国老中医药专家学术经验继承工作指导老师，为医院培养了一名博士，一名硕士。2019 年，经国家中医药管理局批准，在我院建立"顾乃龙全国名老中医药专家传承工作室"，工作室以张黎主任为组长。近年来，工作室积极开展传承工作，门诊跟师抄方，病房查房记录，疑难病例讨论，组织讲课学习等。努力将老师的点滴经验传承下去，整理成书，有利于更好地为广大患者服务，这是一个非常有意义的工作。希望我们的年轻一代能更加热爱中医药事业，继承和发展中医学，吸取精华，为中华民族伟大复兴贡献自己的力量。谨以数言为序。

王多让，男，1938 年出生。主任中医师。第二批和第七批全国老中医药专家学术经验继承工作指导老师，享受国务院政府特殊津贴专家，曾任新疆中医药学会副会长，新疆乌鲁木齐市中医医院院长等职。

新疆乌鲁木齐市中医医院 王多让

2022 年 6 月 10 日

自序

我本人从事医疗工作50余年，也结缘中医中药几十载，深感中医中药是中华民族文化瑰宝，中医药文化为中华民族的繁衍兴盛做出了巨大的贡献。从上山下乡跟随乡村医生在农村行医，知青返城，先后学习中药、西医和中医，在中药药剂科、西医内科、急诊科、中西医结合大内科工作过，最后潜心研究肿瘤疾病。我深知“大医精诚”“悬壶济世”“仁医仁术”之理，也知中医药宝库博大精深、奥妙无穷、学无止境的道理。中医药的名老中医传承是把先辈的医学经验传承给下一代，中医药的发展得益于师门传薪的优良传统。中医中药的理论源泉来自实践，其发展来自经验，其道精深璀璨，治病救人，潜力无限，“实践出真知”是中医中药伟大实践的宝贵践行。

中医中药有幸于祖国盛世之年得益于国家重视，受百姓垂爱。我在几十年的临床实践中，悬壶济世，坚持医德仁心，大爱精诚。在实践中总结了一些自己微不足道的心得体会，在医教研方面做了一些工作，特别是在临床上进行的一些疑难杂症、危急重症的中西医结合治疗，取得了很好的疗效，也取得了患者的信任。2015年有幸成为第五批全国老中医药专家学术经验继承工作指导老师，2019年获批成立“顾乃龙全国名老中医药专家传承工作室”，近几年来，传承带徒，团队磋商，查房坐诊，学术交流，病例讨论，耐心授教，努力培养新人，将个人的临床经验体会和学术思想毫无保留地传授给后辈。在工作室组长张黎主任医师和全体工作室成员共同努力下，编写了《顾乃龙中医内科临床经验集》一书，这是工作室成员在近年来，跟师继承学习过程中收集、整理撰写的临床实践和心得收获。书中内容体现了工作室团队的共同努力，体现了他们的临床学习心得和对继承老师学术思想理论的理解和接受，可帮助发扬光大中医药事业，为复兴中医中药增添光彩。

在此，特对“顾乃龙全国名老中医药专家传承工作室”组长张黎主任及工作室全体成员的支持和努力表示衷心的感谢。

顾乃龙

2022 年 5 月 19 日

前言

顾乃龙教授扎根医界50余年，从上山下乡跟随乡村医生举灯照明做阑尾手术，历经学习西医，先后从事中药药剂科、西医内科、急诊科及中西医结合大内科工作，最后躬身研究肿瘤疾病，成为第五批全国老中医药专家学术经验继承工作指导老师。他博览古今医籍，深研医学奥理，潜心于临床实践，尤擅释惑解难，培养中医药传承人。他十分注重科学应用传统中医理论指导临床实践，谨守病机，辨证必求因，治病必求本。他的医学知识融汇了中、西医学思想和理论，从无中西门户偏见，善取两家之长，一心只为患者获益。顾乃龙教授尤擅治疗恶性肿瘤，因其具有深厚的药学、内科功底，对恶性肿瘤的治疗认识更加全面深刻，疗效显著，又因其对待病患及家属和蔼谦逊，深得新疆地区患者的好评。

2019年获批成立"顾乃龙全国名老中医药专家传承工作室"后，工作室成员对顾乃龙教授多年来的临证经验进行收集整理，并且通过跟师、抄方、听课、教学查房等学习，总结具体临证医案，提炼其学术思想和学术渊源，从而挖掘出许多宝贵的临床经验，著为此书，以微见著，让顾乃龙名老中医的学术思想和临床经验得以传承。

本书主要分为学术思想、临证经验、常用方药解析发挥、医论精粹四个部分。笔墨重点放在学术思想和临证经验两个部分。其中学术思想部分主要是对顾乃龙教授学术思想渊源和学术经验的总结、概括；临证经验部分选取顾乃龙教授最为擅长的20个病种，从病因病机、治疗特点、用药经验及病案举例方面进行详细阐述;同时介绍了顾乃龙教授常用的药对、方剂和地方用药,不拘常规,重在结合临证使用特点进行归纳总结;医论精粹则是总结顾乃龙教授日常临证时的心得体会。

编著本书旨在最大程度地挖掘传承顾乃龙教授的学术思想和临床经验,更重要的是使继承学习者学有所宗,使顾乃龙名老中医临证经验得以原汁原味传承下去。

张黎

2022 年 5 月

目录

第一章 学术思想

第二章 临证经验

第三章 常用方药解析发挥

第四章 医论精粹

第一章

学术思想

第一节 顾乃龙从医经历

1969 年 2 月 3 日，顾乃龙作为新疆第一批下乡知识青年，到芳草湖农场接受再教育。在毛主席“中国医药学是一个伟大的宝库，应当努力发掘、加以提高”的指示下，1972 年，顾乃龙有幸来到乌鲁木齐市中医医院药房工作，在中药房包草药，装药斗，在中医院老药师的带领下，认真学习识别中草药，对每一味中药的性味归经熟稔于心。跟老药工学习炮制中药，创建医院中药制剂室，制作中药丸、散、膏、丹等传统制剂。1978 年医院要建立现代化的制剂室，中医院从药剂科选拔出勤奋好学的顾乃龙，前往中国中医研究院（现中国中医科学院）广安门医院进修学习 1 年，当时拜药剂科陆丽珠主任为师，做了很多的实验研究。他抓紧一切时间学习中医中药相关知识，如中药化学，有机化学，中药有效成分的分离、提取、分析，薄层色谱、气相色谱等的初步知识，不错过一次实际操作机会。回到新疆后，又通过和新疆维吾尔自治区中药研究所的刘庆华、陈希元、李芳桂、贾晓光教授等进行科研合作，研制成功新疆曼陀罗氢溴酸东莨菪碱注射液。临床上主要用于中药麻醉和治疗牛皮癣、红皮病。在中药研究和中药制剂方面积累了深厚的功底。1980 年顾乃龙考取新疆医学院医疗系，至 1984 年毕业，全面系统地学习了现代医学知识。回到医院后开始从事临床医疗工作，在以心脑血管病为主的内二科任住院医师。由于前期扎实的中药功底，所以在遇到危急重症时常常选择西医西药抢救和中西医结合治疗，对常见病、慢性病采用中医中药治疗。1993 年，顾乃龙调入急诊科当主任，在临床工作中，对于一些危重患者用西药抢救和治疗的同时，也非常注重中药的抢救用药。在此期间病房里常常收住一些肿瘤晚期患者。记得有一位从吐鲁番来我院求医的维吾尔族百岁老人，因为食管癌晚期不能进食已经 3 天，饥饿难耐，西医院已经不收治了，顾乃龙应用自主研发的新疆地产中药骆驼蓬子口服液当即给患者口服治疗，服药 3 天后，老人居然能进食流质食物了，精神也好多了。顾乃龙教授看着恶性肿瘤给患者带来的痛苦,望着患者及家属求生的眼神,深深感受到恶性肿瘤晚期患者和家属的痛苦和无奈。因此,在1999年医院成立呼吸肿瘤科的时候,顾乃龙教授决定去肿瘤科接受新的挑战。那段时间顾乃龙教授白天忙于上门诊、查房,对每一个患者的检验单、影像片子都仔细认真查阅,在随身携带的笔记本上密密麻麻记录着患者病情变化。每晚都学习各种肿瘤书籍,查阅资料和文献,经常会打电话向肿瘤医院的同行专家请教,解决白天遇到的各种疑难复杂问题,同时选派科室医生护士进修学习。顾乃龙教授出身是西医,早年从事中药药剂,后又学习中医,在临床中西医结合,深知中医、西医各自的优势,将现代医学理论融入中医实践中,用新的思想、新的方法来继承和创新中医,成为一名现代中医学者。他对来就医的患者几乎都给予中西医结合治疗,对盲目仅选择中医或西医治疗的,他往往苦口婆心给患者解释,让患者明白中西医结合治疗的益处,从而正确指导患者选择适合的治疗方式。顾乃龙教授经常强调,要正确认识中医、西医在肿瘤治疗中的地位,把握好各种治疗手段的适应证和具体时机。顾乃龙教授在临证时特别注重中医的四诊和八纲辨证。面对晚期癌痛患者的痛苦,顾乃龙教授感同身受。顾乃龙教授在治疗肺癌及各种恶性肿瘤时,往往首选调理脾胃、扶助正气的药物进行治疗,他强调在肿瘤治疗时"勿伤胃气"。反对在治疗癌症时一味使用有毒、大剂苦寒之药以攻邪,即便必须使用此类药物也须在患者脾胃功能健运的情况下才能适当应用,同时应配伍反佐药减轻其药毒性,否则伤脾败胃,结果适得其反;并且尽量不用此类药物。

顾乃龙教授对中晚期的癌症患者,通过辨证论治,采用中医中药补气养血,滋补肝肾,保护脾胃功能,清热解毒,消瘤祛癥,扶正固本,增强患者免疫力,改善患者症状。对一些不能接受放化疗治疗,或者白细胞计数较低,免疫力低下的患者,采用中医中药辨证论治,升高白细胞计数,使患者达到符合放化疗治疗的标准,使其能够完成治疗,延长了患者生存期。

在顾乃龙教授看来,对于处于癌症康复期的患者,应始终不忘癌症的病因病机与正气不足相关，对此类患者的治疗，始终坚持辅助正气为主，用益气养阴、扶助正气的药物进行治疗，达到既能补气又益血活血的效果，患者临床症状明显改善，机体免疫功能提高，有利于防止癌瘤的复发和转移，从而延长生存期。

顾乃龙教授经常深入乌鲁木齐周边的少数民族地区，拜访维吾尔族及哈萨克族民间医生，了解学习新疆少数民族用药的特点，特别是骆驼蓬子和阿魏治疗消化道疾病的特色。经过大量实践、研究，在制剂室制成骆驼蓬子口服液，治疗慢性胃炎，特别是萎缩性胃炎和早期胃癌，在临床取得了较好的疗效。在中医辨证治疗恶性肿瘤的过程中注重当地患者的饮食生活习惯，指导患者饮食起居，将本地特产恰玛古运用在肠道恶性肿瘤治疗及饮食中。

顾乃龙教授是新疆最早进入中西医结合治疗肿瘤领域的人，他全身心投入肿瘤医学中，除了繁忙的临床工作，还积极培养肿瘤医学新人，2015 年被评为第五批全国名老中医药专家学术经验继承工作指导老师，为乌鲁木齐市中医医院培养了一位博士，一位硕士。他对学生和肿瘤科的同事都能循循善诱，严格要求，从不保守，常常教诲学生珍惜学习机会，要勤于读书，勇于实践，善于总结，时刻向学生们展示出医学前辈的大医精诚胸怀。2019 年国家中医药管理局又批准在乌鲁木齐市中医医院成立“顾乃龙全国名老中医药专家传承工作室”，为中医中药治疗肿瘤造福边疆人民，为边疆的中医中药事业发展培养更多的优秀人才。

第二节　顾乃龙学术思想渊源

顾乃龙教授于 1952 年 2 月出生于江苏省苏州市，1984 年毕业于新疆医学院中西医结合专业。自 1972 年在乌鲁木齐市中医医院参加工作以来，从事中医临床、教学、科研多年，是本专业的学科带头人、专科专病的知名专家，现为中西医结合主任医师，为第五批全国老中医药专家学术经验继承工作指导老师。顾乃龙教授医德高尚，在群众中享有盛誉，得到了同行公认，先后多次获得乌鲁木齐市、乌鲁木齐市卫生局和医院的表彰。2001年获得“乌鲁木齐市中医事业突出贡献奖”，2009年获得乌鲁木齐市卫生局“先进工作者”和“突出贡献中层干部”称号，2010年获得乌鲁木齐市劳动模范和先进工作者称号。顾乃龙教授在多年的临床工作中积累了丰富的经验，有很高的学术造诣。顾乃龙教授积累多年临床经验，潜心研究气血学说，重视脾胃，尤其在肺病和肿瘤疾病的治疗中扬中医之长、纳西医之优。其学术思想和临证经验是在数十年的医疗实践生涯中反复积累与提升中形成的。通过跟师、抄方、听课、教学查房等学习，对名老中医顾乃龙教授的学术思想、临床经验进行整理研究，进一步深化顾乃龙教授的学术底蕴、学术思想内涵，总结和提炼顾乃龙教授在诊治疾病方面的学术经验，能为我们学习传承和推广名老中医经验提供重要的途径，从而便于临床推广应用，以提高临床诊疗水平，同时也是进行理论创新，发展中医学术的重要源头。

顾乃龙教授曾在早年参加中医研习班的学习，师从王多让，勤学经典，集思广益，在师承的基础上中西融会贯通，在临床实践中不断验证前贤之学术经验，并将其发扬光大，为从气血论治内科常见疾病奠定了良好的基础，也取得了较好的疗效。1978年顾乃龙在中国中医研究院广安门医院学习中药制剂，师从药剂科陆丽珠主任，并在中国医学科学院中药研究所进修，学习中药成分的提取、分析，和老师一起学习提取青蒿素，学习消痔灵注射剂的配制以及进行中药制剂现代化提取工艺的研究。通过不断继承—发扬—实践—创新—总结，形成了顾乃龙教授独特的学术思想体系。

（一）勤求于古

南宋朱熹《白鹿洞书院揭示》云：“然圣贤所以教人之法，具存于经，有志之士，固当熟读、深思而问、辨之。”中医经典著作在中医发展历史上有着非常重要的作用，尤其是中医四大经典著作《黄帝内经》《伤寒论》《金匮要略》和《温病条辨》,具有里程碑意义,对于中医药学至今都有着巨大的指导作用与研究价值。由这些中医经典构建了中医理论体系,奠定了坚实的理论基础,确定了中医基本学术观念和特色。纵观中国医学发展史,大凡有成就的中医学家,无一不熟谙和精通中医经典著作。顾乃龙教授注重中医经典的学习,中医经典记载了数千年来各派医家的学术理论和实践经验总结,并且经过无数专家和临床学者不断研究、论证,通过提出问题和解决问题的方法指导实践。顾乃龙教授以《黄帝内经》《伤寒论》《金匮要略》和《温病条辨》四大经典著作为基础,潜心钻研经典条文,对中医经典医著进行了系统学习,学习和体会《黄帝内经》朴素的唯物主义观点和辩证思想。《黄帝内经》全书 162 篇,认为气与血是人体生命活动最基本的物质基础,气血理论贯穿始终,对临床辨证施治、选方用药、判断预后等均有重要的指导意义,有"决死生,处百病,调虚实,除邪疾"之用,临床不可不通。《素问·调经论》所曰"人之所有者,血与气耳"为顾乃龙教授奠定了气血学说的理论基础。他遍读历代有关气血的论著,认为王清任的《医林改错》是关于气血理论及血瘀论治疗的集大成之作。王清任认为"气"和"血"都是人体中的重要物质,主张"治病之要诀,在明白气血,无论外感内伤,要知初病伤人何物,不能伤脏腑,不能伤筋骨,不能伤皮肉,所伤者无非气血"。根据"气有虚实""血有亏瘀"的道理,把气血失调所致的疾病,概括为气虚血瘀证、气滞血瘀证和气血两虚证,"元气既虚,必不能达于血管,血管无气,必停留而瘀"。在《医林改错》中列举了 60 种气虚证,50 种血瘀证及其治疗法则和方药,供临床工作者临证参考,理论和实践相结合发展了瘀血学说,为后世血瘀证的治疗和活血化瘀法则的广泛运用,提供了理论依据。顾乃龙教授根据前贤之理论基础,进一步树立了重视气血学说这一观念,成为其学术思想来源的重要理论基础。

(二)博采于今

顾乃龙教授不仅上溯《素问》《灵枢》之旨,同时作为学术继承人,师从王多让主任医师。顾乃龙教授的学术思想形成深受王多让重视气血论治学术思想的影响。

王多让出生于1938年8月，享受国务院政府特殊津贴专家，第二批和第七批全国老中医药专家学术经验继承工作指导老师，是带教培养高层次学科带头人和临床专家的导师，从事中医临床医疗、教学、科研工作60多年，擅长诊治肾小球肾炎、类风湿性关节炎、高血压、脑动脉硬化、冠心病、胃炎、胃溃疡、过敏性鼻炎、甲型肝炎、乙型肝炎、慢性前列腺炎并肥大等，有着丰富的临床经验和很高的学术造诣。王多让潜心研究中医气血学说，撰写论文30多篇。他认为气和血在生理上具有同一性，相互依赖、相互依存、相互化生，在病理变化上也具有同一性，能够相互影响；并概括出气的病理变化主要是气虚、气滞、气逆，血的病理变化主要是血虚、血瘀、出血。气血的病理变化，以矛盾观点的同一性认识，在临床治疗中很难截然分开。若因气而及血，则须先治其气，以治气为主，佐以治血。如气滞者行气，佐以活血；气逆者降气，佐以活血；气郁者开郁，佐以破血；气寒者温阳，佐以活血；气热者清热泄气，佐以凉血；气虚者补气，佐以养血。若因血而及气则须先治其血，以活血为主，佐以治气。如血寒者温阳，佐以理气；血热者凉血，佐以清泄气热；血虚者补血，佐以补气；血瘀者化瘀，佐以行气；气虚血瘀者化瘀，佐以补气；气逆出血者止血，佐以降气；气虚出血者止血，佐以补气；血脱气脱者止血益气。王多让在治疗中灵活运用调气理血方法，提出补气生血、补血益气、行气化瘀、补气化瘀、温阳（气）活血、补气摄血、散结软坚、开郁破血、活血通络、止血化瘀、开窍化瘀、凉血化瘀、解毒化瘀、祛风化瘀、逐瘀利水、攻下逐瘀、养阴化瘀、血脱益气、降气止血、清热活血的治疗法则。

顾乃龙教授在众多前贤的理论基础之上，继承了王多让的学术思想，并将气血理论付诸临床实践之中，积极整理了全国名老中医经验丛书《王多让医学心悟录——从气血论治现代疑难病》。王多让在该书中言："气与血都是维持人体生命的重要物质基础。人之所以有生命，机体之所以能够正常活动，五脏六腑等各个组织之间，之所以能够正常地进行新陈代谢，都是与人体内的气和血直接相关的。"刘渡舟为该书作序言："人之四肢百骸，脏腑经络，而能长年不衰者，端赖气以煦之，血以濡之，气血运行，如环无端，则阴阳调，荣卫和，而生气机盎然，则何病之有耶？若气血一病，则阴阳失调，荣卫不和，则百病丛生而不能免矣。”本书的整理工作为中医事业的发展、保留全国名老中医的宝贵经验做出了贡献，这也使顾乃龙教授获益匪浅，以气血而立论，提要钩玄，抓住了中医学的实质问题。

顾乃龙教授在从师期间，王多让主任医师常常耐心讲解相关学说和临床病证的病因病理、辨证施治要点，以及诊治规律、方药加减以及对典型病例进行分析等，使顾乃龙教授受益匪浅，对其继承、发扬和创新，提出“益气、活血、祛瘀，平衡机体功能”治疗肿瘤疾病，有着重要的指导意义。

（三）探索与实践

气血是人体生命活动的主要物质。气血冲和，自然神清气朗，气血不足或运行不畅，则多气色晦暗。故察气血之盛衰，测病理之变化，为中医辨证论治的重要依据。顾乃龙教授发现在临床实践中气血的病理变化是很复杂的，气的病理变化主要有气虚、气滞、气逆，血的病理变化主要有血虚、血瘀、出血。在临床治疗中，气血的病理变化很难截然分开，“血为有形之物，气为无形之用”，所以有因血而病气者，有因气而病血者。故在此基础上顾乃龙教授认为人体得病，病邪都会干扰机体的气血，无论驱逐何因，目的均为使气血调和，气血和则健康无恙。在重视“调理气血”的理论基础上，提出“益气、活血、祛瘀，平衡机体功能”。并且在调治气血时强调因气而及血，则须先治其气，以治气为主，佐以治血；因血而及气，则须先治其血，以活血为主，佐以治气。还应注意气血与脏腑的关系，心主血，脾化血统血，肝藏血，肺主气，肾为气之根。血虽出于心，而统于脾，藏于肝；气虽出于肺，而摄于肾。所以调治气血之病，绝不能离开心、肺、脾、肝、肾五脏。

顾乃龙教授在中医药临床和实践中，不断探索和完善，积极探索提高中医药的现代化水平，运用中医中药治疗各种疑难杂症。新疆地产中药骆驼蓬子，民间用于治疗胃病，据新疆维吾尔自治区药物研究所资料记载，其含有骆驼蓬生物碱，是治疗胃癌的主要成分。顾乃龙教授根据胃癌患者一般都有气血不足的症状，创新研制了“骆驼蓬子口服液”，主要成分是黄芪、骆驼蓬子。其主要功效为补气，消癥。用于治疗晚期消化道癌症，如食管癌、胃癌、结肠癌、直肠癌等。该药在乌鲁木齐市中医医院制剂室试制成功，经新疆维吾尔自治区药物研究所完成急性毒性试验后，在临床上进行了试验研究。通过对照试验，骆驼蓬子口服液在提高晚期消化道癌症患者的生活质量和缓解临床症状方面都取得了较好的临床疗效。

第三节　顾乃龙教授治疗肿瘤及其他内科疾病学术经验总结

一、顾乃龙教授治疗肿瘤经验总结

（一）对肿瘤病因病机的认识

顾乃龙教授认为正虚为先是内科杂病的发病内因，更是肿瘤发病的根本原因。正虚是指正气虚弱，不能抵御外邪。脾为后天之本，气血生化之源；肾为先天之本，真阴真阳所藏之处。脾肾两脏对固护人体正气十分重要。若脾肾不足，则先后天平衡失调，由于脏腑功能之间密切相关，一脏有病，常累及他脏，致使正气内虚，感受外邪，最易导致癌瘤的发生。邪气亢盛，脏腑功能失调，则阴阳失和，气血紊乱，或为痰凝，或为血瘀，而瘀血、痰浊又为致病因素，在正虚的有利条件下，内外合邪，毒邪留滞，而发肿瘤。正如《素问·评热病论》所言：“邪之所凑，其气必虚。”《医宗必读·积聚》中提到：“积之成也，正气不足而后邪气踞之。”《景岳全书·杂证谟·积聚》言：“凡脾肾不足及虚弱失调之人，多有积聚之病。”都是阐述先天体质状况的强弱决定疾病的发生、发展与演变。先天禀赋不足是后天肿瘤高发的原因。而后天摄养不足、体弱多病、劳倦过度等原因均可导致气血不足、脏腑虚弱、阴阳失调，为肿瘤的发生提供了有利条件。

正气不足是肿瘤发病的内在因素，而邪气是发病的重要条件。外邪包括外感六淫、毒邪，内邪则多见于七情内伤、饮食劳倦所伤，引起脾胃受损、脏腑失衡、气血不足等内虚，使致癌因素作为变化的条件，通过内虚，内外合邪，而致人体气虚血瘀、气滞血瘀、痰瘀互结、痰凝毒结等形成癌瘤。

（二）对肿瘤发病形式的认识

1. 伏发 伏发是指邪气伏匿于体内，病邪在机体内不立即发病，潜伏一段时间，待机而发，待时而发。如《灵枢·九针论》所说："四时八风之客于经络之中，为瘤病者也。"清代柳宝诒《温热逢源·详注<灵枢><素问>伏气化温诸条》谓："寒邪之内伏者，必因肾气之虚而入，故其伏也每在少阴，若皮肤有卫气流行之处，岂容外邪久伏。"认为少阴乃寒邪伏藏之所，但肾气先虚是寒气伏藏的前提条件，伏气温病的发生皆是由寒邪内侵，伏于少阴，郁久化热，或因"阳气内动"，或为"时邪引动外发"所致。恶性肿瘤亦有出现轻微症状，经对症治疗后症状缓解，邪气沉伏，伺机发病。此外，多数恶性肿瘤虽经手术切除，放疗、化疗，或者靶向免疫治疗，但因伏邪潜匿较深，最终还会出现复发转移。顾乃龙教授认为肿瘤发现时往往已为中晚期，实则就是伏邪在外因的作用下被引动，在早期实验室检查及影像学中都很难见到明显异常。顾乃龙教授指出，根据《黄帝内经》治未病思想的指导，要治在病先。可以通过对患者中医体质辨识，如观察舌象、脉象等变化，及早发现伏邪的存在，及时予以干预治疗，从而祛除伏邪于正盛邪微之时，有利于控制病情，甚至可逆转疾病发展趋势。

2. 继发 继发是指在原发疾病的基础上，继而发生新的疾病。也就是说由于原发疾病的影响，发生病理变化，产生新的疾病。临床中常见单脏的肿瘤，经过治疗有所控制或稳定，但随后出现了其他组织器官新生肿瘤，且病理性质与先前肿瘤一致。也指一些癌前病变，如各种息肉或肌瘤等，均有癌变的可能。

中医对肿瘤继发的认识，可以追溯到《黄帝内经》时代。《灵枢·百病始生》云："虚邪之中人也……留而不去，则传舍于络脉……留而不去，传舍于经……留而不去，传舍于输……留而不去，传舍于伏冲之脉……留而不去，传舍于肠胃……留而不去，传舍于肠胃之外，募原之间，留著于脉。稽留而不去，息而成积。或著孙脉，或著络脉，或著经脉，或著输脉，或著于伏冲之脉，或著于膂筋，或著于肠胃之募原，上连于缓筋，邪气淫泆，不可胜论。”《黄帝内经》将转移称为“传舍”，并认为“虚邪之中人”，“稽留而不去，息而成积”，“积”形成后，可以不断地发生传舍，以至于“邪气淫泆，不可胜论”。顾乃龙教授认为从《黄帝内经》的这段论述里，可以了解到肿瘤由局部向远处转移的过程，即肿瘤继发的过程。

3. **复发** 复发是指在疾病初愈或疾病的缓解阶段，或经过一段时间的相对静止过程后，在某些诱因的作用下，引起疾病再度发作或反复发作。复发和继发有相同之处，也有不同之处。相同点在于都是原发肿瘤在静止一段时间后，出现了新的与原肿瘤相同病理性质的疾病；不同之处是复发一般指肿瘤在原来的位置复生，继发是指在原来病灶位置以外的组织器官新生与先前肿瘤同样病理性质的肿瘤。导致复发的机理是余邪未尽，正气尚虚，又有外邪侵袭。顾乃龙教授认为在肿瘤疾病中常见复发，考虑早期既有伏邪伏而后发，且术后化疗后又往往有残留可能。

（三）治疗肿瘤的法则

1. **预防在先、与瘤共处** 对于有遗传倾向或癌前病变，尚未形成肿瘤疾病者，要考虑“伏邪”问题。因其正气尚充，病邪轻浅，病较易治，传变较少，顾乃龙教授认为应对其早期治疗，将疾病扼杀于萌芽状态。对于已经患病者，重在及时治疗，按照肿瘤发病规律，如“见肝之病，知肝传脾，当先实脾”，防止肿瘤复发及转移。重视“余邪”是肿瘤复发转移的根源所在。同时要从整体上把握病情的转归预后，不一味追求以毒攻毒，不以彻底消除肿瘤病灶为目的。很多患者经过前期的中西医治疗后，病情稳定，机体建立起新的阴阳平衡，邪与正之间相对平衡，各脏腑功能之间平衡，即使体内还有余邪存在，也是处于正气盛于邪气的状态下，癌细胞也在机体免疫力监控之下，复发转移的概率很小，这时一定要尽可能维持这个好不容易建立起来的平衡，千万不要轻易打破这种平衡状态。可以通过扶正培本的治疗方法让人与瘤和平共处，即带瘤生存，主要改善患者生活质量，延长生存时间，防止复发转移，最终提高生存率。

2. 健脾益肾、脾肾同治 李中梓《医宗必读》云："先天之本在肾，肾应北方之水，水为天一之源；后天之本在脾，脾为中宫之土，土为万物之母。"并进一步提出"肾安则脾愈安，脾安则肾愈安"的论点。脾胃为后天之本，气血生化之源，人体摄取的水谷精微依赖脾胃的受纳和运化功能。脾胃气虚，气血生化乏源，进一步导致肾气不足，而易致癌瘤发生。肾为先天之本，肾中精气又依赖于脾胃化生的水谷精微充养才能发挥作用，当气虚导致肾气虚时，往往须配伍填精益髓药物。通过健运脾胃则能化生水谷精微物质为气血，气血充足，则元气能得到源源不断地充养，使脏腑、经络、四肢百骸得以濡养；先天之精气充盛，则"正气足，邪不可干"。总的治疗原则是"形不足者，温之以气；精不足者，补之以味"。

3. 调气理血、气血同治 气血是人体生命活动不可缺少的基本物质，也是脏腑、经络等组织器官进行生理活动的物质基础。《难经·八难》言："气者，人之根本也。"《类经·摄生类》曰："人之有生，全赖此气。"血具有营养和滋润全身的生理功能，内及脏腑，外达皮肉筋骨，是神志活动的物质基础，故《素问·八正神明论》言："血气者，人之神，不可不谨养。"《灵枢·平人绝谷》云："血脉和利，精神乃居。"肿瘤发病的根本原因是正气虚损，而正气虚主要是指气血虚，气血虚进而导致气滞、血瘀。《医宗金鉴》曰乳岩"由肝脾两伤，气郁凝结而成"。《医林改错》云："结块者，必有形之血也。"气血亏虚、气机不畅，则津、液、血运行代谢障碍，瘀血内阻，新血不生，加重虚损，瘀血留滞，虚瘀致瘤，故肿瘤患者除气血亏虚外，还存在不同程度气滞血瘀的表现。因此顾乃龙教授在治疗中常常气血同治，注重"气为血帅"的理论，在补血药中加入益气之品，以推动血液运行，在活血化瘀药物中又佐入补气行气之品，以期"气行则血行"。针对肿瘤患者血虚证，或因手术及放、化疗后脾胃受损、气血生化之源不足，常用熟地黄、当归、白芍、阿胶、何首乌、枸杞子、鸡血藤等药物滋阴补血，调节阴阳平衡。

4. 化痰祛瘀、痰瘀同治 痰瘀互结是肿瘤常见病机，因此化痰祛瘀是顾乃龙教授治疗肿瘤疾病常用的方法之一。致病因素痰和瘀，二者紧密相关，而且在病理表现上也相互影响，相互转化。痰是津液不化所致的病理产物，瘀是血液不畅或离经之血着而不去的病理表现。沈金鳌在《杂病源流犀烛》一书中说："以故人自初生，以至临死，皆有痰，皆生于脾，聚于胃，以人身非痰不能滋润也，而其为物则流动不测，故其为害，上至巅顶，下至涌泉，随气升降，周身内外皆到，五脏六腑俱有。"痰湿既为病理产物，又为继发性致病因素，痰湿凝聚成核，形成无名肿块。瘀血形成后不仅丧失了血液的营养濡润作用，而且阻滞正常气血之运行，故亦有"久病血瘀"之说。《丹溪心法》中提到病皆由痰而生，曰："凡人身上、中、下有块者，多是痰。""痰夹瘀血，遂成窠囊。"《景岳全书》曰："而痰涎本皆血气，若化失其正，则脏腑病，津液败，而血气即成痰涎。""诸有形者或以饮食之滞，或以脓血之留，凡汁沫凝聚，旋成症块者，皆积之类，其病多在血分。"认为痰邪为病，阻碍气机，血不得生，又不得畅，脉络瘀滞，或胶结为积。强调痰湿凝聚成积者病在血分，提示了积证中痰血之间的相互关系。《医学入门》亦将痰湿与瘀血相搏作为主要病机，"块乃痰与食积、死血有形之物而成，积聚癥瘕一也"。《济阴纲目》又曰："血结于内，变为癥瘕，原因凝血积疾。"《血证论》对痰血的关系更有明确的论述："血积既久，其水乃成。""痰水之壅，由瘀血使然。"说明血瘀日久，水液必产生病理变化。由于水在病理过程中，常可演变为饮、痰、湿等病理产物。血瘀既久，往往导致痰湿产生，痰瘀互结，久成积证。因此，顾乃龙教授指出痰瘀病理上同为阴邪，痰滞不化则津液不生，瘀阻不解则新血不至，并且血瘀痰凝，痰聚碍血，最终痰瘀交织互化致痰瘀阻滞于经络，相互影响、相互转化，合而为病，形成癌瘤。故顾乃龙教授在治疗肿瘤过程中，常常运用化痰祛瘀法，痰瘀同治，也常在扶正培本、理气活血、健脾益肾、软坚散结等法中寓含化痰祛瘀法，如常将瓜蒌、半夏、贝母、茯苓、薏苡仁、当归、川芎、丹参、郁金、乳香、没药等配伍使用。

5. 清热解毒、热毒同治 热毒是肿瘤学界公认的主要病因之一。邪热瘀毒蕴结于体内，伴有发热、疼痛、肿块增大、局部灼热疼痛、口渴、便秘、黄苔、舌质红绛、脉数等热性证候。针对邪热壅盛者，顾乃龙教授在扶正培本基础上，多以清热解毒药物对证治疗。清热解毒药物能控制和消除肿瘤周围炎症及感染，在恶性肿瘤某一阶段起到一定程度的控制肿瘤发展的作用。顾乃龙教授在使用清热解毒药物时往往用量轻，以防损伤脾胃。

(四)中医药治疗肿瘤的方向

顾乃龙教授认为中医治疗恶性肿瘤的特点，一般为强调整体，重视内因，辨证论治，扶正与祛邪兼顾，辨证与辨病结合。因为肿瘤在发病过程中，随着病种、病理类型、病程长短、机体的个体差异等不同，临床表现亦各异；即使是同一病种或同一类型的肿瘤，在不同的患者中，亦常有不同的临床表现；同一患者的肿瘤，在不同时期，肿瘤的病理状态也往往是不一样的。

肿瘤学者大都认为恶性肿瘤的病因也不外乎内因和外因两种：内因为脏腑失调，正气先虚；外因为邪毒郁积，久聚成块。辨证论治，就是要因人因时因地制宜，从患者的个体差异出发，对每个肿瘤患者，分清阴、阳、气、血(正气方面)之虚，寒、热、痰、湿、气滞、血瘀(邪毒方面)之所在，辨明标本缓急，整体与局部的关系。通过辨证论治，可以调整机体，增强抗癌功能，缓解症状，减轻痛苦。对于不同的肿瘤选用一些非用不可、有性味寒热之偏的药物，也可通过辨证给予纠偏，坚持使用，取得应有的效果。在临床实践中，把中医的辨证论治与现代医学知识有机地结合起来，可以最大程度提高疗效。以肺癌为例，凡形体壮实，脉象滑、数，舌质红、苔厚腻，乃邪毒炽盛，多邪实为主；而形体瘦弱，脉象沉、细、缓，舌质暗淡或红瘦，舌苔薄白或少苔，则常预示正气虚损严重。肿瘤的治疗，必须分清其病因病机，根据患者的临床症状，舌、脉情况，在辨病、辨证的基础上有针对性地应用有效的抗癌中药，内治与外治结合，这是中医药治疗恶性肿瘤的方向。

(五)与现代医学结合特点

1. 中医药与手术治疗相结合 手术是当前大部分实体肿瘤根治疗法中

最主要的手段，早期癌症手术常常可以达到根治的效果，这也是肿瘤综合治疗中非常重要的部分。但术后的复发或转移是威胁患者生存的主要原因之一。手术本身也常给患者带来损伤，耗伤气血，致使阴阳、脏腑功能失调，所以术前术后都需要运用中医药。

(1)术前使用中药：以扶正为主，可以改善机体营养状况，增强体质，减轻因疾病引起的各种不适症状，以利于进行手术。术前使用的中药多为补益气血之品，如四君子汤、八珍汤、十全大补丸等，也需结合具体患者辨证治疗，中成药参芪扶正注射液、黄芪注射液、康莱特注射液等也常可使用。

(2)术后中医药治疗：术后中医药治疗的目的是促进术后机体康复以及防止或减少复发、转移，延长生存时间。已经有许多临床与实验研究证实，扶正中药可以改善机体免疫功能；活血化瘀中药主要降低血液黏度，降低血小板聚集，改善血液流变学，抑制肿瘤转移灶新血管形成。其他如对肿瘤基质降解酶、血小板黏附蛋白表达等的研究也显示了中药的抗浸润、抗转移作用。临床上有大量术后使用中药可延长生存期的报道。术后中医药调理具有以下作用。

1)健脾和胃：由于麻醉、出血及手术创伤，特别是消化道手术后禁食及胃肠减压等使胃肠功能产生紊乱，出现纳差、腹胀、大便不通等症状，要及早给予理气通腑之药，如承气汤类方，内服或者灌肠，常能通腑导滞，一举而效。若术后脾虚气亏、脾胃不和，有食欲减退、腹部胀满、神疲乏力、大便不畅等症状，可用四君子汤类方或香砂养胃丸加减，以增进食欲、增强体质。

2)益气固表：中医学认为，手术损伤机体的元气，伤脾胃，伤气血。大多数患者术后体虚自汗、乏力，或出现动则汗出、气短、怕风等症状，是表虚不固的表现，用玉屏风散加五味子、杭白芍、浮小麦、煅龙骨、煅牡蛎等，益气固表而改善症状，加快体力恢复，防治感冒、感染。

3)养阴生津：手术耗伤气血、津亏液乏，致口干舌燥，舌尖红少苔或无苔，便干，纳差，特别是在消化道术后大量消化液丢失时同时禁食水，这时必须使用大剂量养阴生津中药以增阴液，方能转危为安。生脉散、沙参麦冬汤都可运用。

(3)术后长期中医药治疗：肿瘤分期早、术后无须放、化疗者，仅以中药治疗也能够加快体能康复。针对分期较晚，或虽分期早，但患多种肿瘤或属肿瘤易感体质者，仍需长期服用中药。中药应以扶正与祛邪相结合，以扶正为主，并根据不同部位及肿瘤特性而分别辨证施治。疾病已非早期，已作根治性手术，但术后需作放、化疗者，在放、化疗时配合中医药，待放、化疗结束之后或化疗间期仍以扶正祛邪中药为主，能够控制病变复发，防止肿瘤转移，提高长期生存率和生存质量。

2. 中医药与放疗相结合 放疗至今仍是很多恶性肿瘤的主要治疗手段之一。鼻咽癌、上段食管癌、纵隔淋巴瘤、喉癌、宫颈癌、未分化型肺癌，还有一些转移癌，特别是脑转移、骨转移等，放疗都是必要手段，也都有较好的疗效。放疗直接杀伤肿瘤细胞，同时也损伤正常组织细胞，还能引起一系列不良反应和后遗症。放疗同时应用中医药，可以减毒增效，放疗后使用中医药可以巩固疗效，防止复发和转移，提高远期生存率。

中医学认为，中药可以减少或防止放疗的损伤作用。放射线是热毒，热毒可以耗气伤阴，损伤脾肺等脏腑，影响气血生化，同时气虚可导致血瘀。应当以益气养阴、生津润燥、滋补肝肾、清热解毒、活血化瘀等方法治疗，根据不同部位和证候辨证施治。沙参、麦冬、石斛、西洋参、生地黄、玄参、赤芍、金银花、菊花等养阴清热的中药，可以减轻头颈部放疗引起的口干、舌燥、咽喉疼痛等症状；黄芪、当归、丹参、赤芍、鸡血藤、夏枯草、野菊花、射干、丝瓜络等可防止放射性肺炎、肺纤维化、心肌损伤、放射性食管炎、放射性肠炎等。一些益气活血药能改善肿瘤周围的血液循环，增加局部血氧的供应，如黄芪、太子参、山药、桃仁、红花、丹参、鸡血藤等，治疗食管癌、鼻咽癌等可增强放疗效果，延长患者生存期。

3. 中医药与化疗相结合 化疗是肿瘤治疗中最常用的治疗方法之一，随着新的化疗药不断问世，癌症治疗效果有了提高，但是化疗药对患者机体来说“敌我不分”，在杀灭癌细胞的同时，也不同程度地损伤机体正常细胞，特别是那些新陈代谢较快的细胞，所以化疗药常常会引起胃肠道不良反应、骨髓抑制，以及影响心脏、肝脏和肾脏功能。中医药治疗则是针对各种化疗药物引起的不同全身反应，予以辨证施治。长期大量的临床实践表明，化疗时用中药能减轻化疗药物的毒副作用，增强化疗的协同作用，保护和提高机体的免疫功能，增强双向调节机体免疫的作用，从而使化疗得以顺利进行。

⑴化疗引起的骨髓抑制：骨髓抑制引起的白细胞计数下降、血小板减少或红细胞减少，是由化疗药物伤及脾肾或损伤血气所致，使用健脾补肾、益气养血方药效果最好，可增强骨髓造血功能，改善免疫系统功能。常用中药有：黄芪、白术、人参、枸杞子、黄精、女贞子、石斛、鸡血藤、当归、生地黄、阿胶、菟丝子、补骨脂等。

⑵化疗引起的胃肠道反应：健脾和胃、降逆止呕以顾胃气，而护后天之本。多选用半夏泻心汤、香砂六君子汤等。可以防治恶心、呕吐、腹胀、纳差、大便不调等症状。常用中药有：党参、黄芪、白术、山药、木香、砂仁、姜半夏、生姜、豆蔻、焦三仙、陈皮、芡实、扁豆等。

⑶化疗引起的肝肾损伤：有部分化疗药物可引起肝肾功能异常。肝功能异常者，可用当归、枸杞子、茵陈、溪黄草、女贞子、五味子、乌梅、蒲公英等；肾功能异常者，可用黄芪、太子参、黄精、枸杞子、酒大黄、丹参、泽泻等。

二、顾乃龙教授治疗其他内科疾病学术经验

（一）从浊气、气血论治咳喘类疾病经验

在我国古代文献中，大多是以症状命名疾病，对肺系疾病而言，“咳嗽”“喘证”“气短”都是常见诊断。咳嗽喘息，简称咳喘，是由肺气上逆所致，外感、内伤均可引起。肺为娇脏，不耐寒热；肺主气，开窍于鼻，外合皮毛，职司卫外，为人身之藩篱，故外邪无论是从口鼻还是从皮毛入侵，每多先犯肺。邪犯肺脏，导致肺之宣降不利，气逆于上而为咳，升降失常则为喘。咳喘多由咳嗽发展而来。外感咳喘为六淫外邪袭表，与肌表不固、肺卫失守有关。对于内

伤咳喘，有“五脏皆令人咳”之说，多与肺、脾、肾、气虚、痰瘀、湿浊等相关。顾乃龙教授尤其擅长治疗慢性咳喘。慢性咳喘一般病程日久，缠绵难愈，慢性支气管炎、慢性阻塞性肺疾病、支气管哮喘、肺纤维化、支气管扩张、肺癌、肺结核等肺部疾病，咳喘都是最常见的表现。也有一些心脏疾病，如心功能不全、扩张型心肌病等也常有咳喘症状。顾乃龙教授对咳喘的认识源自《黄帝内经》“浊气”理论，《黄帝内经》中有七处论述，如“食气入胃，浊气归心”“浊气出于胃，走唇舌而为味”“浊气在上”“两泻其血脉，浊气乃辟”“浊气在中者，……而病生于肠胃”“针中脉则浊气出者，取之阳明合也”“夫胃、大肠、小肠、三焦、膀胱，此五者……受五脏浊气”。前两处浊气当为水谷精气之意，后五处浊气属“秽浊之气”“邪气”等范畴。肺系疾病迁延，反复感邪，致肺之气机宣降逆乱，清气难升，浊气不降，浊气留滞于胸。病理性质属本虚标实，本虚是肺气虚、气阴两虚，久则发展为阳虚，标实为气滞、痰浊、水饮、瘀血。如《诸病源候论·咳逆短气候》所说：“而肺本虚，气为不足，复为邪所乘，壅否不能宣畅，故咳逆，短气也。”体质虚弱，肺肾俱不足，体虚不能卫外是六淫反复乘袭的基础，感邪后正不胜邪而肺气壅塞，失于宣降，不能输布津液，津停痰凝；肺朝百脉，肺气亏虚则无力运行血液，久则必有血瘀。所以瘀血阻络是慢性咳喘病的另一重要病理基础。总之气虚、血瘀贯穿于慢性咳喘病之始终，本病主要病理因素为痰浊与瘀血，两者互为因果，相互影响。在临床上治疗肺胀时宜辨标本虚实，要分清标本主次，虚实轻重，注重益气扶正祛邪，活血化瘀，调畅气机。顾乃龙教授提出的“清肺降浊、益气活血、调畅气机”治则对于久病不愈的气虚血瘀型咳喘病有较好的临床疗效，常采用自拟益气化痰逐瘀汤加减，方中选用黄芪益气扶正为君药；与党参、茯苓、白术配伍共奏补益肺脾之功；合苦杏仁、枳壳、厚朴以宣降肺气；辅以瓜蒌、桃仁等化痰平喘、润肠通便，当归、川芎行气活血，陈皮燥湿化痰。痰多可加三子养亲汤化痰下气平喘；若痰热内盛，痰黏不易咳出，加鱼腥草、黄芩、贝母清化痰热；若腑气不利，大便不畅者，加大黄、槟榔以通腑除滞、调畅气机。

(二)从气血论治眩晕类疾病经验

眩晕类疾病的范畴较广,如脑血管疾病、高血压等。眩晕的病机为“风、火、痰、虚、瘀”。《素问·至真要大论》有“诸风掉眩,皆属于肝”的记载,《丹溪心法》有“无痰则不作眩”,《景岳全书》有“眩运一证,虚者居其八九”,提出了“无虚则不作眩”的理论观点,这都是古籍中对眩晕病的论治。顾乃龙教授认为情志失调、焦虑烦躁、精神紧张、失眠均可致五志过极,郁而化火,久伤血分,脉络闭塞,血溢于上,窍道不通,血脉逆行冲脑,瘀血内阻,则为眩晕;摄生不慎,将息失宜,贪逸无度致脏腑失常,肾精不足使脑府失养,而致眩晕;痰浊内阻、气血运行失畅也可形成血瘀,气虚无力帅血,亦成瘀导致眩晕;肝火上炎,肝阳上亢,化火伤阴,又可导致肝失疏泄而致气机瘀滞,形成血瘀,出现眩晕。临床上应明辨阴阳、虚实,调节气血方可事半功倍。

顾乃龙教授常用葛根、川芎、丹参、鸡血藤、菊花、蝉蜕、夏枯草、决明子、珍珠母、龙骨、牡蛎、牛膝、泽泻等药物组方治疗眩晕。葛根、川芎、丹参、鸡血藤等有较强的通行血脉之力,活血祛瘀通脉,调整气血运行;菊花、蝉蜕、夏枯草、决明子清肝热、平抑肝阳;牛膝、泽泻引火、引血下行;珍珠母、龙骨、牡蛎等平肝潜阳、镇静安神。如遇气虚、中气下陷者可加黄芪、升麻、柴胡;耳鸣甚者可酌加磁石;有痰浊者用半夏、白术;夜寐欠安可酌加首乌藤、远志、酸枣仁;肾阴偏虚可酌加生地黄、知母、黄柏等。

(三)从阴阳、气血论治失眠症

《类证治裁·不寐》曰:“阳气自动而之静则寐,阴气自静而之动则寤,不寐者,病在阳不交阴也。”从阴阳而言,正常睡眠规律的维持与阴阳昼夜交汇密切相关,然阴阳本为人体之气的两种属性,其运行转化依赖气机运行,故而气机失调会导致阴阳交汇异常,引发失眠。从营卫而言,营卫循行有序是睡眠正常的前提,而营卫二气之出入循行亦赖于气机推动。《黄帝内经》明确指出卫气昼行阳、夜行阴的循行规律是保证人体正常睡眠的关键,若气机失调,扰乱卫气循行,使营卫循行规律被打破,便会影响人体正常睡眠,进而引发失眠。由此可见，气机调畅则睡眠正常，反之则睡眠异常，气机失调是失眠的发病基础，故顾乃龙教授认为治疗失眠重在调畅气机，而使阴阳平衡。顾乃龙教授发现顽固性失眠多因阴阳失衡，气机失调，气血不相顺畅，久则气血亏虚而成，患者常常叙述睡眠轻浅，或似睡非睡，有气短神疲，时有心悸等正气虚弱的征象，为心脾两虚，气血不足之象。脾为心之子，脾胃之生化不足可暗耗心血，心血不足，心神失养，则不寐即生。反之心血不足也会导致脾胃虚弱，纳少，乏力，便溏等。因此顾乃龙教授在治疗失眠症时除了调畅气机，亦注重补益气血。

气机通畅，气血充沛则脑有所养，心神得安。常用药物有酸枣仁、合欢皮、五味子、赤芍、川芎、红花、青皮、炙甘草、丹参、煅龙骨、煅牡蛎、当归。若心肝火旺表现为烦热、心悸、失眠多梦、头晕耳鸣、小便黄、咽干口燥、舌质红、苔少、脉细数者，可酌情选用淡竹叶、麦冬、菊花；若肝郁化火出现头晕、两胁胀痛、胸闷不舒、性急易怒、失眠多梦、舌质红、脉弦细者，可酌情选用郁金、白芍、川楝子、柴胡、栀子；若痰浊上扰出现头胀痛如裹，伴见寐差、胸胁胀满，兼见恶心、舌苔白腻、脉弦滑者，可酌情选用石菖蒲、郁金；若心悸心烦、寐欠安、腰膝酸软、舌红、脉细数者，可酌情选用地黄、山萸肉、合欢皮、远志；若肝肾阴虚出现头晕目眩、视物模糊、失眠多梦、耳鸣、腰酸腿软、五心烦热，舌红少苔、脉弦细数者，可酌情选用山萸肉、白芷、白芍、何首乌、菊花、知母、桑椹；若心脾两虚见头晕不寐、心悸、四肢困乏无力、纳差、舌淡苔薄、脉细弱者，可酌情选用黄芪、白术、焦三仙、大枣、茯苓、党参。

（四）从气、从痰、从瘀论治瘿病

气滞、痰凝、血瘀是历代医家对瘿病病机的共识。《诸病源候论》云："瘿者，由忧恚气结所生，亦曰饮沙水，沙随气入于脉，搏颈下而成之。初作与瘿核相似，而当颈下也，皮宽不急，垂捶捶然是也。""瘤者，皮肉中忽肿起，初如梅李大，渐长大，不痛不痒，又不结强。言留结不散，谓之为瘤。""结气病者，忧思所生也。心有所存，神有所止，气留而不行，故结于内。"《济生方》曰："夫瘿瘤者……大抵人之气血，循环一身，常欲无滞留之患，调摄失宜，气凝血滞，为瘿为瘤。”《外科正宗·瘿瘤论》认为“夫人生瘿瘤之症，非阴阳正气结肿，乃五脏瘀血、浊气、痰滞而成”。这些古籍均指出瘿瘤主要由气滞、痰凝、血瘀壅结于颈前而成。瘿病的发生多与饮食不节、七情郁结、素体虚弱等相关。喜怒不节、烦躁易怒、忧思过度等情志异常导致肝气郁结，肝失疏泄。肝气郁结日久，则全身气机失调而气滞，气滞则津液不布，肝木克脾土，脾失健运，水液运行失常，湿浊内生，聚湿生痰。痰浊随气升降，无处不到，气滞痰凝，阻滞脉络，血行不畅，停而为瘀，也就有朱丹溪之“痰夹瘀血，遂成窠囊”，终结于颈前，发为瘿病。顾乃龙教授认为气郁、气滞多是瘿病早期病机，而后期痰、瘀多见，但无论是气郁、痰凝，还是血瘀，都不是独立的，相互交织、相互影响，所以在治疗时，理气消滞、行痰顺气、活血散瘿的治疗方法要根据病程的长短、病期的早晚有所侧重。小柴胡汤、柴胡疏肝散、四物汤、二陈汤都是常用方剂，常用药物有龙骨、牡蛎、枳壳、郁金、白芍、夏枯草、猫爪草、山慈菇、醋鳖甲、浙贝母、炒白术、法半夏、黄芪、陈皮、鸡内金等。

（五）从升降平衡论治脾胃病

《临证指南医案》针对脾胃升降特点提出“纳食主胃，运化主脾。脾宜升则健，胃宜降则和”，明确指出脾胃升降在人体整体气机升降出入功能中的重要性。《脾胃论》中提到：“盖胃为水谷之海，饮食入胃，而精气先输脾归肺，上行春夏之令，以滋养周身，乃清气为天者也；升已而下输膀胱，行秋冬之令，为传化糟粕，转味而出，乃浊阴为地者也。”此外，《阴阳升降论》中言：“在人则清浊之气，皆从脾胃出，荣气荣养于身，乃水谷之气味化之也。”这些内容表明，李东垣认为脾胃在人体气机升降过程中起着关键作用，脾气主升清，将水谷精气上输于肺，胃气主降浊，将糟粕下输膀胱，从而构成了人体气机升降的枢纽。中医升降理论是中医学的重要组成部分，与阴阳学说存在密切的联系，同时也是中医基础理论的精髓所在。其中，“升”指的是上升，“降”则指的是“下降”，升的是清阳之气，降的是浊阴之气。“升”和“降”两者呈相互对立的状态，相互制约，相互依赖。中医升降理论最早出现于《黄帝内经》，《素问·六微旨大论》

指出“升降息则气立孤危……非升降，则无以生长化收藏”。《黄帝内经》奠定了气机升降的基础，在后世，特别是到了明清时代，很多医学家推崇气机升降学说，这也使得升降理论有了更加充分的发展。顾乃龙教授认为脾与胃互为表里，脾主升清，胃主降浊，一升一降，二者相反相成，共同有序地运动，才能使中焦斡旋枢机正常，脏腑气机调达，从而维持机体正常生命活动。他指出“升”和“降”的运动，最好的状态是达到气机运化的平衡。如吴鞠通的“中焦如衡，非平不安”理论，虽是指导外感中焦温病的治疗之法，但也同样适用于脾胃脏腑疾病。另外，脾气上行则肝气随之上升，胃气下行则胆火随之下降。在临床上脾胃升降失常的病机为脾阳不升，胃气不降。如在临床主要表现为倦怠乏力、头晕、纳食少、食无味、便溏、腹胀等，治宜补气升阳益胃，即所谓“脾宜升则健”。代表方剂如李东垣创立的“升阳益胃汤”以及张锡纯创立的“培脾舒肝汤”等。在临床上常见临床表现为胸闷、上腹胀、便溏、厌食、恶心、呕吐等，治法为“胃宜降则和”，代表方剂为连苏饮加减。顾乃龙教授常用这些调节脾胃升降功能的方剂治疗胃肠道疾病，如慢性胃炎、消化性溃疡、肠炎、肠易激综合征等疾病，使气机处于平衡状态。对于气虚、气陷证候，在升清之时稍加降浊之品，胃气上逆重时，降浊为主而少佐升清之味，从而使升降有序，中焦如衡。常选宣散生发之品以助脾之升清，选辛散苦降之品以降胃气。如升运脾阳时，常在健脾益气基础上酌加轻清升提之品，如小剂量升麻、柴胡；和降胃气则常用枇杷叶、生姜、旋覆花等药。顾乃龙教授还特别注意气机升降与肺、肝二脏的关系，因气出入治节于肺、升发疏泄于肝，肺之宣降、肝之疏泄皆可影响脾胃之升降运化，故常辅以宣降肺气、疏肝理气之法以使脾胃升降归于正常，常用药物有枳壳、郁金、白芍、玫瑰花等。此外，顾乃龙教授治疗脾胃疾病尤其善于在处方中加入新疆地方药物阿魏、骆驼蓬子等，屡见良效。

第四节　从脾胃论治肿瘤

脾胃学说是中医学理论的重要组成部分，是在长期医疗实践中形成和发展起来的。早在《黄帝内经》中，就有许多对脾胃生理病理的论述，如《黄帝内经》有云："胃者，五脏六腑之海也，水谷皆入于胃，五脏六腑皆禀气于胃。""饮入于胃，游溢精气，上输于脾。脾气散精……水精四布，五经并行，合于四时五脏阴阳，揆度以为常也。""中焦亦并胃中……化其精微，上注于肺脉，乃化而为血，以奉生身，莫贵于此。"可见脾胃为气血生化之源、后天之本，因此脾胃功能正常，则气血生化有源，才可充养五脏六腑四肢百骸，六淫外邪不可侵袭人体；若脾胃功能失调，则气血、精气生化无源，必然使正气受损，疾病乃生。说明脾胃功能的强弱与正气是否强盛有密切关系。同时《黄帝内经》中也强调了脾胃的重要性，如"平人之常气禀于胃，胃者平人之常气也；人无胃气曰逆，逆者死"，"人以水谷为本，故人绝水谷则死，脉无胃气亦死"。后又经历代医家不断丰富和发展，至金元时期著名医家李东垣创立了脾胃学说，从此奠定了中医学脾胃学说理论体系。他在《脾胃论》中说"百病皆由脾胃衰而生也"，认为"脾胃之气既伤，而元气亦不能充，而诸病之所由生也"。又在《兰室秘藏》一书中云："推其百病之源，皆因饮食劳倦而胃气元气散解，不能滋荣百脉，灌溉脏腑，卫护周身之所致也。"脾胃学说的理论对后世影响深远，成为临床辨证治疗的重要指导思想。脾胃为后天之本、气血生化之源，滋养五脏六腑，如其升降失常，则会引发全身各系统疾病。

顾乃龙教授认为："脾胃为人之中轴转枢，临床各科疾病都与脾胃密切相关，尤其肿瘤更是重中之重。"无论哪种六淫之邪侵袭人体，也无论哪一脏腑被其所伤，病久必伤脾胃。《素问·灵兰秘典论》说："脾胃者仓廪之官，五味出焉。"李东垣《脾胃论》："盖胃为水谷之海，饮食入胃，而精气先输脾归肺，上行春夏之令，以滋养周身，乃清气为天者也；升已而下输膀胱，行秋冬之令，为传化糟粕，转味而出，乃浊阴为地者也。”都阐述了脾胃气机升降功能对人体的作用，也说明脾胃是饮食、水液，甚至药物摄入、运化、吸收、输布和排泄的重要脏腑。又有《医林绳墨》：“脾胃一虚，则脏腑无所禀受，百脉无所交通，气血无所荣养，而为诸病。”由此可见，脾胃之气是五脏精微物质的来源和根本，既可补充五脏精气，又能充养脏腑。全身脏腑筋脉气血都与脾胃相关，从临床来看，除了消化系统疾病可以见到脾胃功能受损，许多其他系统疾病的发生发展过程中或多或少都有脾胃受纳运化失常的表现。

《医宗必读》：“有胃气则生，无胃气则死。”充分说明脾胃与机体的抗病能力，疾病的转归，甚至生命是否能够延续都有着密切的关系。对一些有先天不足者，更应着重调理脾胃，可起到事半功倍的作用。《景岳全书》云：“人之自生至老，凡先天之有不足者，但得后天培养之力，则补天之功，亦可居其强半，此脾胃之气所关于人生者不小。”“凡欲治病者，必须常顾胃气。”“凡药食入胃，所以能胜邪者，必赖胃气施布药力，始能温吐汗下以逐其邪。若邪气胜，胃气竭者，汤药纵下，胃气不能施化，虽有神丹，其将奈之何哉。”因此在癌症治疗过程中顾护脾胃功能非常重要，应贯穿治疗的全过程。

顾乃龙教授认为所有疾病的发生，其根本原因就是人体正气亏虚，即所谓“正气存内，邪不可干”，“邪之所凑，其气必虚”。人之正气的生成来源于水谷精气，水谷精气的盛衰与脾胃功能的强弱有着内在联系。脾胃功能强则正气充盛，反之则正气不足，而正气的强弱，又直接或间接地影响到预防和抗病能力，正如李东垣所说：“内伤脾胃，百病由生。”顾乃龙教授认为肿瘤疾病发生的全过程更是与脾胃功能失调关系密切。

他认为，脾属土主湿，以升为健，胃为脾之腑，以降为和，脾居中央，乃升降金木之枢，既济水火之机，其禀气于胃而灌溉四旁，故为人体气机升降之枢。脾喜燥而恶湿。而肿瘤疾病多因脾失健运，水湿停滞，久而痰凝、气滞、血瘀、湿聚、痰郁、食积结而成积。比如肺癌可见痰湿蕴肺、痰热壅肺、肺脾气虚等证型，其他器官肿瘤的证型中也常见痰瘀阻络、脾虚湿盛、脾肾两亏等与脾失健运、湿浊内生、聚湿生痰等病机相关联的证型，尤其是消化道肿瘤大多与脾胃运化失常、痰湿内生关系密切。特别是晚期癌症，往往表现为纳差，不思饮食，或进食困难，调理脾胃气机运化功能是改善生活质量的重要方面。因此，顾乃龙教授在临床实践中论治常以脾胃为先，处处顾护脾胃，具体应用主要体现在以下几个方面。

一、养脾胃，扶正气

《黄帝内经》云"正气存内，邪不可干"，此理论深得后世医家推崇。"土者生万物而法天地"，"正气不足，而后邪气踞之"（《医宗必读》），"正气旺者，虽有强邪，亦不能感"（《医宗必读》）等论述，都充分说明正气是维持人体正常生理功能，抵御外邪侵入的重要物质，也是机体感受外邪后是否发病的决定因素。近代中医广泛认为肿瘤发生的本质为本虚标实，正气不足，进而机体免疫功能下降，导致人体气滞、痰凝、血瘀、毒聚，日久加之其他不良因素的刺激而诱发为肿瘤。李中梓《医宗必读》谓："积之成也，正气不足，而后邪气踞之。"余听鸿《外证医案汇编》云："正气虚则成岩。"无一不是在强调正气虚损在癌症形成中的作用。可见正气"内虚"是肿瘤的发病基础。正气虽禀于父母先天之精，但有赖于后天脾胃的不断充养。所以在癌症各个时期，重视脾胃后天之本的养护，是扶助培补正气的关键所在。比如癌症早期手术后，脾胃功能失调，气血生化不足，可出现乏力、纳食减少、腹胀等症状；化疗后脾胃升降失常，出现乏力、恶心呕吐、纳差、腹胀、便秘、腹泻等症状；晚期肿瘤患者，脾胃功能进一步失调，乃至衰败，气血生化严重不足，升降失常，出现神疲乏力、纳食困难、腹胀、便血、水肿等胃气衰败之象。脾胃之气虚衰，全身气机逆乱，造成痰、瘀、毒更加瘀滞凝结，反过来又成为新的病理因素，损伤脾胃运化功能，如此恶性循环，致各脏腑功能衰退至极而亡。因此顾乃龙教授认为癌症的治疗重脾胃即是扶正气，扶正气当先重脾胃。

顾乃龙教授认为在治疗上将健脾益气贯穿治疗始终，根据癌症的不同时期，不同分期情况分别选方用药。对于早期患者，如已进行手术治疗，那么术后以调理脾胃升降运化功能为主，尽快恢复胃肠功能，及早正常进食是目的；对在进行放化疗、靶向治疗、免疫治疗等治疗的患者，中医治疗要以健脾和胃为主，酌加补肾填精、化瘀通络等法，减轻西医治疗的毒副作用，并能减毒增效，帮助患者顺利完成这些当前学术界公认的治疗癌症行之有效的治疗手段；对于已完成现代医学治疗但需维持治疗的患者，中医药应加大抗癌药物的使用，但始终要坚持顾护脾胃，只有脾胃功能正常，患者气血才能旺盛，正气才能得以滋养，才可预防癌症复发和转移；对于晚期姑息治疗的患者，中医与西医学同样应在提高患者生活质量的基础上，尽可能延长生存期，减少或不使用攻邪药物，治疗可选健运脾胃、大补元气、扶助正气之法。癌症患者的治疗周期较长，切不可过度使用伤脾败胃之品，脾胃一旦受损，中土空虚，五脏六腑无以滋养，轻则患者体力不支，重则正气急剧亏虚，易造成癌症的复发转移。

二、辨病症，贯全程

顾乃龙教授认为肿瘤的发生发展与脾胃运化失常密切相关，故调理脾胃功能是治疗肿瘤的根本方法，但因恶性肿瘤病因病机较为复杂，患者体质的不同，肿瘤的中医治疗方法也有不同。尤其是肿瘤康复患者，往往没有较为明显的临床病症表现，此时，顾乃龙教授注重舌诊，认为舌象是在“无证可辨”的状况下，唯一能直接反映患者内在病理状态的依据。如在乳腺癌、甲状腺癌的诊查中，常常可见舌质暗淡，舌体微胖，边有齿痕，苔白腻；或舌体胖大、舌边尖红，苔薄白；或舌质红，苔黄腻等，均有痰、湿、热之象，辨证病机中都可见脾胃不和或者肝郁脾虚之证。顾乃龙教授常常教导学生在无证可辨时，要学会常中探微，见微知著，尤其要充分应用现代医学先进科学技术，重视辨病，根据脏腑患病和肿瘤特点，确立法则，予以施治。对于已经用现代技术病理明确诊断的肿瘤，结合中医脏腑辨证特点施治。如肺癌咳嗽反复发作，痰多，疲惫乏力，汗多，纳差，乃因脾失健运，痰湿内生，在宣肺化痰止嗽基础上，加用健脾益气之法，以培土生金，脾肺双补。关于肝癌，张仲景有“见肝之病，知肝传脾”之论，出现肝气犯胃、肝郁脾虚等证，可选疏肝健脾之法，对合并腹水者，除治以健脾利水外，兼顾疏肝理气、调畅气机，久病损伤肾阳，治宜温补脾肾，利水消肿。胃肠道肿瘤与脾胃运化气机失常更是关系紧密，调畅脾胃升降气机，健脾和胃，燥湿止泻，补益中气，补气摄血等之法，无不建立在调理脾胃的基础上。顾乃龙教授推崇张元素的“养正积自除……今令真气实，胃气强，积自消矣”观点，他始终强调顾护脾胃、扶助正气应贯穿肿瘤治疗始终，只有脾胃功能强健，才能促进气血生化，正气得以充分滋养，癌毒之邪无生存空间，才能控制、缩小肿瘤，以达到人瘤共存、长期生存的目的。

三、用药轻灵，顾护胃气

顾乃龙教授指出，吴鞠通的“中焦如衡，非平不安”理论，可以作为肿瘤治疗中调理脾胃的依据。很多攻伐药物性味峻烈，若使用不当则可致阴阳气血失调，进而变生他证。因此维护脾胃正常功能，不可过用、滥用攻伐药物。要避免用大补大泻、大辛大热、大苦大寒、大攻大破等伤脾败胃之品，这些药物会导致脾胃功能严重受损，耗伤正气，致元气大伤，严重影响患者的生活质量。所以在治疗时应顺应脾胃升降之特点，做到补而不滞，润而不腻，能受纳能运化，使患者逐渐恢复机体阴阳平衡、气机条畅的状态。在用药方面，顾乃龙教授强调，调脾胃药量宜轻，药性平和，药质轻灵，善于变通，始终以顾护脾胃生机为第一要义，方能恢复脾胃升降运化功能，有利于食物和药物的吸收，提高疗效。选用健脾药物党参、白术、茯苓、薏苡仁，并且辅以砂仁、苏梗等醒脾化湿之品，行气降逆以陈皮、枳壳、半夏、蒲公英、枇杷叶等为主，尤其善用焦三仙、鸡内金等消导和中之品。在辨证时重视寒温并用、升降同调、攻补兼施，以达“以平为期”。顾乃龙教授常常强调治疗脾胃虚弱的患者，切忌只求效速，应循序渐进，缓以图功。顾乃龙教授指出肿瘤治疗中最忌过用大量的抗癌解毒之药，力图快速缩减肿瘤体积，迎合患者期盼消除肿瘤的心理，或者使用大量的滋补药物来扶正治疗，因抗癌解毒药物易苦寒败胃，滋补药物易滋腻碍胃，使脾胃正常的运化功能受损，则事倍功半，难以收获良效。

顾乃龙教授认为脾与胃互为表里，脾为阴为湿，胃为阳为燥，脾主升清，胃主降浊，一升一降，二者相反相成，共同有序地运动，才能使中焦斡旋枢机正常，脏腑气机调达，从而维持机体正常生命活动。脾主运化，将水谷精微输送于其他脏腑、四肢、百骸；胃主受纳，食物水谷从口而入，最终将其运送于小肠而泌别清浊，在“受纳”与“运化”相互配合下，才能完成粗糙的食物向人体所需的营养精华物质的转化。顾乃龙教授认为肿瘤患者病程长，前期接受的手术、放疗、化疗、靶向治疗、免疫治疗、微创治疗等，无不属于“攻击”性治疗；在身体尚属相对强健之时，过用一些苦寒之药，导致脾胃功能受损，胃气衰败，受纳无权，脾则健运无力，这些均不利于患者体力状况的恢复和后续的肿瘤康复治疗。

四、合理膳食，预防调护

中医学认为饮食在预防和治疗疾病方面具有重要作用。如《素问》就有“凡欲诊病者，必问饮食居处”和“药以祛之，食以随之”等观点。顾乃龙教授指出肿瘤患者的饮食情况和治疗应该是同等重要的。饮食不当与消化道肿瘤，如食管癌、胃癌、肝癌、结直肠癌等多种肿瘤发病有很重要的关系，含有亚硝酸盐、黄曲霉等的食物是常见的致癌物质，饮食无规律、过于刺激、油腻、缺乏营养也是致癌危险因素。早在《济生方》中已有记载：“过餐五味，鱼腥乳酪，强食生冷果菜，停蓄胃脘……久则积聚，结为癥瘕。”饮食及营养状态对肿瘤治疗转归影响重大，膳食结构合理，营养适宜，对疾病的恢复有重要帮助，反之则可能加速病情的进展。《素问·脏气法时论》记载：“毒药攻邪，五谷为养，五果为助，五畜为益，五菜为充，气味合而服之，以补精益气。”《素问·五常政大论》亦提出“谷肉果菜，食养尽之”的食疗原则。具体到肿瘤患者，应做到饮食有节（洁），寒温适宜，适当忌口，膳食均衡。

1. 饮食有节（洁） 对肿瘤患者而言，本身就存在脏腑阴阳气血虚损情况，过饥则无法为机体提供必要的营养物质，不利于癌症的康复，如《灵枢·五味》

说："谷不入，半日则气衰，一日则气少矣。"过饱则可能进一步损伤脾胃运化之气，气机阻滞，使正气更虚损，如《素问·痹论》说："饮食自倍，肠胃乃伤。"因此，合理的饮食摄入是保证营养充足的重要方面，也是后续肿瘤治疗的重要保证。在诊疗过程中要告知肿瘤患者遵循饮食适量的原则。陈腐变质、被疫毒或寄生虫感染的食物都是致癌高危因素，生活中更是要杜绝食用。这样可以减少肝癌、胃癌等消化道肿瘤的发生概率。肿瘤患者应进食新鲜、营养、健康、卫生的食物。

2. **寒温适宜** 寒热适宜是指饮食要寒热适当，不可过热或过寒，如《灵枢·师传》言："食饮者，热无灼灼，寒无沧沧。寒温中适，故气将持，乃不致邪僻也。"有些肿瘤患者听信传闻认为肿瘤疾病与过食寒凉相关，就会过分偏嗜热性食物，殊不知会加剧机体的阴阳失调。如头颈部肿瘤放疗后大都与火毒炽盛相关，若过食辛温燥热之品，会进一步化热、生痰，加重病情。还有一些晚期姑息肿瘤患者胃火亢盛，阴虚至极，饮食都不可一味温热，助阳劫阴。应注意饮食寒热适中，不可食用过于温燥或寒凉食品。

3. **适当忌口** 饮食宜忌是肿瘤患者特别关注的问题。《黄帝内经》很早就有饮食宜忌的观点，并明确提出病变脏腑不一样，饮食宜忌也不一样，如《灵枢·五味》说："肝病禁辛，心病禁咸，脾病禁酸，肾病禁甘，肺病禁苦。"《金匮要略》又曰："凡饮食滋味以养于生，食之有妨，反能为害，自非服药炼液，焉能不饮食乎？切见时人，不闲调摄，疾疢竞起，莫不因食而生。苟全其生，须知切忌者矣。所食之味，有与病相宜，有与身为害，若得宜则益体，害则成疾，以此致危，例皆难疗。"可见，饮食宜忌对人体的重要性。顾乃龙教授认为肿瘤患者不宜忌口太严，因为肿瘤本身就是一种消耗性疾病，如果进食的食物种类太少，会导致营养匮乏，出现身体抗病能力进一步下降，致肿瘤不易控制，甚至感染各种细菌、病毒，加剧病情进展。所以要根据患者的脾胃功能及辨证寒热虚实的具体情况，作出正确的饮食忌口指导。各种所谓的"发物"，如肉、蛋、奶等，其实都含有丰富的营养成分，可以根据患者的体质和癌种不同，对饮食作出适当的限制，如部分乳腺癌患者应禁忌肥甘过补之品，肝癌晚期患者应注意低脂与高蛋白饮食，忌粗纤维食物。但切忌过于忌口，使患者摄入营养成分受限，影响到机体的营养状况，给患者的生活质量或者后续治疗造成影响。

4. 膳食均衡 膳食均衡是指饮食要选择多种食物，均匀搭配，不可偏于某一类或某一种食材。正如《素问·脏气法时论》言“五谷为养，五果为助，五畜为益，五菜为充，气味合而服之，以补精益气”。肿瘤患者应格外注意膳食均衡，一方面，某些癌症发病的原因可能是偏嗜某类食材；另一方面，偏嗜某类食材也会导致机体阴阳失衡。膳食均衡是保证机体营养状况良好的前提。

第五节 顾乃龙“治未病”思想在肿瘤疾病的应用

顾乃龙教授对中医经典反复研习，又熟于西医学关于肿瘤疾病的病理变化特点，提出对肿瘤的治疗应落实在“防”和“治”这两点上。这个学术观点起源于《黄帝内经》《伤寒论》“治未病”思想，认为“未病先防，已病防传，愈后防复”，又承东垣、景岳重视脾、肾二脏的学术思想，提出“益肾滋于胃，而守藏于心”“证治有其时，未离气血津”的观点。充分体现了顾乃龙教授溯本求源、汲于内经，放眼百家、古为今用的思想理论体系。

顾乃龙教授提倡在肿瘤治疗的不同阶段运用不同的中西医综合治疗技术，是非常有必要的。这种分阶段治疗可以准确抓住处在不同阶段患者的体能状态，正邪的盛衰状况，有针对性、有目的性地辨证施治，更加有效地改善患者临床症状，提高患者生活质量，从而延长生存时间。他把肿瘤的中医治疗分3个阶段：未病先防、已病防传、愈后防复。

（一）未病先防

顾乃龙教授指出，恶性肿瘤的发病过程是非常复杂的，它的发病与遗传、免疫、慢性炎症、内分泌紊乱等内因，环境污染、不良生活习惯、饮食不节、有毒致癌物质侵袭等外因相关。但有一类人群患癌率更高，也就是某种癌症的高危人群，其患病往往是由多种高危因素的影响所致。恶性肿瘤的高危因素主要体现在以下这些方面：

1. **不良的生活方式** 现已证实，吸烟和饮酒是多种恶性肿瘤的明确病因。

2. **有害的生活与工作环境** 职业暴露、电离辐射、大气污染也能增加相应癌症的发病率。

3. **不合理的饮食习惯** 不合理的饮食习惯会增加食管癌、胃癌、肝癌、胰腺癌、大肠癌等的发病率。

4. **不节或不洁的婚育行为** 低产次、高龄初产、未孕及未哺乳、有多个性伴侣等与妇科恶性肿瘤关系密切。

5. **长期心理失衡** 长期压力过大、抑郁悲观等不良情绪也与癌症的发生有一定的关系。

6. **家族遗传倾向或聚集性发病** 乳腺癌、大肠癌、卵巢癌等与家族遗传倾向或聚集性发病有密切关系。虽然这类人群是高危人群，但实际上属于无病人群，需要积极主动控制或防范这些高危因素诱发肿瘤。因此顾乃龙教授在诊疗过程中也会同时关注那些患病家属，适时进行健康指导，或建议其进行相关的癌症筛查。

顾乃龙教授经常在广播报纸等媒体做各种防癌健康教育，特别是对恶性肿瘤高危因素的宣传，让广大人民群众充分认识到这些高危因素，并逐渐减少或消除它们，从而显著地降低恶性肿瘤的发病率，做到“未病先防”。顾乃龙教授认为，张景岳的“凡脾肾不足及虚弱失调之人，多有积聚之病”，就说明了患瘤的根本内因所在。所以顾乃龙教授多次指出补益脾肾是肿瘤未病先防的重要方面。对于处于治疗中的患者，特别是在进行放化疗、靶向治疗、免疫治疗的患者，要预判这些治疗可能会带来的毒副作用，并进行预防，这也是顾乃龙教授将未病先防的“治未病”的思想与肿瘤疾病分阶段论治的具体结合。

对于放疗，顾乃龙教授认为，放疗射线属于中医“火毒”性质，放疗初始时，患者并未有明显的不良反应，而随着放疗时间的增加，“火毒”在体内逐渐蓄积，直至患者表现出由“火毒”带来的各种不良反应，往往才会受到重视。顾教授指出，放疗的不良反应具有“火毒”特有的毒热伤津为主的气阴两伤、兼夹瘀血证候，所以在放疗开始就应使用益气养阴、活血解毒之法，预防或减轻由“火毒”所致的不良反应。如一些肿瘤因实施胸部放疗后，常在数月后产生放射性肺纤维化，其主要症状是气短、干咳，若引起继发感染时则发热、咳吐黄痰。临床实践表明，在放疗期间采用养阴润肺、活血化瘀之中药防止放射性肺纤维化，疗效比放疗后出现肺纤维化时再用药更好。而针对化疗药物表现出来的寒热夹杂的“药毒”特点，常常导致脾胃运化失常，升降失调，气血虚弱，肝肾不足，所以在每一次化疗周期开始之前或结束时，即使患者还未出现明显的恶心呕吐、纳差、食少等表现，在治疗时也应考虑到使用健脾和胃、降逆止呕治法，而且判断所用化疗药物对骨髓的影响，适当予以益气养血、滋补肝肾治法，可预防或减少胃肠道反应及骨髓抑制等不良反应的发生。

（二）已病防传

顾乃龙教授指出“既病防变”同样是中医治未病思想在肿瘤治疗中的体现。一方面，它是指在肿瘤发病之后，或者是处在某阶段治疗病情相对稳定时，特别是发病之初，趁患者病邪尚浅，正气尚足，病情没有恶化迹象，应及时予以祛邪，以期邪去正安；另一方面是指部分中晚期肿瘤疾病，已不适于采用放化疗和手术治疗，仅运用中医药进行维持治疗，来防止病情进一步恶化。

1. 及时治疗原发疾病　及时治疗原发疾病是已病防变思想的一个重要组成部分，是指对肿瘤疾病要及早进行诊治，不可拖延，防止病情由轻变重，由浅及深，继而传变其他部位。疾病初期，病邪尚浅，正气尚足，邪气易于祛除，正气易于恢复，此阶段的肿瘤疾病，通常尚未侵及周围组织，未向远处转移，病灶较为局限，可以运用手术或者再辅以放化疗为主的方法进行治疗，常可达到痊愈，同时再配以中药调理身体，促进术后恢复，可有效防止其复发转移。如果癌症发现较晚，或者病情进展较快，治愈率则会很大程度降低，明确诊断越晚，治疗机会越少，预后则越不乐观。由此可见，早诊断早治疗对癌症的预后有很大的影响。正如《素问·阴阳应象大论》曰:“故善治者,治皮毛;其次治肌肤,其次治筋脉,其次治六腑,其次治五脏,治五脏者,半死半生也。”说明了疾病越早诊治,疾病越轻,疗效越好,如治疗不及时,病邪就会由表及里,病情愈趋严重、复杂,治疗难度也就增加了。

2. 健脾益肾,扶正防变 许多肿瘤疾病发病较为隐匿,一经发现即已出现转移,病程已到中晚期,并且大多数已经失去手术及放化疗的最佳时期。针对此类患者,顾乃龙教授多给患者制订以中医药为主的治疗方案,对已完全不能手术、放化疗的患者,采用中医药维持治疗,重点改善患者的生活质量,尽可能防止病情进一步发展,以期治病留人。中医认为肿瘤的病机是虚实夹杂,即全身属虚,局部属实,如果长时间病情得不到较好控制,癌邪逐日耗伤正气,使得虚者更虚,实者更实。顾乃龙教授认为治疗该病应当始终坚持以扶正祛邪为法,在整体的治疗过程中,扶正培本,滋养脾肾,使正气存内,才可进一步祛除邪实,防止癌毒传变。脾胃为水谷之海,气血生化之源,为“后天之本”,肾者为封藏之本,藏精生髓之处,为“先天之本”。肾精包括“先天之精”和“后天之精”。因此培补正气,必当以顾护脾胃、强益肾元为主。《脾胃论·脾胃虚则九窍不通论》言:“真气又名元气,乃先身生之精气也,非胃气不能滋之。”顾乃龙教授认为中年之后,发病陡增,皆先天肾气渐馁,需后天胃气滋养。即使肾可藏精,但因年老气虚,或浮火内游,肾失封藏,由脾胃从饮食物中摄取的营养成分和脏腑代谢化生的水谷精微物质,继续培补先天之精。正如《素问·上古天真论》曰:“受五脏六腑之精而藏之。”先后天相互滋生,维持人体正常的生理功能。所以顾乃龙教授认为顾护后天脾胃,显然已成为疾病治疗的重中之重,在治疗上定不可过用苦寒败胃之品,一旦脾胃大伤,药食难进,治疗将更加困难。在《景岳全书》中就有“五脏之伤,穷必及肾”,为防止“久病及肾”,先天元气衰败,在扶助正气的处方中加健脾益气、补肾填精之药,以提早顾护肾元,防其传变。对肿瘤治疗来说即是“养正积自除”,预防肿瘤疾病的传变。

3. 抗肿瘤贯穿全过程 顾乃龙教授认为治疗肿瘤疾病,任何时候都要牢记治病的根本是抗肿瘤。只有在癌毒处于弱势时，正气才能逐渐转盛，患者的体能才能逐渐恢复，才能防止疾病的传变。顾乃龙教授指出，许多肿瘤疾病的临床表现与普通内科疾病症状表现有很多相似之处，比如肺癌和慢性支气管炎、哮喘、肺胀等症状相似，胃癌与消化不良、慢性胃炎、胃溃疡等症状相似，如果只按照普通内科杂病的一般规律用药，初期可能会减轻一些临床症状，但随着病情的进展，肿瘤凶险的本质暴露无遗，疾病的最终转归也就极差。由此可见，及时合理的抗肿瘤治疗对控制肿瘤的进一步恶化有着重要作用。顾乃龙教授秉承此种学术思想，常常将抗肿瘤治疗贯穿肿瘤治疗全过程，妥善运用抗肿瘤中药，时刻不忘对肿瘤疾病的发展进行干预治疗，同时结合普通内科疾病治疗方法，大大提高中医药的疗效，使得肿瘤疾病得到更好的控制，更有效地防止肿瘤疾病的进一步恶化。

（三）愈后防复

随着人们自我健康保健意识的提高，以及现代医学检查技术的逐渐完备，很多恶性肿瘤在早期就能明确诊断，而且多数能行根治性治疗，治疗后患者多无明显症状，可达到临床治愈。但根据中医体质学说，部分患者虽经治疗达到痊愈，但仍然会出现复发转移，或在他处又发肿瘤。还有一些患者经过手术后，又完成了放化疗等治疗，进入到肿瘤病情稳定期，此时，运用中医“治未病”理论，防止复发，促进肿瘤康复是关键。一方面，要求患者坚持复查，对于早期肿瘤疾病的复发，可以视情况行术后辅助放化疗、内分泌治疗、中医药治疗，以巩固效果，降低复发率。另一方面，多数患者经根治性治疗后，损伤人体正气，致使体力减弱，食欲减退，可坚持服用中药扶助正气，提高抗病能力。对于一些肿瘤分期相对较早，进行了根治性治疗后无任何不适的患者，也可以长期服用中药，既能防止肿瘤复发，又可强身健体、延年益寿。对根治性治疗后西医各种维持治疗不能耐受的，中医药独特的优势显得更加突出和重要。应该鼓励行根治性治疗后的肿瘤患者坚持服用中药，使机体始终处于阴阳平衡状态，各种脏腑功能稳定，减少肿瘤复发。

第二章

临证经验

第一节　常见恶性肿瘤

一、颅内肿瘤

颅内肿瘤分为原发性颅内肿瘤和其他部位转移至颅内的继发性颅内肿瘤，也称脑瘤。颅内肿瘤约占全身肿瘤 2%，可发生在脑组织、脑膜、垂体、脑神经、血管和残余胚胎组织等部位。任何年龄均可发病，成人大多为脑胶质瘤、脑膜瘤、垂体瘤及听神经瘤等。脑转移癌占颅内肿瘤的 15% 左右，其中肺癌脑转移发生率最高，约 50%～70%。根据颅内肿瘤组织和病理特点的不同，颅内肿瘤的良恶性和生物学行为也不同。如多形性胶质瘤生长较快，恶性程度高，预后极差，生存时间短；星形细胞瘤生长较慢，而囊性肿瘤预后较好；继发性脑肿瘤则多由其他肿瘤血行转移而来，最常见的是肺癌、乳腺癌。顾乃龙教授在临床诊治的多是胶质瘤和脑膜瘤。症状因病理类型、肿瘤所在部位而有所差异，但都是在颅内呈膨胀性生长，生长到一定程度，都会引起颅内高压，表现为头痛、头晕、呕吐、运动感觉及精神障碍、肢体麻木、偏瘫，甚至昏迷等症状。

颅内肿瘤属于中医学“头痛”“头风”“眩晕”“厥逆”“癫痫”“中风”等病症范畴。在古代文献中就有关于颅内肿瘤的症状、病因病机和治疗的记载，如《素问》曰：“人有病头痛，以数岁不已……当有所犯大寒，内至骨髓。髓者以脑为主，脑逆故令头痛，齿亦痛，病名曰厥逆。”此即论述寒邪由外及内、由髓至脑，导致脑内气血凝涩而厥逆头痛的病证。《灵枢》曰：“真头痛，头痛甚，脑尽痛，手足寒至节，死不治。”这是脑瘤导致颅内压迅速升高而致的危重病证。《丹溪心法》谓：“头眩，痰挟气虚并火，治痰为主，挟补气药及降火药。无痰则不作眩，痰因火动。”这是描述痰火上窜、清窍被蒙的颅内肿瘤，也提出了相应补气清火的治疗方法。《中藏经》曰：“头目久痛，卒视不明者，死。”类似颅内肿瘤压迫视神经，日久致视神经萎缩，造成视力减退甚至失明，最终死亡。当今临床上治疗颅内肿瘤首选手术，另外还有放疗、化疗、立体定向放射外科治疗（如 X 刀、γ 刀）、免疫治疗等。因药物较难透过颅内血脑屏障，所以化疗药物治疗疗效较差。因此多采用中西医结合的综合治疗方法。

（一）病因病机

1. 风痰内扰 顾乃龙教授认为风和痰是导致脑瘤的重要病因病机。风邪病因无外乎外因和内因，外因为虚邪贼风，内因为肝风内动，病机不外乎虚实两类，或独立致病，或合而为之，实者与风、痰、瘀、毒相关，如风阳内动、风火相煽、痰湿凝结、瘀毒内阻等邪气积聚脑海，日久而成积为瘤；虚者为平素年老或体久病弱，气血亏虚，不能上荣于脑，脑髓失养；或肾精不足，不生髓上充于脑，髓海空虚，痰浊内生，导致脑瘤形成。顾乃龙教授认为风和痰是起决定性作用的，它们既是病因，也是病理产物，相互影响，形成恶性循环。顾乃龙教授认为头为人之高巅，唯风可到；历代诸家都认为“诸般怪病多属于痰”，“百病多因痰作祟”，痰之为病，可随气升降，流窜全身，无处不到。风邪与痰，裹挟瘀毒，诸邪胶结，痰瘀毒随风邪上至颠顶，入于脑窍，蒙闭清窍，清阳不升，浊阴不降，凝块日渐增大，即可出现头痛、眩晕、癫痫、震颤、神昏等诸症。通常脑瘤因其解剖位置的特殊性，以及风邪善变多端，痰邪鬼祟无处不到的特性，大多病情来势凶猛，治疗较为棘手，获愈甚难。

2. 痰瘀闭窍 顾乃龙教授强调痰瘀互结是大部分肿瘤常见的病理因素。在正常生理情况下，人体水液的输布代谢主要依靠肺、脾、肾三脏及三焦的气化作用。若肺失宣肃、脾失健运、肾阳不足，则会出现水津输布失常、水湿内生，水液气化失司，三焦气化失常，则水饮停滞，聚而成痰。“痰之为物，随气升降，无处不到”，上至颠顶，蒙蔽清窍。同时顾乃龙教授指出中医学认为“脑为血海”，当气机不畅，血行受阻，停滞于经脉则为瘀血。《灵枢》曰：“凝血蕴里而不散，津液涩渗，著而不去，而积皆成矣。”痰与瘀交织颅内，进一步阻滞气血运行，相互影响，形成恶性循环。患者表现出头痛、昏蒙、恶心呕吐等症状。治疗多选用活血化瘀、行气通络、息风止痉等法。

（二）治疗特点

1. 善于祛风、化痰、祛瘀 顾乃龙教授认为脑为高颠，唯风可及。因“风为百病之长”，是各种外邪之首，可单独存在，也可和寒、热、火、痰、瘀、毒等相互交织，尤其是痰湿之邪，更是相互交织裹缠，难分难解。风药多味薄，辛窜善行，走而不守，可上行入头，引诸药上行，直达病所；风药具有发散祛邪的作用，可使各种入侵的病邪从表而解；风药味薄气轻，善升清发散，通畅一身之气机；风药辛散、走窜、宣通，能宣发郁结，疏通瘀滞，通利脉道。顾乃龙教授认为，脑瘤的形成多与痰瘀相关，特别是在脑瘤的晚期，血瘀加重。顾乃龙教授在临床善用半夏白术天麻汤和泽泻汤治疗脑瘤。半夏白术天麻汤源于《医学心悟》，主治风痰上扰之眩晕、头痛。泽泻汤源自《金匮要略·痰饮咳嗽病脉证并治》：“心下有支饮，其人苦冒眩，泽泻汤主之。”用于治疗支饮，水湿内停所致的眩晕。

顾乃龙教授认为，脑瘤患者常常会出现颅内高压表现，这是由于颅内肿瘤是由痰饮、瘀血互结，影响颅内正常水液代谢，压迫颅内正常脑组织所致，故颅内水肿也应属痰饮病范畴。颅内水肿导致的头晕目眩，在西医多用甘露醇脱水减轻颅内压治疗，在中医当选泽泻汤为首。常用法半夏、天南星、瓜蒌、白附子、石菖蒲等化痰散结；川芎、僵蚕、全蝎、蜈蚣等散风止痉；鸡血藤、当归、莪术、水蛭等活血化瘀；还可加石上柏、山慈菇等抗肿瘤治疗。

2. 中西结合、分期论治、标本兼顾 顾乃龙教授认为，颅内肿瘤的治疗应当注重中西医结合诊疗，尤其是对分期较早，肿瘤较小的颅内肿瘤，可首先选择手术治疗，以期彻底根除肿瘤。《医学心悟》曰：“当其邪气初客，所积未坚，则先消之而后和之。”但对于分期靠后，肿瘤较大，不宜切除的颅内肿瘤，可以选择放化疗、靶向治疗、免疫治疗等治疗手段，尽可能抑制癌细胞增殖。此外，无论肿瘤处于哪一期，顾乃龙教授强调都应权衡邪正盛衰，进行分期论治，标本兼顾，攻补兼施。在颅内肿瘤的早期，患者正气尚属充足，癌瘤侵犯范围尚小，癌毒不深，未经手术、放疗等治疗，治疗多以攻邪为主，但须攻中有补，防止攻邪过度，伤及正气或邪毒伤正。至中期时，是正邪相争阶段，正邪双方“势均力敌”,采取攻补兼施的原则,祛邪与扶正并重。晚期颅内肿瘤,病情较重,正虚邪盛,此时应当以扶正为主,减少攻邪药物,以改善患者生活质量为治疗重点。手术、放疗、化疗之后,或者继发颅内肿瘤,经过靶向治疗、免疫治疗等治疗,患者多处于气血耗伤,而又癌毒未尽的状态,所以治疗时当以顾护脾胃、益气养血、扶正培本、兼顾祛邪为法。针对围手术期、围放疗期、围化疗期的患者,中医治疗应以扶正培本为关键,促进手术后机体功能的恢复,减轻手术、放化疗带来的毒副作用,提高放化疗杀伤肿瘤细胞的敏感性。在维持治疗阶段,患者往往无明显症状,顾乃龙教授强调辨病和辨证相结合,中药扶正为主,辅以祛除余邪、抗癌解毒,以减少复发转移为目的。在姑息治疗期,顾乃龙教授强调带瘤生存,尽量减缓病情进展速度,着重缓解患者痛苦,提高生活质量。

(三)用药经验

头痛、癫痫、抽搐者,加全蝎、蜈蚣。

颅内瘤体存在者,加生龙骨、生牡蛎、川贝母、浙贝母等。

神昏嗜睡者,加石菖蒲、郁金、远志。

恶心呕吐剧烈者,加姜半夏、竹茹、赭石、瓜蒌、橘皮、竹茹等。

烦躁不安,舌黄苔厚腻者,加黄连、天竺黄、薏苡仁、苦杏仁等。

肢体偏瘫不遂者,予黄芪、全蝎、地龙、当归、川芎、桃仁、红花、姜黄、络石藤等。

纳呆厌食者,予焦三仙、鸡内金、赭石、生麦芽。

头痛明显者,加用蜈蚣、全蝎、蔓荆子、羌活、菊花、川芎、藁本等。

若脑水肿引起颅内压高者,加用茯苓、猪苓、泽泻、车前子、生薏苡仁等。

高热神昏者,加水牛角、黄芩、石膏、知母、郁金、石菖蒲、安宫牛黄丸等。

下肢无力者,加牛膝、木瓜、鸡血藤、独活、杜仲等。

便秘者,加大黄、肉苁蓉、番泻叶、麻仁等。

失眠烦躁者,加酸枣仁、柏子仁、珍珠母、合欢皮、龙骨、牡蛎等。

(四)病案举例

病案1 赵某,男,48岁。2014年4月15日初诊。2013年12月在本市某医院确诊为左侧额叶少突星形细胞瘤(WHOⅡ级),并行手术治疗。术后口服卡马西平片。就诊时症见:轮椅推入,精神疲惫,站立不稳,舌强语謇,情绪低沉,易哭泣,伴头晕头痛,偶有恶心呕吐,流涎多,纳差,眠可,大便偏干。舌暗淡,苔白腻,脉滑。查体:右侧上下肢肌力均为1级,左侧肢体肌力正常。

中医诊断:眩晕。

西医诊断:左侧额叶少突星形细胞瘤(WHO Ⅱ级),术后。

辨证:风痰上扰,脑络瘀滞。

治法:涤痰开窍,化瘀通络。

处方:半夏白术天麻汤合通窍活血汤加减。

清半夏12g、天麻12g、茯苓10g、陈皮9g、白术15g、钩藤12g、川芎15g、全蝎6g、蜈蚣3条、僵蚕15g、白芷15g、赤芍15g、桃仁10g、红花10g、胆南星10g、石菖蒲12g、郁金12g、瓜蒌15g、焦三仙各15g、甘草6g。14剂。

二诊(2014年4月29日):其父述患者疲惫感明显减轻,情绪好转,已无恶心呕吐,纳食增加,头痛头晕及流涎减少,大便可,舌强语謇及右侧肢体肌力无变化。舌暗淡,苔白腻,脉滑。效不更方,原方续服28剂。

三诊(2014年5月27日):患者被扶入诊室,言语较前流利,可自行叙述病情,已无头痛头晕及流涎,纳、眠可,二便调。舌暗淡,苔薄白,脉滑。调整处方如下:

清半夏12g、天麻12g、茯苓10g、陈皮9g、白术15g、川芎15g、全蝎6g、蜈蚣3条、僵蚕15g、白芷15g、赤芍15g、桃仁10g、红花10g、胆南星10g、石菖蒲12g、郁金12g、瓜蒌15g、甘草6g、石上柏30g、黄芪45g、怀牛膝15g。28剂。

四诊(2014年6月24日):患者可自行步入病室,但仍有右侧肢体无力,余无异常。舌暗红,苔薄白,脉沉。上方减胆南星、石菖蒲、郁金、瓜蒌,加牡丹皮15g、桂枝12g、生姜15g。28剂。并逐渐减少卡马西平剂量,直至停服。

半年后，患者右侧肢体肌力恢复至 4 级。复查颅内未见异常。此后 3 年用以下处方维持治疗，肌力逐渐恢复至 5 级，生活正常。

黄芪 45g、怀牛膝 15g、桂枝 12g、生姜 9g、清半夏 9g、天麻 12g、茯苓 10g、陈皮 6g、白术 12g、川芎 15g、全蝎 5g、白芷 15g、赤芍 15g、石上柏 15g、半枝莲 15g、甘草 6g。

随访至 2020 年，患者颅内病灶未见复发。

按：患者为颅内少突星形细胞瘤术后，就诊时一般状况差，右侧上下肢肌力均为 1 级。顾乃龙教授认为此证属于风痰上扰，脑络瘀滞，邪气较甚，而正气尚存，故在治疗上选择半夏白术天麻汤合通窍活血汤加减，涤痰开窍、化瘀通络。待患者体内风、痰、瘀均减轻之时，逐渐加入黄芪桂枝五物汤，以益气温经，和血通痹，改善患者肢体不遂。方中黄芪用量最大，既补脾胃之气以充养后天，为气血生化之源；又能推动气机运行，改善因气虚导致的经络阻滞，同时为后续温通、活血、化痰药提供“动力”，避免祛邪伤正。桂枝温通经脉、助阳化气，生姜温胃散寒、助桂枝通阳。白术健脾燥湿，茯苓健脾渗湿，二者相须为用，既助黄芪补脾胃之气，又能祛除体内痰湿，从根源减少痰湿阻络的问题。怀牛膝一方面能补肝肾、强筋骨，辅助黄芪扶正；另一方面能引药下行。天麻息风止痉、平肝潜阳，针对气虚日久、痰湿化风，或风邪侵袭经络导致的头晕、头痛、肢体拘挛，与黄芪配伍可“益气息风”，避免风邪扰动。清半夏燥湿化痰、降逆止呕，陈皮理气健脾、燥湿化痰，二者即“二陈汤”核心，助白术、茯苓增强化痰之力。川芎活血行气、祛风止痛，“血中气药”，善治头面瘀血，赤芍清热凉血、散瘀止痛，二者合用既能活血通络以改善气虚血瘀导致的疼痛，又能制约桂枝、生姜的温燥之性，避免助热。全蝎息风止痉、通络止痛，善治顽固性风邪阻络，与天麻配伍增强息风之力，针对风邪偏盛的症状。白芷解表散寒、祛风止痛，善治头面、阳明经疼痛，同时能燥湿止带，兼顾痰湿问题。石上柏、半枝莲均能清热解毒、散结消肿，二者合用针对方中可能存在的局部热毒，既避免温通、补气药助热生毒，又适用于“气虚兼热毒”的复杂病机。甘草调和诸药。

诸药合用，具有涤痰开窍、化瘀通络之功。大便燥结者，加肉苁蓉，甚至生大黄；抽搐者加僵蚕、蜈蚣；气滞血瘀较甚者，加桃仁、水蛭；腰膝酸软者，加桑寄生、川牛膝；头痛者可加延胡索；纳差者可加炒三仙。顾乃龙教授指出半夏白术天麻汤与通窍活血汤合用，攻邪之力较强，在应用时应注意正邪双方的力量对比，不可一味攻邪，须中病即止，邪气渐退时应逐渐加入扶正之品。

病案 2 秦某，男，62 岁。2016 年 9 月 13 日初诊。患者于 2016 年 5 月因咳嗽、咳痰、胸闷气短，经 CT 及经皮穿刺活检，诊断为左肺下叶低分化腺癌，并行手术切除。患者拒绝术后化疗。2016 年 7 月患者经常出现头晕头痛，经检查发现脑转移病灶，并行脑部放疗。就诊时症见：行走无力，右侧重，言语欠清，乏力，头痛，头晕，恶心欲吐，纳可，眠可，大便偏干，小便调，舌质偏红、苔薄白，脉弦滑。查体：右下肢肌张力减弱，右下肢肌力 4 级，左下肢肌力、肌张力正常。

中医诊断：头痛。

西医诊断：继发性脑转移恶性肿瘤。

辨证：风痰内扰，癌毒郁滞。

治法：平肝潜阳，抑瘤抗癌。

处方：天麻钩藤饮加减。

天麻 15g、钩藤 15g（后下）、石决明 18g、山栀 15g、黄芩 12g、杜仲 12g、益母草 15g、桑寄生 12g、巴戟天 12g、川芎 15g、全蝎 6g、蜈蚣 2 条、僵蚕 12g、大黄 9g（后下）、石上柏 30g、白花蛇舌草 30g。14 剂。

二诊（2016 年 9 月 27 日）：自述无头痛，乏力、头晕及恶心减轻，无欲吐感，仍有右下肢无力，大便调。舌红、苔白，脉弦滑。守方续服 14 剂。

三诊（2016 年 10 月 25 日）：患者右下肢无力较前改善，感口干，舌红、苔薄黄，脉弦滑。调整处方如下：

天麻 15g、钩藤 15g（后下）、石决明 18g、山栀 15g、黄芩 12g、杜仲 12g、益母草 15g、桑寄生 12g、巴戟天 12g、川芎 15g、全蝎 6g、蜈蚣 2 条、僵蚕 12g、西洋参 15g、玄参 15g、生地黄 15g、石上柏 30g、白花蛇舌草 30g。28 剂。同时服用西黄胶囊。

此后患者在此方基础上随症加减，维持门诊中医药治疗，多次复查颅内病变稳定。

按：本案为肺癌晚期患者脑转移，肺癌病灶经手术切除，但脑转移病灶虽经放疗，仍有临床症状，影响生活质量，同时也出现放疗后不良反应，如乏力、恶心等。顾乃龙教授认为对晚期癌症患者，治疗应以改善生活质量为关键，遵循急则治标的原则，治疗时着重改善颅内转移病灶带来的不适。待颅内转移病灶稳定后治疗当以“扶正固本”为法则，灵活变通。因患者放疗后，肾精不足、脑髓空虚、气阴两虚，故在方中加入补益肝肾之品，如杜仲、益母草、桑寄生、巴戟天；西洋参、玄参、生地黄益气生津，改善放疗不良反应；全蝎、蜈蚣、僵蚕、石上柏、白花蛇舌草及西黄胶囊，息风止痉，抗癌解毒，以尽可能控制肿瘤。顾乃龙教授认为无论是原发还是继发颅内肿瘤都应以综合治疗为主，晚期患者则需改善生活质量，减少痛苦，以期达到带瘤生存的目的。

病案3 范某，男，71岁。2018年4月25日初诊。患者于2017年8月行脑瘤手术，术后病理结果提示：(右颞叶)间变性星形细胞瘤，伴大片坏死，考虑为胶质母细胞瘤，WHO Ⅲ级。术后放疗。就诊时症见：精神差，乏力，头晕、头痛，常有嘴角和左上肢抽动，纳可，夜寐欠安，二便调，舌淡暗，苔白，脉沉细。

中医诊断：眩晕。

西医诊断：右颞叶胶质细胞瘤(WHO Ⅲ级)术后，放疗后。

辨证：脾肾两虚，风痰阻络。

治法：健脾补肾，祛风化痰通络。

处方：六味地黄丸加减化裁。

熟地黄30g、山萸肉15g、炒山药15g、茯苓12g、牡丹皮12g、泽泻12g、天南星6g、全蝎6g、蜈蚣3条、僵蚕10g、川芎15g、防风10g、石菖蒲10g、郁金10g、白芷15g、蔓荆子15g。14剂。

二诊(2018年5月15日)：自述精神好转，无头痛，嘴角抽动未发作，左上肢抽动减少，头痛及乏力改善，仍有头晕，时感腹胀，口干。舌淡暗，苔白，脉沉细。调整处方如下：

熟地黄30g、山萸肉15g、炒山药15g、茯苓12g、牡丹皮12g、泽泻12g、白术15g、天南星6g、全蝎6g、僵蚕10g、川芎15g、防风10g、石菖蒲10g、郁金10g、白芷15g、蔓荆子15g、大腹皮15g、天花粉15g。28剂。

三诊(2018年6月12日):诸症均消。此后守方治疗至2021年年初，失访。期间复查MRI未见复发征象。

按：中医学理论认为“脑为髓海”，“肾主骨生髓”，“八八，天癸竭，精少，肾脏衰，形体皆极，则齿发去”。该患者为老年患者，肾精亏虚，脏腑功能渐衰，机体水津输布失常，痰浊内生，随风邪上至颠顶，交织裹缠，损伤脑髓，发为脑瘤。治疗以健脾补肾、祛风化痰通络为法，选六味地黄丸滋补肾阴，加白术与山药、茯苓，补益脾气；加天南星、石菖蒲、郁金化痰散结；全蝎、蜈蚣、僵蚕息风止痉；川芎、防风、白芷、蔓荆子清头目上部之风，可治头痛；口干，加天花粉养阴生津止渴；大腹皮行气通腹消胀。诸药合用，很快改善患者术后及放疗后各种不适症状，也说明颅内肿瘤在手术、放疗后，进行中药维持治疗可以使患者获益良多。

二、鼻咽癌

鼻咽癌发病率占头颈部恶性肿瘤的首位，是原发于鼻咽黏膜上皮的恶性肿瘤，全国主要发病地区为广东、广西、湖南等南方地区。在历代医书中无鼻咽癌病名，后世多把鼻咽癌归于中医药文献中的“鼻渊”“失荣”“控脑砂”“上石疽”“鼻痔”“颃颡岩”等疾病范畴。《疮疡经验全书》提到“上石疽”时曰：“溃即放血，三日内毙。”《外科正宗》云：“日久渐大，坚硬如石，推之不移，按之不动，半载一年，方生阴痛，气血渐衰，形容瘦削，破烂紫斑，渗流血水。或肿泛如莲，秽气熏蒸，昼夜不歇。平生疙瘩，愈久愈大，越溃越坚，犯此俱为不治。”《疡科心得集》言：“如树木之失于荣华，枝枯皮焦，故名也。生于耳前后及项间，初起形如栗子，顶突根收，如虚痰疬瘤之状，按之石硬无情，推之不肯移动，如钉着肌肉者是也……渐渐加大后遂隐隐疼痛，痛着肌骨，渐渐溃破，但流血无脓，渐渐口大内腐，形似湖石，凹进凸出，斯时痛甚彻心，胸闷烦躁……”描述了鼻咽癌的发病过程、疾病演变及最终的预后情况。

西医学认为鼻咽癌发病是由于感染EB病毒、环境因素诱发而成。中医学认为是正气虚损，邪盛痰凝，火毒炽盛，聚于鼻窍，伤及脉络而致鼻衄或鼻涕带血；久则耗伤气阴，气阴亏虚，故口干咽燥，五心烦热；痰浊癌毒内结于耳鼻则耳鸣耳聋，鼻塞头痛。

（一）病因病机

顾乃龙教授认为本病与其他恶性肿瘤一致，脏腑功能虚损，正气不足是患病的根本原因。然又外合湿热毒邪，痰凝火毒上攻而发。《张氏医通》对鼻咽癌的发病有较为详尽的论述，云其“原夫脱营之病，靡不本之于郁”或“因六欲不遂”，或“肝阳久郁，恼怒不发”。肝气郁结，气机不畅，郁而化火，灼津为痰，热痰随火上炎，抵于人之高处——鼻窍、颃颡、颈项等；肝气横逆乘脾，脾气受损，气血生化无源，正气更虚，痰瘀火毒缠黏难分，发于鼻窍、颃颡、颈项则为鼻咽癌。此外，古代医家就已经发现鼻咽癌的发生还与地理环境密切相关，《备急千金要方》曰：“恶核……多起岭表，中土鲜有，南方所食杂类繁多，感病亦复不一，仕人往彼深须预防之，防之无法，必遭其毒。”放疗是当今治疗鼻咽癌最有效的手段，尤其是早期鼻咽癌，对放疗敏感，治愈率相对较高。中晚期鼻咽癌大多采用手术、放疗、化疗联合治疗。放化疗的不良反应也是困扰鼻咽癌患者的一大问题。顾乃龙教授认为，放射线属中医“火邪”“热毒”，加之肺热熏蒸，火热炽盛，热盛灼阴，导致人体津液耗伤，阴血亏损，气血衰败，表现为口干舌燥、口咽溃烂、吞咽困难、便少秘结等一派阴虚内热津伤之象。

（二）治疗特点

1. 补益脾胃，扶正祛邪　顾乃龙教授认为鼻咽癌的发病基础是正气虚损，扶正是祛邪的基础，调动和提高患者自身抵抗力有助于对抗疾病，临床用药以不伤害患者正气为本。脾胃为后天气血生化之源，其运化功能正常是扶助正气的关键。《脾胃论》云："大抵脾胃虚弱，阳气不能生长，是春夏之令不行，五脏之气不生。"脾胃虚弱，其他脏腑的正常功能也会受到影响。鼻咽癌患者正虚体弱，凡药均需脾胃之气施布，脾胃之气不足，则百药难效。故顾乃龙教授常用四君子汤、六君子汤、参苓白术散来调理补益脾胃。鼻咽癌的致病邪气以"火邪""热毒"为主，治疗时会使用苦寒类清热药，过用苦寒类药，会使胃气衰败，正气更损。所以即使是鼻咽癌早期，对于苦寒类清热药，也不宜量大，不宜久用，祛邪不能伤正，中病即止，防苦寒化燥伤正。正气伤，则脏腑功能受损，病情加重；正气虚损毒邪难清，更容易造成疾病进一步传变，使疾病缠绵难治。故对于火毒炽盛的患者使用苦寒药时，尤其要注意顾护脾胃，扶助正气。常用的药物为生黄芪、太子参、黄精、玉竹、莲子、茯苓、百合、薏苡仁、山药等。对于放疗后患者，内外热毒相合，耗气伤阴，除火毒炽盛外，大多有气阴两虚表现，此时顾教授常用益气养阴之法，亦可达到扶正祛邪目的，常用太子参、玉竹、女贞子、生地黄、黄精、百合、枸杞子等气阴双补药物。

2. 分期论治，攻补兼施 顾乃龙教授认为鼻咽癌采取手术、放疗、化疗、中医药治疗的综合治疗，较某种单一治疗的疗效好。鼻咽癌的病机多为邪实正虚，是在正气不足的基础上，气滞、血瘀、痰凝鼻窍的结果。患者早期虽有一定程度的热邪内结，但正气相对尚可，痰瘀互结，有化热之势，治疗以攻邪为主、补虚为辅，治以化痰祛瘀、清热散结为主。临床常用橘核、荔枝核、浙贝母、硼砂、海浮石、土贝母、鳖甲等化痰散结，桃仁、红花、三棱、莪术祛瘀活血，山慈菇、石上柏、重楼、白花蛇舌草、半枝莲等清热解毒。鼻咽癌患者通常因火毒伤阴耗气，气血亏虚，至中晚期因手术、放化疗等治疗进一步耗伤气血，乃至元气大伤，因此益气、滋阴、补血等扶正补虚治疗应贯穿于鼻咽癌治疗全过程。顾教授常用药物有生黄芪、太子参、黄精、生地黄、熟地黄、麦冬、百合、枸杞子、女贞子、鸡血藤。对于稳定期患者，以扶助正气为主，正所谓"正气存内，邪不可干"。但同时要注意清除伏邪，因为伏藏在体内残存的癌毒在机体正虚之时，就会卷土重来，导致疾病复发。

3. 注重预防调摄 顾乃龙教授指出，鼻咽癌患者的生活质量问题很大程度上与治疗后的自我康复有密切关系。所以顾教授对首次就诊患者，必定进行健康教育，常常亲自示范动作，鼓励患者每天自我按摩颞颌关节，进行弄舌、鼓腮、叩齿、摇颈等功能康复锻炼，以防止放疗损伤引起张口、伸舌困难，面颈部肌肉纤维化、僵直等发生。选用金银花、连翘、玄参、桔梗、胖大海等煎药含漱，以养阴清热利咽。食物可选择滋润之品，如百合、银耳、梨等，忌食辛辣刺激之物。

（三）用药经验

咽痛不适者，加桔梗、牛蒡子等。

咳嗽甚，加苦杏仁、瓜蒌皮等。

痰多黏稠难咳，加瓜蒌、浙贝母、法半夏、胆南星、天竺黄、陈皮、茯苓等。

鼻塞明显者，加辛夷、苍耳子、白芷、细辛等。

流涕量多不止者，加藿香、佩兰、草果、砂仁、苍术。

口鼻干欲饮者，加麦冬、玄参、玉竹、石斛、葛根等。

鼻衄者，加白茅根、棕榈炭等。

头痛甚者，加川芎、白芷、羌活、柴胡、僵蚕、蒺藜、蔓荆子、全蝎等。

颈部肿块坚硬不移者，加夏枯草、牡蛎、三棱、莪术、猫爪草、山慈菇等。

（四）病案举例

病案1 吕某，男，58岁。2013年1月12日初诊。患者2012年12月因头痛、耳鸣，发现鼻咽癌。病理：鼻咽未分化型非角化性癌，Ⅲ期。已在外院开始放疗、化疗加靶向药物治疗1周。计划放疗35次，化疗6次，靶向药物治疗6次。就诊时见疲乏无力，口咽干燥，纳可，大便干结，舌质红，舌苔薄欠津，脉细滑。

中医诊断：失荣。

西医诊断：鼻咽癌，Ⅲ期，放疗、化疗加靶向药物治疗中。

辨证:气阴两虚,邪毒炽盛。

治法:益气养阴,扶正祛邪。

处方:生脉散合增液汤加减。

西洋参 15g、黄芪 30g、麦冬 15g、五味子 10g、玄参 15g、生地黄 20g、石斛 15g、女贞子 12g、枸杞子 15g、白花蛇舌草 30g、七叶一枝花 9g、生甘草 10g。7 剂。

二诊(2013 年 1 月 19 日):诸症有改善,偶有嗳气泛酸,口干,欲饮。原方加佛手 12g、天花粉 15g、蒲公英 15g,共 14 剂。

三诊(2013 年 2 月 1 日):患者放疗结束,乏力,吞咽受阻,口腔溃疡,口干咽燥,舌红燥,脉弦滑。调整处方如下:

西洋参 15g、黄芪 30g、麦冬 15g、五味子 10g、玄参 15g、生地黄 24g、石斛 30g、女贞子 12g、枸杞子 15g、白花蛇舌草 30g、七叶一枝花 9g、佛手 12g、天花粉 15g、蒲公英 15g、生甘草 10g、丹参 30g、蜈蚣 2 条。14 剂。康复新液含漱。

四诊(2013 年 2 月 14 日):口腔溃疡已愈,吞咽正常,仍有口干欲饮。舌偏红,苔薄白,脉滑。调整处方如下:

西洋参 9g、黄芪 30g、麦冬 15g、五味子 10g、玄参 12g、生地黄 15g、石斛 30g、枸杞子 15g、白花蛇舌草 30g、七叶一枝花 9g、佛手 12g、天花粉 15g、蒲公英 15g、丹参 30g、石上柏 15g、生甘草 10g。

随访至今,生活质量良好。根据具体症状处方在上方基础上微调。

按:本案病例鼻咽癌患者行放化疗治疗后,因放、化疗热邪伤及机体,煎灼津液,火毒上攻,耗伤气阴,气阴亏虚,故见口咽干燥、口腔溃疡、疲乏无力等一派气阴不足之象。顾乃龙教授应用生脉散合增液汤,以益气养阴、清热解毒,助患者完成放、化疗。生脉散益气生津敛阴,用西洋参代替生晒参增其滋阴之效,黄芪益气健脾,玄参、生地黄、石斛滋阴降火,润燥生津;女贞子、枸杞子滋肾阴以补先天之本;加用佛手健脾和胃,理气消胀;白花蛇舌草、七叶一枝花、石上柏清热解毒抗癌邪。诸药合用,气阴双补,火毒得泄。患者顺利完成放化疗治疗，保证了治疗期间的生活质量，术后坚持中药治疗，效不更方、验不变法，使正气得复，余毒得清，收获佳效。

病案2 金某，男，43岁，2017年11月14日初诊。主诉：鼻咽癌放疗后3月。患者于外院诊断为鼻咽癌，行局部放射治疗36次，放疗后乏力重，黏痰多，口干咽干，牙龈肿痛，张口受限，纳差，口气重，睡眠差，二便调，舌红赤，苔少而燥，脉细数。不能恢复工作。

中医诊断：失荣。

西医诊断：鼻咽癌，放疗后。

辨证：痰瘀互结，气阴亏虚。

治法：化痰散结，益气养阴。

处方：二陈汤合八珍汤加减。

法半夏10g、陈皮9g、茯苓12g、太子参30g、白术15g、当归12g、川芎12g、白芍15g、熟地黄30g、生地黄15g、麦冬10g、五味子10g、黄精12g、百合15g、新疆紫草15g、石上柏30g、蜈蚣2条、炙甘草10g。14剂。

嘱患者每天进行张口、弄舌、鼓腮、叩齿、摇颈等功能康复锻炼。颈部放疗处应用院内制剂紫草油膏和三黄膏交替外涂，一日2次。

二诊(2017年11月28日)：患者诉乏力改善，黏痰减少，口干减轻，牙龈肿痛消失，张口受限略有好转，仍觉易疲劳，睡眠可。舌红，苔少，脉沉细。调整处方如下：

法半夏10g、陈皮9g、茯苓12g、太子参30g、白术15g、当归12g、川芎12g、白芍15g、熟地黄30g、生地黄15g、麦冬10g、五味子10g、黄精12g、百合15g、新疆紫草15g、石上柏30g、蜈蚣2条、炙甘草10g、牡丹皮10g、丹参15g。28剂。

三诊(2017年12月26日)：患者乏力、口干咽燥明显改善，张口受限明显恢复，余症均无，已正常上班工作。效不更方，原方续服。随访至今，患者可正常工作生活。

按：本案患者为壮年男性，罹患此病，治疗及时，病情预后较好。但放疗后不良反应显著,影响工作生活。放化疗之后火毒耗气伤阴,而见乏力、黏痰多、口干咽燥、口气重、舌质红、苔少而燥、脉细数等症,为痰瘀互结,气阴双亏之征,故治疗以化痰散结、益气养阴为主,采用二陈汤合八珍汤加减。同时还教患者做张口、弄舌、鼓腮、叩齿、摇颈等功能康复锻炼,改善张口困难、颈部活动不利的放疗后遗症。因放疗能造成放疗局部毛细血管损伤,微循环障碍,纤维组织增生,即中医学的"瘀血阻络",在内服药加入活血通络药外,给予外用紫草油膏和三黄膏,以改善局部皮肤微循环,并清热解毒,减轻放疗对皮肤的灼伤。方中法半夏燥湿化痰、降逆和胃,为治湿痰要药,能化解已生之痰;陈皮理气健脾、燥湿化痰,"气行则痰消",助半夏化痰且防痰阻气机;茯苓健脾渗湿,从根源减少湿邪生成,避免痰浊再生。太子参补气生津、健脾益肺,既补脾胃之气以推动运化,气足则能化湿祛痰、行血散瘀,又防化痰药伤气;与麦冬、五味子合用益气养阴。生地黄养阴生津。白术健脾燥湿,助茯苓增强祛湿之力,与太子参合用强化脾胃功能,切断"痰"的生成路径。熟地黄补血滋阴、填精益髓,当归补血活血、润肠通便,白芍养血柔肝、缓急止痛,川芎活血行气、祛风止痛,能通利血脉、破瘀散结。四药合用,既补阴血以充脉道(血足则瘀易散),又通过当归、川芎的活血之力,直接化解已形成的瘀血,为"养血活血、散瘀而不伤正"的关键。黄精补气养阴、健脾益肾,百合养阴润肺、清心安神,二者合用增强滋阴之力,同时助太子参、白术健脾,进一步巩固正气。蜈蚣息风止痉、通络止痛、解毒散结,其走窜之力强,能穿透痰瘀胶结的经络,破解顽固性痰瘀结节,尤其适用于痰瘀阻络导致的疼痛、肿块;石上柏清热解毒、活血散结,既能清解痰瘀内蕴的热毒,又能辅助川芎、紫草增强活血散结效果,为肿瘤辅助调理中常用的"解毒活血药"。二诊之时症状大减,加牡丹皮和丹参,加强清热和活血通络之效。经内服、外用及功能锻炼,疗效显著,4 年来,复查未见病情复发及转移。

病案 3 周某,女,25 岁。2015 年 8 月 21 日初诊。患者因头痛反复发作,出现视物模糊,经查头颅 MRI 提示鼻咽占位性病变。于 2015 年 2 月到广东某医院就诊,经鼻咽镜活检明确诊断:鼻咽癌,未分化非角化癌,Ⅲ期。随后行放疗联合化疗治疗。就诊时症见：乏力困倦，咽干，咽痛，口咽部痰液较多、色白、偶带血丝，易生口腔溃疡，纳差，食无味，嗳气，进半流饮食，睡眠差，烦躁，大便偏干，2～3日一行，舌质红，苔少欠津，脉细数。

中医诊断：失荣。

西医诊断：鼻咽癌，Ⅲ期，放化疗后。

辨证：火毒炽盛，气阴亏耗。

治法：清热解毒，益气养阴。

处方：麦门冬汤合圣愈汤加减化裁。

麦冬30g、半夏10g、人参10g、黄芪30g、山药12g、生地黄15g、熟地黄15g、白芍15g、川芎9g、当归15g、牡丹皮12g、赤芍15g、石上柏15g、佛手12g、香橼12g、大枣10g、生甘草9g。14剂。同时口服西黄丸。

二诊（2015年9月4日）：乏力减轻，烦躁明显好转，仍有咽干，咽略痛，痰液虽未减少，但近10天未再见血丝，无嗳气，纳食增加，仍食无味，睡眠、大便均好转。调整处方如下：

麦冬30g、半夏10g、人参10g、黄芪30g、山药12g、生地黄15g、熟地黄15g、白芍15g、川芎9g、当归15g、牡丹皮12g、赤芍15g、石上柏15g、北沙参12g、石斛15g、佛手12g、香橼12g、大枣10g、生甘草9g。28剂。继续服用西黄丸。

三诊（2015年10月8日）：患者诸症均减轻。无咽痛，口干减轻，痰液减少，纳可，味觉稍有恢复，舌淡红，苔薄，脉沉缓。证属余毒未清，阴伤气耗。复查鼻咽部核磁及鼻咽镜未见异常。调整处方如下：

麦冬30g、北沙参12g、太子参15g、黄芪30g、生地黄15g、全蝎5g、川芎9g、当归15g、牡丹皮12g、赤芍15g、石上柏15g、连翘12g、石斛15g、佛手12g、生甘草9g。30剂。中成药同前。

之后患者在该方治疗基础上辨证治疗4年余，正常工作，结婚生子。每年复查均未见异常。

按:本案患者因行常规放化疗之后火毒炽盛,气阴亏耗严重,故顾乃龙教授治疗以清热解毒、益气养阴为法,方选麦门冬汤合圣愈汤加减化裁。麦门冬汤为仲景《金匮要略》中治疗肺痿之方,肺开窍于鼻,咽为胃之关,喉为肺之门,放化疗产生的火毒之邪留滞咽喉部位,导致气机不畅,肺胃津液输布异常。津液不能上布,聚而生浊唾涎沫,并随肺气上逆而咳出,故咳唾涎沫;燥胜则干,故口干咽痛;舌红、苔少、欠津,脉细数均为肺胃阴虚有热,热灼津枯之象。顾教授遵从仲景之意,重用麦冬甘寒清润,滋润肺胃之阴而清虚热;用半夏降逆下气,化其痰涎,其性虽温燥,但与大量麦冬配伍,则其燥性被制,降逆化痰之功犹存,且麦冬得半夏之伍则滋而不腻,起到相反相成的效果。全方六味药,健脾胃补肺阴,以补土生金,益母而实子,主从有序,润降得宜,生胃阴而润肺燥,下逆气而止浊唾。圣愈汤即四物汤加人参、黄芪,既能补气养血,又能活血,改善放疗后微循环障碍。方中赤芍、白芍、佛手、香橼、大枣、生甘草健运脾胃,行气消滞;麦冬、北沙参、石斛、生地黄、熟地黄养阴润燥生津;牡丹皮、赤芍、连翘清热凉血,活血散瘀止痛;石上柏清热解毒,抗癌;全蝎通络攻毒散结,抗肿瘤。纵观此案顾教授师古而不泥古,善于在实际工作中灵活变通,巧妙应用麦门冬汤和圣愈汤,很快改善患者因放化疗产生的不良反应症状,根据正邪关系,适时加入抗肿瘤药物,有效防止肿瘤复发转移。

三、肺癌

原发性支气管肺癌(简称肺癌)起源于支气管黏膜或腺体,是一种常见的恶性肿瘤。在我国,近年来肺癌的发病率和死亡率呈明显上升趋势。早期肺癌多无明显症状,临床上多数患者出现症状就诊时已属晚期,晚期肺癌整体 5 年生存率不高,因此对肺癌的预防、治疗、全程管理还有很多工作,任重道远。

顾乃龙教授认为中医药是肺癌综合治疗中重要的一部分,尤其中医药可以应用于肿瘤治疗的全程。顾乃龙教授在肺癌的治疗中有其独到的见解,不拘泥于消灭肿瘤，而是重在改善机体阴阳平衡，把改善临床症状、提高生存质量作为治疗目标，对晚期患者提倡“带瘤生存”。他擅长根据肺癌治疗的不同方式、治疗所处的不同时期制订个体化治疗方案。顾乃龙教授善于从脾论治，重视气血，多以益气健脾、扶正固本、化痰祛瘀、抗癌祛邪为主要治法，临床效果较好。现就顾乃龙教授治疗肺癌的临床经验初步总结如下。

治疗肺癌的手段从以往的手术到放化疗的结合，近年来靶向治疗、免疫治疗以及治疗方式之间的相互结合，也给肺癌的综合治疗带来更多的选择。而中医药在肺癌治疗中的全程参与，也得到了众多专家的认可，守正创新、中西合璧也逐渐成为恶性肿瘤疾病治疗的趋势。

（一）病因病机

顾乃龙教授认为，肺癌的发病多责之于脾肺升降失司，癌毒内蚀，耗伤正气，水湿停滞，久则为痰为瘀，痰瘀与邪毒交织成积块，积块搏结于肺脏，也就形成了肺癌，实为本虚标实之病。对肺癌患者，通过“培土生金”往往可以起到补肺气、化痰浊、祛瘀毒的效果。培土生金法也是在“虚则补其母”的原则指导下，通过健运脾土来补益肺金。故顾乃龙教授认为恶性肿瘤，尤其是肺癌患者，由于肺气耗伤，往往累及脾胃，故而从脾论治肺癌，也是治疗肺癌之根本。顾乃龙教授以健脾益气之四君子汤为基础方剂治疗肺癌，根据患者所处的不同治疗时期进行加减。顾乃龙教授认为放疗后的证型以气阴两虚证为多见，化疗后的证型以脾胃不和证居多，术后的证型以气血亏虚证多见，靶向治疗后以脾虚湿盛证多见，姑息治疗的患者中肺脾气虚证多见。

（二）治疗特点

顾乃龙教授认为肺癌的病机复杂，整体仍是以正气不足为主，兼有痰、瘀、湿、热毒等，虚实夹杂，顾乃龙教授在治疗中长于以益气扶正为主，针对兼证给予化痰、祛瘀、除湿、解毒、清热等治疗。辨清整体正气强弱，在治疗时把握疾病的病机，重视对情志、饮食的调护。临床上不同时期肺癌患者临床症状不尽相同，应辨证与辨病相结合，变换剂型，灵活用药。现将其治疗特点总结如下：

1. 扶正固本，肺脾同治 中医藏象学说认为肺居上焦，主宣发肃降，通调水道，脾居中焦，为气血之源，主升清降浊，将水谷精微从中焦上输于肺，肺与脾一升一降协同完成水谷精微的运化，这是肺脾两脏的生理关系。依据顾乃龙教授对肺癌的治疗经验总结和分享，他在治疗肺癌方面的原则是以调畅气机为主，通过肺脾同治，让气机升降达到平衡的状态。意在使谷气与水饮进入胃中，能在脾气作用下向上散精于肺，同时在肺的宣发肃降下将精气下达到五脏系统中，达到肺脾合化的治疗目的。考虑到肺癌不同治疗阶段患者的特点，给予益气养阴、补气养血、健脾和胃、健脾除湿、健脾补肺等治疗方案，在四君子汤的基础方上加减，同时加入陈皮、焦山楂之类健胃之品，做到补而不滞，脾气得运，腹气得畅，尽量慎用苦寒败胃之品，以免再伤胃。这在顾乃龙教授的处方分析中也得到了充分的体现，通过统计学分析显示顾乃龙教授在肺癌的治疗中使用频次最高的药物为：党参、黄芪、茯苓、姜半夏、黄芩、生地黄、炒白术、浙贝母、桔梗等，使用频次较高的药物组合有：党参 - 黄芪、茯苓 - 白术、黄芩 - 生地黄、浙贝母 - 桔梗、浙贝母 - 生地黄、浙贝母 - 炒白术、生地黄 - 桔梗、浙贝母 - 北沙参等。

2. 气血同调 顾乃龙教授认为，肺癌明确诊断，就说明体内积已形成，有积则邪气必在，所以他主张健脾益气的同时给予化痰祛瘀解毒之法。顾乃龙教授认为痰瘀互结也是肺癌形成的重要病理基础。他认为肺脾两脏为体内水液代谢的重要脏器，肺主行水，脾主运化水湿，人体的津液由脾上输于肺，通过肺的宣发和肃降而布散至周身，下输膀胱。脾之运化水湿赖肺气宣降的协助，而肺之宣降靠脾之运化以资助。脾肺两脏互相配合，共同参与水液代谢过程。如果脾失健运，水湿不化，聚湿生痰而为饮、为肿，影响及肺则肺失宣降而喘咳。顾乃龙教授对气血的调理体现在两个方面：针对气血两虚的患者以补气养血为主，针对气滞血瘀的患者运用活血化瘀，主要的目的都是使血液运行、气机通畅。顾乃龙教授自拟扶正祛瘀消癥方在气虚毒瘀型的肺癌患者中应用，处方中包含黄芪、党参、白术、茯苓、山药、三棱、莪术、丹参、郁金、苦参、白花蛇舌草、法半夏等，也体现了顾乃龙教授善用补虚、活血化瘀、解毒药，药物的功效均能体现扶正培本、化瘀解毒的治则，以及重视气血以顾护正气、调理脾胃的学术思想。

3. 抗癌不伤正 肺癌是由正气内虚，邪毒外侵，痰浊内聚，气滞血瘀，阻结于肺，肺失肃降所致，本虚标实，抗癌祛邪也是其主要治法之一。由于大多肺癌患者经过手术或化疗、放疗，正气已虚，加之癌毒极易走窜扩散，若再猛攻，正气更虚，邪毒流溢。故顾乃龙教授善用药性平和之药，使之祛邪而不伤正，数据统计分析显示其常用于肺癌的抗肿瘤药物有半枝莲、白花蛇舌草、败酱草、山慈菇、金荞麦等，顾乃龙教授认为这些中草药已经研究证实有明确的抗癌作用，疗效确切，且不伤正。

（三）用药经验

咳嗽，痰多质黏，不易咳出者，加瓜蒌、皂角刺、桔梗、紫菀。

痰中带血者，加黄芩、藕节、白茅根、仙鹤草、三七粉、白及、大蓟、小蓟、黛蛤散等。

自汗多，乏力，气短者，加人参、党参、黄芪、山萸肉、麻黄根、糯稻根、浮小麦、防风、煅龙骨、煅牡蛎等。

胸腔积液者，加葶苈子、茯苓皮、桑白皮、地骨皮、泽泻、车前子(草)、猪苓等。

合并肺部感染者，加鱼腥草、金荞麦、黄芩、连翘、半枝莲、白花蛇舌草、百部、款冬花等。

胸部疼痛者，加制乳香、没药、延胡索、苏木、拳参、徐长卿、全蝎、当归、川芎等。

肺内肿块负荷较大者，加夏枯草、僵蚕、海藻、川贝母、土贝母、山慈菇、猫爪草、黄药子、生牡蛎、瓜蒌、西黄丸等。

(四)病案举例

病案1 李某,男,71岁。2010年7月13日初诊。患者于2010年5月20日因肺癌在某三甲医院行“胸腔镜辅助右上肺叶切除术”,术后病理示:右肺腺癌,支气管残端及另送支气管残端均未见癌累及,无淋巴结转移。术后拒绝放化疗。就诊时胸闷气短,呼吸不畅,头晕,全身无力,唇干口渴,饮水少,纳食无味,小便可,大便黏滞量少、每日1次,体重近期明显下降7kg,睡眠差,入睡困难,舌暗红,边有齿痕,苔黄腻,右脉细缓,左脉滑。

中医诊断:肺积。

西医诊断:右肺恶性肿瘤,术后。

辨证:脾肺气虚,痰浊内蕴。

治法:益气健脾,燥湿化痰。

处方:六君子汤加减。

党参15g、太子参15g、炒白术12g、茯苓12g、法半夏10g、陈皮10g、砂仁6g、薏苡仁20g、藿香12g、石菖蒲12g、厚朴10g、麦冬15g、百合15g、远志15g、首乌藤30g、黄连6g、焦三仙各15g、甘草6g。14剂。

二诊(2010年7月27日):患者服上方后感觉诸症均有改善,饮食和睡眠明显改善,舌质暗红、瘦,苔薄腻,脉细滑。修改处方如下:

党参15g、太子参15g、炒白术12g、茯苓12g、法半夏10g、陈皮10g、砂仁6g、薏苡仁30g、石菖蒲12g、厚朴10g、麦冬15g、百合15g、远志15g、黄连6g、焦三仙各15g、甘草6g。14剂。

二诊之后患者体力恢复十之七八,胸闷明显有改善,顾乃龙教授仍以六君子汤加山慈菇10g、半枝莲30g、白花蛇舌草30g、仙鹤草30g为基础加减治疗,共服500余剂。患者初诊时的各项症状消失,恢复正常生活,影像学及肿瘤标志物均正常。

复诊(2012年4月17日):患者就诊述近一周晨起有咳痰,痰中偶有少量暗红血丝,经胸部CT、气管镜、肿瘤标志物检查,均未见肿瘤复发征象。至此病程已近两年，乏力轻，后半夜少量出汗，舌淡红，苔薄白，脉沉。处方如下：

党参 15g、黄芪 30g、炒白术 12g、茯苓 12g、法半夏 9g、陈皮 9g、砂仁 6g、薏苡仁 30g、麦冬 15g、百合 15g、山萸肉 12g、远志 15g、仙鹤草 30g、小蓟 10g、白英 15g、炙甘草 6g。14 剂。

服药后血痰未再出现，继续以健脾益气祛痰法治疗 2 年余。患者一般情况良好，每年复查均未见异常，由于实在不能耐受中药之苦味，即停服中草药，间断服用康莱特软胶囊等以健脾益气为主的抗癌中成药。至今健在。

按：患者有明确诊断，虽行手术，但拒绝放化疗治疗方案，而选择中医药治疗。辨证为肺脾气虚，予以健脾益气祛痰法治疗，改善术后不良反应。方中以党参补中益气、健脾益肺，太子参补气生津、健脾润肺，二者合用“双参补气”。炒白术健脾燥湿，茯苓健脾渗湿。法半夏燥湿化痰、降逆和胃，针对已生成的痰湿；陈皮理气健脾、燥湿化痰，“气行则痰消”，二者为“二陈汤”核心，直接化解痰湿，同时理气防痰湿阻滞气机。砂仁、藿香化湿开胃、温脾止泻，芳香醒脾，促脾胃运化。薏苡仁健脾渗湿，石菖蒲开窍豁痰。厚朴燥湿消痰、下气除满，既助陈皮理气，又能缓解痰湿阻滞的腹胀、嗳气。黄连清热燥湿、泻火解毒，既清内热，又助薏苡仁、石菖蒲增强祛湿效果，同时制约砂仁、厚朴的温燥之性。麦冬养阴生津、润肺清心，百合养阴润肺、清心安神，二者既补阴润燥，又能辅助后续安神药“清心宁神”，避免补气、燥湿药耗伤阴液。远志安神益智、祛痰开窍“祛痰则心神安”，首乌藤养血安神、祛风通络；焦三仙消食化积、健脾和胃，既助脾胃运化，又避免食积加重痰湿与气机阻滞。甘草调和诸药。该方标本兼顾、寒温平衡、脾心同调，共奏益气健脾，燥湿化痰之效。待患者体力状况恢复后，逐渐加入抗癌药物山慈菇、白英、半枝莲、白花蛇舌草等以防肿瘤复发。在治疗过程中重视患者四诊以肺脾气虚为主，故该患者正虚是本，治疗始终以扶正为主是本案获效的关键。

病案 2 肖某，男，75 岁，2011 年 3 月 15 日就诊。患者 2010 年 7 月确诊为右肺鳞癌，未行手术治疗，行化疗 6 次，放疗 33 次。近半月来干咳咽痒、咳少量白黏痰，胸闷，偶有胸痛，神疲乏力，心悸失眠，纳少，有时口干，大便不畅，小便可，舌红苔薄，中有裂纹，舌下脉络瘀阻重，脉细涩。

中医诊断：肺积。

西医诊断：右肺恶性肿瘤（鳞癌），放疗、化疗后。

辨证：痰瘀阻络，热毒内盛。

治法：化痰祛瘀，清热解毒。

处方：瓜蒌薤白半夏汤合桃红四物汤加减。

瓜蒌 15g、薤白 10g、清半夏 12g、桔梗 10g、伊贝母 12g、紫菀 12g、鱼腥草 15g、金荞麦 15g、桃仁 10g、红花 10g、当归 12g、川芎 9g、生地黄 10g、赤芍 15g、半枝莲 15g、山慈菇 10g、砂仁 6g、焦三仙各 15g。14 剂。

二诊（2011 年 3 月 29 日）：患者胸闷明显减轻，已无胸痛，咳嗽减轻，仍有咽痒，心安眠可，乏力改善。二便可，纳食可，舌红薄白，舌下脉络瘀阻减轻，脉细数。

处方：北沙参 15g、麦冬 15g、天冬 12g、生黄芪 30g、金银花 15g、连翘 12g、生地黄 12g、玄参 12g、防风 12g、五味子 10g、僵蚕 12g、桃仁 10g、红花 10g、当归 12g、川芎 9g、赤芍 15g、半枝莲 15g、山慈菇 10g、砂仁 6g、焦三仙各 15g。14 剂。

同时口服西黄丸，每年接受复查，病情稳定。一直坚持服用中药，至第 5 年后，改为 3 天一剂药。患癌后生存 8 年，因其他老年疾病离世。

按：患者因高龄未行手术，但规范地完成了化疗和放疗。初诊以胸闷心悸表现为主，但舌脉可见痰浊、火毒、气滞、血瘀等表现。顾乃龙教授先选瓜蒌薤白半夏汤化痰宽胸理气，症状改善后调整用方，以清热解毒、益气养阴、活血通络为主法。本病案采用中西医结合治疗达到临床痊愈。充分说明中西医多重手段综合治疗在肺癌治疗中的必要性。

病案 3　吐某，男，72 岁。2012 年 10 月 9 日就诊。患者已于年初行左肺腺癌切除术，术后化疗 6 个周期，已结束 1 个月。就诊时症见：疲惫乏力，咳嗽，痰少难咳,色白,痰中偶带血丝,纳差,动辙自汗,舌淡苔薄白,舌下静脉迂曲,脉细滑。

中医诊断:肺积。

西医诊断:左肺恶性肿瘤(腺癌)术后、化疗后。

辨证:气阴两虚,痰瘀阻肺。

治法:益气养阴,化痰祛瘀。

处方:四君子汤合生脉散加减。

生晒参 12g、炒白术 10g、茯苓 10g、法半夏 9g、黄芪 30g、麦冬 12g、北沙参 12g、五味子 10g、防风 10g、地龙 12g、桑白皮 12g、黄芩 12g、桔梗 10g、紫苏梗 10g、佛手 15g、金荞麦 12g、鸡血藤 30g、炙甘草 6g。14 剂。

二诊(2012 年 10 月 30 日):咳嗽、咳痰基本消失,无痰中带血丝,仍感乏力,纳食一般,大便偏干,舌淡苔薄,脉滑。调整处方如下:

党参 12g、炒白术 10g、茯苓 10g、黄芪 30g、红景天 12g、麦冬 15g、北沙参 12g、石斛 15g、五味子 10g、防风 10g、地龙 12g、鸡血藤 30g、金荞麦 12g、白英 15g、山慈菇 12g、炙甘草 6g。28 剂。

三诊(2012 年 11 月 27 日):无乏力,大便调。自述服上方后感身体极其舒服。复查病情稳定。舌淡苔薄白,脉滑。上方续服。

此后 3 年中,患者在每年上半年和下半年各服用上方 3 个月。复查未见复发及转移。至今健在。

按:顾乃龙教授认为该患者为老年男性,手术化疗后,损伤气阴,致气阴两虚,正气虚损,则见乏力、自汗;而痰浊、瘀血内生,阻塞于肺络,出现咳嗽、咳痰、痰中带血丝等症状,为肺阴虚,虚热内生的表现;舌下静脉迂曲,是体内有瘀之故,所以在益气养阴的同时化痰祛瘀。方中生晒参、黄芪、红景天,补益正气;麦冬、北沙参、石斛养阴生津;玉屏风散益气固表止汗;法半夏、佛手、桔梗、紫苏梗化痰行气,同时减少化疗药对胃肠的不良反应;桑白皮、黄芩清肺热;地龙、鸡血藤通经活络,散瘀血;金荞麦、白英、山慈菇清热解毒、抗肿瘤。诸药合用,改善了患者术后、化疗后的不良反应,体力恢复明显,且以中药进行维持抗肿瘤治疗,患者得以长期生存。

四、食管癌

食管癌是常见恶性肿瘤之一。我国的食管癌发生率和死亡率都居全球之首。因为食管的特殊解剖位置和食管癌的病理特点,手术、放疗和化疗都有其局限性和不足之处。而中医药参与的综合治疗,极大地提高了食管癌的治疗效果。

(一)病因病机

在中医历代文献记载中并没有“食管癌”的病名,但根据食管癌临床表现为进行性吞咽困难这一典型特点,可将其归于中医“噎膈”的范畴。古籍中最早记载噎膈表现的是《素问》:“隔塞闭绝,上下不通,则暴忧之病也。”《济生方》也有描述:“其为病也,令人胸膈痞闷,呕逆噎塞,妨碍饮食,胸痛彻背,或胁下支满,或心忡喜忘,咽噎气不舒。”《症因脉治》载:“伤噎膈之症,饮食之间渐觉难下,或下咽稍急,即噎胸前,如此旬月,日甚一日,渐至每食必噎,只食稀粥,不食干粮。”可以看出食管癌的临床表现与噎膈非常类似,所以可以确定,古代文献中的噎膈是现代食管癌疾病。也有很多文献记载了噎膈的病因病机,如《太平圣惠方》描述:“寒热适宜,食饮乖度,或恚怒气逆,思虑伤心,致使阴阳不和,胸膈痞塞,故名膈气也。”《景岳全书》中说:“噎膈一证,必以忧愁思虑,积劳积郁,或酒色过度,损伤而成。”提出噎膈的发生与酒色过度、耗伤阴血有关。《备急千金要方》云:“此皆忧恚嗔怒,寒气上入胸胁所致也。”都充分说明噎膈与七情内伤、劳倦、饮食不节、嗜酒等造成脏腑功能失调有密切关系。

顾乃龙教授认为食管癌发病病因关键在于先天禀赋不足,机体虚弱,正气不足,脏腑功能失调;其次在于后天饮食不节,多食过热、腌制、烟酒等辛辣燥烈之品;并且与情志不遂、肝气郁结密切相关。正气不足、情志不遂、肝气不舒是本病的内因,饮食不节是本病的外因。病位涉及肝、脾、肾三脏,病机涉及气滞、痰凝、血瘀。食管癌初期以肝气郁结、气机阻滞为主;中期以痰瘀互结、气机上逆为主;晚期则脾肾气虚、气血双亏为主。早、中期以痰和瘀为主,晚期以正气虚损、津液亏耗为主。中医学理论认为脾胃两脏互为表里,脾主运化,为后天之本、气血生化之源,脾喜燥恶湿,主吸收并运化水谷精微;胃主受纳,为水谷之海、仓廪之宫,胃喜湿恶燥,主腐熟水谷。脾胃运化功能影响人体气血津液的生成与输布,脾气健运,则气血生化有源,脾虚可致正气亏虚,运化功能失常,气机运行不畅,湿浊内生,湿聚成痰,痰气相搏,阻于食管,而成噎膈。脾统血,肝藏血。恼怒伤肝,肝失调达,肝气郁结,肝木不疏,木克脾土,脾不统血,久则可致血瘀;气滞、血瘀、痰浊三者互相搏结,阻于食管,饮食难下而发噎膈。所以顾乃龙教授认为气滞、痰凝与血瘀是食管癌发生发展的病机关键。

(二)治疗特点

1. 注重中西结合综合治疗

(1)食管癌早期病灶较局限,手术是首选治疗方法。手术不仅能够切除肿瘤,而且可以清除纵隔和颈部病灶,是可以达到根治的有效方法。手术是一种人为创伤性治疗,近年来多采用内镜治疗,内镜治疗的损伤较小,术后恢复较快,而开胸手术的创伤较大,术后患者会因气血双亏、气机逆乱、气滞血瘀等,出现疲倦乏力、纳差、腹胀、疼痛、嗳气、反酸、恶心、呕吐清水等症状,顾乃龙教授多选用四君子汤、半夏泻心汤、半夏厚朴汤、四物汤等方剂,治以健脾益气、降气化痰,和胃降逆、行气消痞,祛痰化瘀等法。术后序贯给予中医药治疗后,能够减少、减轻食管癌术后并发症,利于患者尽快恢复机体正常功能。

(2)食管癌大部分是鳞状细胞癌,对放射线治疗敏感。对于年老体弱,不能手术的食管癌患者,放疗尤其适用。对手术难度大的上段食管癌和不宜手术的中下段食管癌,放疗也可作为首选。但放疗在杀伤癌细胞的同时对正常组织细胞也造成一定的损伤。顾乃龙教授认为放射线属于火毒之邪,易煎灼津液,耗气伤阴。患者多表现出口干喜饮、纳差、偏干食物难以下咽,放疗局部皮肤发红发黑,甚至破溃等症状。治疗上,顾乃龙教授多用益气养阴之生脉散和活血通络之四物汤治疗，同时配伍清热凉血之品。可明显减轻放疗的不良反应，同时还可提高机体对放疗的敏感性，以提高疗效。放疗期间，顾乃龙教授自拟放疗食疗方：百合 50g，银耳 50g，粳米 50g，熬粥，早晚食用。茶饮方：麦冬 15g，玄参 12g，石斛 15g，蒲公英 15g，胖大海 12g。

（3）对于中晚期食管癌，或病灶广泛，或已转移，已经失去手术和放疗机会者，常常会选用化疗。对一些中晚期经评估能行放疗者，有时会放化疗同步进行。对于化疗患者最明显的不良反应是胃肠道反应和骨髓抑制。所以对食管癌化疗患者，顾乃龙教授强调顾护脾胃、健脾补肾、益气生血是主法。多选用半夏泻心汤、理中汤、四君子汤、地黄丸类方加减治疗。对骨髓抑制常加入红参、阿胶、鸡血藤、熟地黄、红景天等补元气、壮元阳、补益气血、益肾填精之药，益气生血效果明显。

2. 分期论治

（1）早期：疏理气机。顾乃龙教授认为，食管癌患者多饮食不节，常常进食过热、过辣、腌制食品，甚至嗜好烟酒，精神情志不遂，肝气郁结。在内外因的共同作用之下，使机体气机运行失常，早期患者出现气滞、气郁，久则肝之疏泄失常，致气机阻滞。《类证治裁》曰："凡上升之气，自肝而出。肝木性升散，不受遏郁，郁则经气逆，为嗳，为胀，为呕吐，为暴怒胁痛，为胸满不食，为飧泄，为疝，皆肝气横决也。"因此，针对早期食管癌，顾乃龙教授多选用小柴胡汤、逍遥散、四逆散加减化裁，治以疏肝理气、行气开郁。在疏肝理气的同时配伍四君子、香砂六君等顾护脾胃。

（2）中期：化痰祛瘀。顾乃龙教授认为中期食管癌多由于发现较晚，或由早期食管癌病情进展而来。主要表现为痰瘀互结、气机上逆。因痰瘀成块，阻塞食管，则见吞咽梗阻、胸骨后疼痛等症状。所以顾乃龙教授多选用二陈汤燥湿化痰、理气和中，血府逐瘀汤活血化瘀、行气止痛。此期患者正气尚未明显亏耗，病情处于邪实正胜、正邪交争阶段。故治疗时酌加黄芪、党参、太子参等益气扶正；胆南星、夏枯草、白芥子等化痰；厚朴、木香、紫苏梗、枳实等理气药；

常用三棱、莪术、乳香、没药、三七、丹参、川芎等活血化瘀；选用急性子、海藻、牡蛎、瓦楞子等软坚散结。

(3)晚期：补益脾肾，益气养血。晚期食管癌患者由于病灶局部广泛浸润，远处转移，除了吞咽梗阻、胸骨后疼痛加重等症状外，全身营养状况消耗严重，进入肿瘤终末期，严重者出现恶病质状态。顾乃龙教授指出此期患者经历手术、放疗、化疗，致使正气大衰，气血衰败，邪盛正虚。脾胃乃气血化生之源，后天之本，有胃气则生，无胃气则死。久病及肾，肾为人体先天之本，为人体元气之所系，元气衰则五脏六腑皆败。故而针对此期患者，顾乃龙教授以补益脾肾、益气养血为大法，多选用十全大补汤、人参养荣汤、地黄丸类方等加减化裁，此时患者已食水难下，顾乃龙教授多用直肠滴注法给药。同时结合西医的营养支持治疗，可明显改善晚期食管癌患者的生活质量。在此，顾乃龙教授指出此期不可滥用攻法，应减少使用抑瘤攻邪之品。

(三)用药经验

腹胀者，加木香、砂仁、厚朴、大腹皮等。

反酸者，加乌贝散。

血瘀者，加三七、丹参等。

疼痛者，加香附、延胡索、徐长卿、血竭等。

呕吐清水痰涎者，加黄连、山萸肉、干姜等。

恶心呕吐者，加赭石、旋覆花、姜半夏等。

食欲不振者，加炒谷芽、炒麦芽等。

口干明显者，加生地黄、麦冬、天花粉等。

贫血者，加鸡血藤、当归、鹿角胶、阿胶等。

肝功能异常者，加茵陈、垂盆草、溪黄草等。

肿瘤骨转移者，加补骨脂、骨碎补、自然铜等。

(四)病案举例

病案1 徐某，男，63岁。2009年10月13日初诊。2009年7月因食管癌在四川某医院行手术切除术。术中发现肿瘤组织与周围组织粘连，纵隔淋巴结肿大，手术剥离。术后病理诊断为食管鳞状细胞癌，纵隔及贲门周围有淋巴结转移。术后放疗16次，因不能耐受而放弃。就诊时症见：精神不振，胸闷胀痛，痛连两胁，仅能进半流食，反酸烧心，口干口苦，不欲饮水，大便干结，2~3日一行，舌质红，苔薄黄，舌下脉络迂曲重，脉细涩。

中医诊断：噎膈。

西医诊断：食管恶性肿瘤术后，放疗后。

辨证：肝胃不和，气滞血瘀。

治法：疏肝和胃，行气化瘀。

处方：逍遥散合四物汤加减化裁。

柴胡12g、赤白芍各10g、当归12g、茯苓12g、生白术15g、郁金10g、威灵仙15g、瓜蒌15g、莪术12g、川芎10g、地黄12g、天花粉15g、木香10g、川楝子9g、川芎10g、玫瑰花10g、炙甘草6g。14剂。

二诊（2009年10月27日）：精神明显好转，胸闷胀痛，痛连两胁减轻，反酸烧心、口干口苦、大便干结均有所好转。调整处方如下：

柴胡12g、赤白芍各10g、当归12g、茯苓12g、生白术15g、郁金10g、威灵仙15g、瓜蒌15g、莪术12g、川芎10g、地黄12g、天花粉15g、木香10g、川楝子9g、川芎10g、玫瑰花10g、炙甘草6g、黄芪30g、太子参15g。28剂。同时含服六神丸，2周。

三诊（2009年11月24日）：诸症均减，自述体力接近术前正常状态。调整处方如下：

党参15g、黄芪30g、白术15g、茯苓12g、郁金10g、枸杞子15g、女贞子15g、莪术15g、当归12g、威灵仙15g、地黄12g、佛手15g、川楝子9g、山慈菇12g、山豆根6g、炙甘草6g。六神丸与梅花点舌丹交替服用。

1年后患者调整服药频次为2日1剂中药汤剂。坚持中药治疗5年，每年复查，均未见复发转移。生活质量良好。

按:食管癌早中期手术和放疗都是主要治疗方法。顾乃龙教授指出,此例患者在手术和放疗后,初诊时因情志不遂,肝气郁滞,横犯脾胃,胸闷胀痛,胁痛,中医辨病辨证施治,给予疏肝和胃,行气化瘀,症状改善明显,不但有效减轻了手术和放疗带来的不良反应,也增加了放疗疗效。后期扶正祛邪抗癌,进行中药的序贯治疗。运用中药扶正祛邪,可以提高患者免疫力,从而抑制肿瘤复发和转移。加入四物汤等行气活血化瘀中药,降低患者血液高凝状态。根据实验研究证实,改善微循环障碍,也是中药抑制肿瘤复发和转移的治疗方法。

病案2 任某,男,56岁。2015年9月8日初诊。患者在外院行食管癌手术,并在术后行卡培他滨单药化疗2个周期。因发现肺转移,已用紫杉醇+卡铂方案化疗1周期,就诊时患者诉平素喜嗜烟酒,现乏力重,面色少华,恶心欲呕,时有反酸嗳气,纳差,喜热食,睡眠及二便可。舌暗淡,苔薄腻,脉滑。

中医诊断:噎膈。

西医诊断:食管恶性肿瘤术后,化疗后。

辨证:痰气互结,胃气失和。

治法:行气化痰,和胃降逆。

处方:二陈汤合旋覆代赭汤加减。

党参15g、黄芪15g、法半夏12g、陈皮10g、炒白术12g、茯苓15g、旋覆花12g、赭石12g、浙贝母15g、海螵蛸30g、莪术12g、砂仁9g(后下)、生姜9g、大枣9g、炙甘草6g。共14剂。同时艾灸中脘、神阙穴,维生素B_6注射液内关穴穴位注射。

二诊(2015年9月22日):患者诉第三周期化疗后,不良反应较前次轻。稍有乏力,恶心轻,无反酸,纳食可,舌淡,苔白微腻,脉滑。血常规示:白细胞$2.9 \times 10^9/L$,中性粒细胞$1.5 \times 10^9/L$,余无异常。在原方中加入人参、鹿角胶、熟地黄、鸡血藤等具有益气生血、补肾填精作用的药物。处方如下:

人参15g、黄芪30g、鹿角胶10g、熟地黄30g、鸡血藤30g、当归12g、法半夏 10g、陈皮 9g、炒白术 12g、茯苓 15g、佛手 15g、鸡内金 30g、莪术 12g、砂仁 9g(后下)、生姜 9g、大枣 9g、炙甘草 6g。

三诊(2016 年 2 月 16 日):2016 年 2 月 16 日再次来诊,自述服上方后,血常规恢复正常,此后每次化疗后白细胞减低,都自行在当地医院照方取药服用,效果良好。已顺利完成化疗,复查肺部转移灶消失,疗效评价为完全缓解。本次就诊时面色少华,时感倦怠乏力,纳可,眠可,二便调。舌淡,苔薄腻,脉沉。处方如下:

黄芪 30g、党参 15g、白术 12g、茯苓 15g、法半夏 10g、陈皮 6g、木香 10g、砂仁 6g(后下)、薏苡仁 30g、莪术 12g、急性子 12g、山豆根 6g、干姜 6g、大枣 10g、炙甘草 9g。

患者在门诊使用中药维持治疗 4 年,均在上方基础上微调。未见肿瘤复发。

按:顾乃龙教授指出本例患者为食管癌术后复发合并肺内转移,中医药介入治疗时,患者正处于化疗周期,此时中药应以支持扶正,改善化疗不良反应为目的,帮助患者完成全部化疗治疗。患者化疗后胃肠反应严重,恶性呕吐,反酸,纳差,在行气化痰的基础上,加入旋覆代赭汤和乌贝散,降逆止呕,抑酸;出现骨髓抑制,加入人参、黄芪、鹿角胶、熟地黄、鸡血藤、当归等益气养血、补肾填精之品。当患者完成标准方案化疗后,食管癌局部及转移灶均消失,评价完全缓解。此时中医治疗以益气健脾抑瘤为主,巩固前期治疗疗效。此病例的治疗全程注重中西医结合,分清治疗的主次关系,扶正与祛邪的不同时间段,体现了中医辨证论治的特点,中西医综合治疗能够减轻手术及化疗后的毒副作用,改善生活质量,促进机体尽快康复,提高抗病能力,达到了预防肿瘤复发,提高生活质量,延长生存期的目的。

病案 3 范某,男,85 岁。2016 年 5 月 20 日初诊。以“确诊食管癌伴吐涎液 2 月,加重 2 周”为主诉就诊。外院胃镜示:距离门齿 22～25cm 见增殖性病灶,表面高低不平,溃疡形成,质硬,触之易出血,食管管腔狭窄。胃镜病理:(食管)鳞癌,Ⅱ级。胸部及上腹部增强 CT 示:食管下段局部增厚,管腔狭窄并见不规则软组织影,突向腔内,最大截面 2.9cm × 1.5cm,强化明显。纵隔淋巴结肿大。因考虑患有冠心病、高血压、脑梗死等多种慢性疾病及高龄,患者及家属拒绝医院提出的放化疗治疗方案。就诊时症见:轮椅推入,精神差,面色虚浮晦暗,轻声呻吟,右上腹胀满伴呕吐涎液 2 月余。呕吐涎液逐渐加重近两周,除平时呕吐量少外,每周有两次呕吐,持续 4 小时,涎液清亮黏滞,约 3 000ml,食欲差,喜热饮,手足冰凉,眠可,小便利,大便干,4 ~ 5 日一行。舌红,有瘀斑,苔厚腻,略黄,脉沉细。

中医诊断:噎膈。

西医诊断:食管恶性肿瘤。

辨证:痰瘀蕴结,气机逆乱。

治法:温化痰瘀,降逆消痞。

处方:半夏泻心汤加减化裁。

姜半夏 15g、党参 12g、黄连 10g、干姜 10g、茯苓 20g、白术 20g、郁金 12g、莪术 12g、威灵仙 15g、丹参 15g、蒲公英 12g、香附 10g、桃仁 10g、鸡内金 12g、麦芽 12g、神曲 12g、山楂 12g、细辛 3g、当归 12g、桂枝 12g、甘草 10g。7 剂,颗粒剂冲服,一日二次。

二诊(2016 年 5 月 27 日):已不吐涎液,仍有恶心欲吐,服药后即刻缓解。仍畏寒,大便 3 天一行。舌淡红,瘀减轻,苔黄腻,脉滑。调整处方为:

姜半夏 15g、党参 12g、黄连 10g、干姜 15g、茯苓 20g、白术 30g、郁金 12g、莪术 12g、威灵仙 15g、丹参 15g、蒲公英 15g、香附 10g、桃仁 10g、鸡内金 12g、麦芽 12g、细辛 5g、当归 18g、桂枝 12g、甘草 10g、乌药 12g、瓦楞子 15g。14 剂,颗粒剂冲服,一日二次。

三诊(2016 年 6 月 10 日):已无呕吐涎液,偶有胃中不适,畏寒轻,纳食好,大便调。舌淡红,苔薄白略腻,脉滑。

姜半夏 15g、党参 12g、黄连 10g、干姜 15g、白术 30g、郁金 12g、莪术 12g、

威灵仙 15g、急性子 12g、丹参 15g、蒲公英 15g、香附 10g、桃仁 10g、细辛 5g、当归 12g、桂枝 12g、甘草 10g、瓦楞子 15g、白芍 15g、生姜 10g。14 剂，颗粒剂冲服，一日二次。

患者在门诊中药治疗 2 年余，未再出现大量呕吐涎液，进半流食，后在家中突然离世。

按：顾乃龙教授认为，治疗高龄食管癌患者时，无论是补虚还是泻实，都必须坚持在顾护脾胃的基础上进行。该患者年事已高，脾胃运化不足，气机升降失常，痰瘀阻滞食管，壅塞不通，胃气不降则生热，脾气不升而生寒，进一步寒热之气错杂于中焦，寒热瘀毒蕴结中焦，中焦斡旋失司，胃气上逆，治之温化痰瘀，降逆消痞，选用半夏泻心汤。患者主证为口吐清涎，且喜热饮，符合《黄帝内经》病机十九条“诸病水液，澄澈清冷，皆属于寒”，脾阳不足，健运失职，则湿滞而为痰为饮，因胃气上逆而呕涎。治则也是根据仲景先贤提出的“病痰饮者，当以温药和之”，运用茯苓、白术、桂枝、细辛等药物温化痰饮。患者大便干结，顾乃龙教授分析是大量吐涎后造成的津液亏虚，阴虚肠燥。调畅气机后，呕吐涎液减少，加之方中有生白术、当归，健脾养血，大便得通。患者患食管癌后虽然仅存活 2 年余，但通过中医药治疗，改善临床症状，极大地提高了生活质量，体现出中医药治疗高龄老年人癌症的优势。

五、乳腺癌

乳腺癌是女性常见恶性肿瘤之一，目前乳腺癌发病率、死亡率在全球女性恶性肿瘤中居于首位，严重威胁女性健康。现代医学根据乳腺癌患者病理类型、分期及个体状况选择手术、化疗、放疗、内分泌治疗或分子靶向药物等综合治疗方法。这些治疗都会产生诸多副作用，而中医药治疗在缓解症状、减毒增效、改善生活质量、缓解焦虑情绪等方面具有优势。根据乳腺癌治疗的不同阶段，结合中医药治疗疗效更佳。

乳腺癌中医相关病名有“乳岩”“乳石痈”“乳核”“乳痞”等。对乳腺癌的病因病机，历代医家都有所认识。《医宗必读》谓“积之成也，正气不足，而后邪气踞之”。《丹溪心法》曰：“凡人身上中下有块者多是痰。”《外科证治全生集》云：“[乳岩]阴寒结痰，此因哀哭忧愁，患难惊恐所致。”《素问·调经论》谓“血气不和，百病乃变化而生”。根据历代文献记载以及当代诸多医家的研究，总结乳腺癌的病因主要是正气不足，七情内伤，脾胃所伤，痰浊凝滞，肝肾亏虚，毒热蕴结。

（一）病因病机

顾乃龙教授认为正气不足、冲任失调是乳腺癌致病的内在因素，是发病关键。《黄帝内经》云“正气存内，邪不可干”“邪之所凑，其气必虚”。《格致余论》亦认为“若夫不得于夫，不得于舅姑，忧怒郁闷，昕夕积累，脾气消阻，肝气横逆，遂成隐核……名曰奶岩”。很多古代文献也指出人体先出现正气不足，而后才出现邪气侵犯人体致病，正如《校注妇人良方》曰“妇人病有三十六种，皆由冲任劳损所致”。肾藏精，主生殖，为天癸之源，冲任之本。人体所有的生理活动无不依赖于肾气、肾精滋养，女性若肾气、肾精亏虚，则冲任失调，生理功能就会失常，所以女性乳腺癌的发生大多与肾虚、冲任失调有关。

顾乃龙教授认为，肝气郁结是乳腺癌发生的主要诱因，《外科正宗》载“忧郁伤肝，思虑伤脾，积想在心，所愿不得志者，致经络痞涩，聚结成核”。《青囊秘诀》论述为“乳岩乃性情每多疑忌，或不得志于翁姑，或不得意于夫子，失于调理，忿怒所酿，忧郁所积，浓味酿成，以致厥阴之气不行，阳明之血腾沸，孔窍不通，结成坚核，形如棋子”。女性生理功能与肝密切相关，肝气郁滞，肝失条达，疏泄紊乱，气血失常，冲任不调，导致乳腺癌。

顾乃龙教授认为，痰瘀凝滞是当今乳腺癌发病率不断升高的另一主要原因。现代研究表明，高脂肪饮食可以导致肥胖，脂肪组织可产生雌激素，肥胖妇女的雌激素水平较高，这是肥胖妇女患乳腺癌风险增加的原因。尤其是绝经后肥胖妇女患乳腺癌的风险增加。《格致余论》曰：“厚味所酿，以致厥阴之气不行，故窍不得通而汁不得出。”已经说明恣食肥甘厚味，可致脾胃运化失司,以致痰浊蕴结,阻塞经络,痰瘀互结而成乳癌。

(二)治疗特点

1. 分段论治 顾乃龙教授认为,乳腺癌手术、放化疗、靶向治疗等现代临床治疗手段,与中医治疗肿瘤的祛邪法相符合,这些先进的现代治疗手段,虽然能有效打击病邪,扼制病情发展,但对机体的正气也造成不同程度的伤害,乃至打击。顾乃龙教授指出乳腺癌的病情较复杂,中医治疗应在充分支持手术、放化疗、靶向治疗及内分泌治疗的前提下,针对乳腺癌治疗的不同阶段,通过辨证与辨病相结合,全身与局部相结合,制订适合患者个体的治疗方案,充分发挥中医扶正即是祛邪的特点,确保患者完成各项西医治疗,最大程度减轻各种治疗的毒副作用。顾乃龙教授把乳腺癌的治疗分为3个阶段。术前、放化疗前病机多以肝气郁滞、痰浊凝滞为主,正气虚为辅,治宜疏肝理气,化瘀通络,以逍遥散为主方加减;化疗过程中病机为脾胃失和,治宜行气和胃、降逆止呕为主,以半夏泻心汤、旋覆代赭汤、橘皮竹茹汤等加减;术后、放化疗后病机为脾失健运、肝肾不足,治宜健脾和胃,补益肝肾,以扶正为主,以八珍汤加减。

2. 不同内分泌情况的治疗

(1)非激素受体依赖型乳腺癌的治疗:对于激素受体阴性的乳腺癌患者,在体力状况允许的情况下,一般在完成手术、化疗、放疗治疗后,再没有后续的治疗手段,此类患者复发转移率较激素受体依赖型乳腺癌高,5年生存率低,其治疗也是肿瘤治疗一大难题。所以顾乃龙教授主张激素受体阴性的乳腺癌患者,应该继续接受中医综合治疗,减少乳腺癌的复发和转移。治疗上以辨证论治为基础,扶正和祛邪并重,还可长期服用中成药平消胶囊、西黄丸、复方斑蝥胶囊。研究表明选择中医药维持治疗激素受体阴性的乳腺癌患者,可以减少复发转移,延长生存时间。

(2)激素受体依赖型乳腺癌的治疗:对于激素受体阳性乳腺癌患者,因其预后较激素受体阴性的乳腺癌患者要好,故其治疗目的主要是以减轻内分泌治疗药物的副作用为主。如果根治术后正在服用内分泌治疗药物的患者,没有临床不适症状，也可不服中药。顾乃龙教授特别指出，对此类患者要加强健康教育，重点提示患者不乱用补品和含雌激素类的食物，以免削减内分泌药物的治疗作用。激素受体阳性乳腺癌患者服用内分泌治疗药物长达5～10年，这期间患者会出现更年期综合征的表现，如烘热汗出、失眠健忘、心绪不宁、头痛目眩，辨证属肾精亏虚，病在肝肾，故当滋补肝肾，可选用六味地黄丸类方加减化裁治疗。

（三）用药经验

自汗明显者，加浮小麦等。

口干口渴者，加北沙参、麦冬、石斛、生地黄、玄参等。

上臂肿胀者，加络石藤、桑枝、当归、鸡血藤、茯苓、泽泻、防己、路路通、蜈蚣、全蝎等。

疼痛明显者，加莪术、三棱、乳香、没药、蜈蚣、全蝎等。

乳房红肿疼痛者，加当归、川芎、连翘、金银花、牡丹皮、赤芍、紫草等。

便秘者，加制大黄、火麻仁等。

心悸失眠者，加首乌藤、炒酸枣仁、珍珠母、合欢皮、茯神、甘松等。

烦躁易怒，烘热汗出者，加生地黄、百合、牡丹皮、知母、麦冬、沙参、五味子、浮小麦等。

肝功能异常者，加柴胡、赤芍、茵陈、姜黄等。

脂肪肝及发胖者，加生山楂、荷叶、决明子、茵陈、泽泻等。

（四）病案举例

病案1 李某，女，51岁。2017年3月14日初诊。主诉：左侧乳腺癌根治术后3个月。术后病理检查示：左乳浸润性癌Ⅲ级伴坏死，肿瘤大小2cm×1.8cm，同侧腋窝淋巴结有癌转移(2/14)；免疫组化检查示：ER(80%+++)，PR(30%++)，HER-2(3+)，Ki-67(20%+)。术后按EC-T方案化疗2个周期。就诊时仍在化疗中，见腹胀，纳差，不消化，恶心欲吐，反酸，乏力，大便稀溏，舌淡苔白，脉沉细。

中医诊断:乳腺癌。

西医诊断:左乳腺恶性肿瘤。

辨证:胃失和降,痰瘀阻络。

治法:行气和胃,降逆止呕。

处方:半夏泻心汤合保和丸加减。

半夏12g、黄芩10g、黄连5g、干姜6g、人参10g、焦山楂9g、神曲9g、茯苓10g、陈皮6g、连翘9g,麸炒枳壳15g、浙贝母10g、海螵蛸24g、大枣9g、炙甘草6g。7剂。

二诊(2017年3月21日):患者已无恶心、反酸,胃胀,仍有乏力,大便尚可,舌淡,苔薄白,脉沉细。血常规:白细胞$3.1\times10^9/L$,中性粒细胞$1.2\times10^9/L$,调整处方如下:

生黄芪30g、熟地黄24g、人参15g、当归12g、炒白芍15g、川芎10g、炒白术15g、茯苓15g、鸡血藤30g、女贞子15g、枸杞子15g、地榆15g、鸡内金30g、焦三仙各15g。14剂。

三诊(2017年4月7日):患者自述服上药后纳食可,乏力明显改善,血常规恢复正常,并按时继续化疗。本次因化疗后又出现恶心,上腹胀,乏力,大便偏干,舌质淡红,苔薄白,脉弦细。处方如下:

柴胡12g、当归15g、白芍15g、薄荷9g、香附10g、白术15g、茯苓15g、当归15g、鸡血藤30g、女贞子15g、枸杞子15g、炒鸡内金15g、枳壳12g、炒莱菔子15g、槟榔15g、生姜10g、炙甘草6g。14剂。

四诊(2017年4月21日):患者无恶心,纳食可,乏力轻,大便调,舌淡,苔薄白,脉沉细。血常规示白细胞正常,仍需化疗,口服中药再次调整:

生黄芪30g、熟地黄15g、人参12g、当归12g、白芍15g、川芎10g、白术15g、茯苓15g、鸡血藤30g、女贞子15g、枸杞子15g、地榆15g、龟甲15g、鸡内金30g、焦三仙各15g。7剂。

患者在门诊坚持就诊,根据化疗前后不同反应及时调整,辨证治疗,顺利完成化疗。

按：本案患者初诊时为化疗中，消化道不良反应大，为使患者恢复体力，完成化疗，顾乃龙教授指出当急则治其标，以护胃气为大法，治以行气和胃，降逆止呕，半夏泻心汤合保和丸加减。因为化疗药物损伤中阳，致中焦痞塞，脾胃升降之枢纽失调，出现腹胀，纳差，不消化，恶心欲吐，反酸，乏力，大便稀溏。半夏泻心汤寒热平调，消痞散结，保和丸消食导滞，助脾胃运化之力，两方合用使患者脾气得升，胃气得降，脾胃功能恢复正常，方可保证患者体力恢复，进行后续治疗。血常规示白细胞数降低，分析是患者术后、化疗后正气更虚，脾胃失调，气血生化乏源，出现肝肾不足、气血两亏之证。选用八珍汤加减化裁，补益肝肾，气血双补，使血常规恢复正常，也明显改善患者因正虚导致的乏力等症状，进而提高生活质量，让患者有信心完成化疗。本案的成功治疗，充分体现了顾乃龙教授分段论治乳腺癌的治疗特点。

病案2　热某，女，42岁。2018年9月4日初诊。主诉：左侧乳腺癌术后，放化疗后5个月。1年前在外院行左乳癌根治性切除术，术后病理检查示：(左侧乳腺）非特殊型浸润性癌Ⅲ级，周围有高级别导管原位癌成分（约占30%）（上、下、内、外切缘及基底)，未见癌组织；免疫组化检查示：ER（－），PR（－），HER-2（＋），P53（5%＋），Ki-67（30%＋）。已完成8个周期化疗，25次放疗。今日复查发现右肺转移。就诊时情绪低沉，乏力明显，偶有咳嗽，无痰，睡眠差，纳差，二便调，舌质暗淡，苔白，舌下脉络迂曲，脉弦细。

中医诊断：乳腺癌。

西医诊断：左乳腺恶性肿瘤。

辨证：肝郁脾虚，瘀毒阻络。

治法：疏肝健脾，化瘀解毒。

处方：逍遥散加减。

柴胡15g、当归12g、赤芍15g、薄荷9g、香附10g、郁金12g、醋青皮10g、黄芪30g、党参12g、炒白术12g、茯苓12g、法半夏9g、紫菀12g、炒酸枣仁30g、远志 9g、全蝎 5g、山慈菇 12g、金荞麦 15g。14 剂。中成药平消胶囊口服。

二诊(2018 年 9 月 18 日):患者乏力及纳差减轻,未见咳嗽,夜寐可,情绪低沉,舌质淡苔白,舌下脉络迂曲减轻,脉弦细。调整处方:

柴胡 15g、当归 12g、赤芍 15g、薄荷 9g、香附 10g、郁金 12g、黄芪 30g、党参 12g、炒白术 12g、茯苓 12g、法半夏 9g、陈皮 6g、紫菀 12g、百合 15g、生地黄 12g、炒酸枣仁 30g、远志 9g、全蝎 5g、山慈菇 12g、金荞麦 15g。

三诊(2018 年 10 月 9 日):患者纳差、乏力有改善,情绪好转。舌质淡苔薄白,舌下脉络迂曲减轻,脉沉细。效不更方,原方续服。

四诊(2020 年 9 月 8 日):患者自行停药 1 年。一周前复查发现双肺多发转移,耻骨及右第四肋骨转移,颅内转移。一般情况可,有胸胁隐痛,耻骨联合区疼痛,纳可,睡眠可,二便调。舌质淡苔薄白,脉沉细。

黄芪 30g、熟地黄 30g、桑寄生 15g、补骨脂 15g、自然铜 12g、党参 15g、麸炒白术 15g、茯苓 15g、当归 15g、川芎 10g、赤芍 15g、鸡血藤 30g、全蝎 5g、蜈蚣 2 条、蜂房 10g、女贞子 30g、枸杞子 15g、鸡内金 30g、炙甘草 9g。28 剂。

患者拒绝放化疗治疗,坚持服中药至 2021 年 10 月全身衰竭死亡。

按:本案患者为激素受体非依赖型乳腺癌,初诊时已行手术、放化疗,发现肺转移,可见本病的恶性程度之高。经中医治疗,病情稳定,患者擅自停药,随后在第 3 年出现骨转移和颅内转移。顾乃龙教授指出,临床上许多中晚期患者经中医治疗后,带瘤生存多年,有的在姑息术后亦生存多年,未见复发或转移,也有的患者在术后或放化疗后不久即出现复发或转移。这些都与手术的彻底性、肿瘤的病理类型和生物学特性有关,根据激素受体非依赖型乳腺癌发生发展特点,中医药可以说是当前最有效的防止复发转移的治疗,更重要的是中药可提高患者自身的防御功能,有效地防止复发和转移,提高机体的抗病能力,保持内环境的稳定和平衡。采用中医中药进行辨证施治,可取得较理想的效果。

病案 3 王某,女,83 岁,2013 年 9 月 15 日初诊。患者发现左乳外上象限肿物约1年，肿物大小约2.8cm×2.0cm，质硬，边缘欠光滑，经穿刺活检病理证实为乳腺癌，免疫组化检查示：ER（++），PR（+），HER-2（-），因患者高龄且有慢性阻塞性肺疾病、高血压、糖尿病、冠心病等基础疾病，本人及家属拒绝手术及放化疗，遂口服来曲唑进行内分泌治疗。就诊时症见：体形偏胖，左乳胀痛，自汗多，乏力，时有烦躁，腰膝酸软，纳食少，眠可，二便调，舌质暗淡，尖红，薄白苔，脉细弦。

中医诊断：乳腺癌。

西医诊断：左乳腺恶性肿瘤。

辨证：肝郁脾虚，肾津亏耗，瘀毒内阻。

治宜：疏肝健脾，滋补肝肾，清解瘀毒。

处方：加味逍遥散加减。

醋柴胡10g、当归10g、赤白芍各15g、茯苓12g、炒白术12g、牡丹皮12g、炒栀子15g、女贞子15g、枸杞子15g、山萸肉10g、浙贝母12g、路路通12g、王不留行10g、山慈菇15g、夏枯草15g、黄芪30g、焦三仙各15g、佛手15g。30剂。予中成药平消胶囊口服。

二诊（2013年10月20日）：服上方后，患者感乳房胀痛减轻，烦躁及腰膝酸软消退，仍感觉有乏力和自汗，口干欲饮，纳可。舌淡，苔薄少，脉沉细。调整处方如下：

黄芪30g、太子参15g、麦冬15g、五味子10g、北沙参30g、天花粉15g、香附10g、郁金10g、浙贝母12g、土贝母12g、山慈菇15g、夏枯草15g、赤芍15g、鸡血藤30g。30剂。继续服用平消胶囊。

三诊（2014年7月1日）：患者乏力及口干改善，活动后易出汗，余无不适。复查病灶大小1.2cm×1.1cm。在上方的基础上加入全蝎5g和蜈蚣2条，交替服用。平消胶囊每周服5天，休息2天。

患者服药至2018年8月，病情稳定，未见复发及转移。因急性脑出血死亡。

按：本案为老年女性患者，属绝经期后乳腺癌，在明确病理后，予以来曲唑进行内分泌治疗。顾乃龙教授分析患者为老年高龄,有多种基础疾病,手术风险大,根据临床症状,进行中医辨证,属肝郁脾虚,肾津亏耗,瘀毒内阻证型,给予疏肝健脾、滋补肝肾、清解瘀毒、软坚散结治法。在患者初诊症状明显时,着重疏肝健脾,待患者症状改善,加大扶正培本、益气养阴力度,始终不忘清解瘀毒,软坚散结。纵观治疗全程,顾乃龙教授坚持辨证与辨病相结合、扶正与祛邪相结合,在中西药联合治疗下,患者带瘤生存,肿瘤控制良好,症状完全改善,延长了生存时间。

六、胃癌

胃癌的发病率居消化道恶性肿瘤之首。我国胃癌发病率有以下特点:北方高于南方,农村高于城市,男性高于女性;早期胃癌预后良好,但诊断率低;多数胃癌患者在确诊时已经处于中晚期,5 年生存率较低。

胃癌属中医“伏梁”“胃脘痛”“脾积”“反胃”“胃反”“噎膈”“癥瘕”等病证范畴。《素问·六元正纪大论》中谓“民病胃脘当心而痛,上支两胁,膈咽不通,食饮不下”,其中“胃痛”“胃痞”“噎膈”的症状,都与胃癌的临床表现相似。《金匮要略》云“朝食暮吐,暮食朝吐,宿谷不化,名曰胃反”,这些症状类似于晚期胃癌幽门梗阻。近代张锡纯在《医学衷中参西录》中首次提出“胃癌”一词,其意如山石之有岩,其形凸出也。

早期胃癌首选手术治疗,但其检出率低。对于局部进展期胃癌,提倡术前新辅助化疗—手术—术后辅助化疗的模式,目前仍在进行大量前瞻性研究、对照研究的探索。而晚期伴远处转移胃癌仍是胃癌治疗上的一大难题。中医药治疗各期胃癌有其独特性,可辅助化疗减毒增效,延长患者生存时间,提高患者生活质量。新疆地处祖国西北,居民饮食大多肥甘厚腻,且肉食、咸食较多,消化系统肿瘤发病率呈逐年上升趋势。顾乃龙教授从医近 60 年,擅长三因制宜,挖掘道地药材的优势,在治疗消化道恶性肿瘤方面,有其独到见解和学术思路,其常用方剂也得到了基层医务工作者的认同。现就顾乃龙教授论治胃癌的临床经验做一初步探讨。

（一）病因病机

顾乃龙认为胃癌的基本病机为正气虚弱，癌毒致瘤，情志失畅。癌症的发生发展，是一个邪正相争的过程。患者整体多表现为正虚，而病灶局部则多表现为邪实。正虚为内因，贯穿于胃癌发生发展全过程，癌毒为外因，情志失调为诱因。在胃癌的治疗中顾乃龙教授始终贯彻以“扶正”为基础的治则，提出以“健脾扶正益气、化瘀解毒散结、疏肝理气解郁”为主的治疗方法，并将道地药材充分应用于临床。

（二）治疗特点

顾乃龙教授认为治疗胃癌当先根据患者病史，辨其分期、阶段，继而通过症状、体征、中医四诊等信息，辨清整体正气强弱，在治疗时把握疾病的病机，重视对情志、饮食的调护。顾乃龙教授选方用药综合考虑，以人为本，以缓解患者症状、稳定病灶、延长生存期以及提高生活质量为原则，参考各类检查结果，对胃癌的治疗取得了良好的疗效。总结其治疗经验包括如下内容：

1. 扶正为本，顾护脾胃 顾乃龙教授认为肿瘤发病与正气虚弱有关，因此以“扶正培本、抗癌祛邪”为要。早中期时，正气尚能与邪气抗争，治当攻补兼施；而多数患者在发现时已是中晚期，此时正气多已受损，正虚邪胜，治当以扶正为主，兼顾祛邪，或扶正以祛邪。胃癌之虚与肾、肺有着密切关系，故在扶正的治疗中常顾及此二脏，顾乃龙教授常用到的健脾补肾法是健脾益气法与补肾益精法的有机结合，其目的在于提高人体正气，增强机体抗病、防病及自身修复的能力。扶正培本法可以改善临床症状，提高生活质量，延长生存期；减轻放化疗的毒副作用；促进手术恢复，防止或延缓复发转移；提高机体免疫力、保护骨髓造血功能，以及抗复发、转移等。扶正培本法应贯穿于胃癌防治的始终，临证中当以辨证为依据。常用黄芪、党参、薏苡仁、怀山药、炒白术、白茯苓等健脾益气利湿；炒鸡内金、谷芽、麦芽、神曲等健脾助运、资生化源，使气血旺盛，脏腑形体四肢百骸得养；山药、杜仲、牛膝、桑寄生、菟丝子等温化益肾;北沙参、天冬、麦冬等滋阴润肺。

2. 解毒散结,抗癌祛邪 顾乃龙教授认为胃癌发病以癌毒为外因,正虚无以抵抗,癌毒内侵。癌毒皆因六淫、疫疠及七情郁结、火热郁结、痰湿结聚、气滞血瘀等病机形成,顾乃龙教授基于此提出“化瘀解毒散结”的治疗方法。根据不同致病因素分为痰毒、湿毒、瘀毒、火毒、寒毒等。在用药上,针对痰毒致病,予白花蛇舌草、山慈菇、半枝莲、半夏、陈皮、僵蚕、浙贝母等化解痰毒;针对湿毒致病,予茯苓、猪苓、车前子、薏苡仁等渗利湿毒;针对血瘀致病,予丹参、红花、川芎等祛除瘀毒;针对火毒致病,予生地黄、栀子、黄芩、蒲公英、知母、石膏等清解火毒;针对寒毒致病,予附子、桂枝、干姜等温化寒毒。并在基础治疗之上,酌情配以温阳通络、疏肝理气之品。祛邪以扶正,临床中既要重视祛邪除毒的主动进攻,亦要根据具体病情,适当扶正,相互兼顾,权衡应用。

3. 调畅情志,以平为期 顾乃龙教授在治疗胃癌中注意饮食生活调摄,以使机体达到平和为目标。饮食调理对胃癌术后患者尤为重要,他提倡运用食物养生配合药物治疗,一方面以消除残余的邪毒,达到食疗的目的;另一方面改善患者的营养状况,使患者的免疫力、抗癌能力增强。另外,情志失调亦可影响脾胃功能。常用的药物有远志、桑椹、柴胡、郁金等。他在给胃癌术后患者处方用药的同时,常关注并指导患者的饮食,鼓励其树立战胜疾病的信心,保持良好心态,消除对疾病的恐惧心理,避免过分疲劳,适量运动,使生活起居有规律,嘱咐患者饮食宜清淡、新鲜、易消化,忌辛辣刺激、坚硬粗糙和油腻之品。

4. 整体治疗,三因制宜 顾乃龙教授指出,胃癌的治疗不仅要关注局部病变的大小与性质,更应重视患者体质强弱、脏腑功能盛衰、气血阴阳是否调和、气机升降出入能否平衡。局部病灶的消除或控制可以改善全身状况,而全身状况的好坏也关系到整个治疗的成败。因此,对于胃癌的治疗,要以全身整体治疗为主,不能忽视局部癌肿的消除,但更要重视整个机体的抗病能力,做到整体与局部治疗相统一。

另外,对胃癌的治疗也应考虑“三因制宜”,即因人、因时、因地制宜。根据人体的体质、性别、年龄等不同，以及所处季节和所在地理环境不同来指导用药，注重道地药材的研究与开发。晚期消化道肿瘤患者多有气血不足的表现，如食管癌、胃癌、结肠癌、直肠癌等，采用民间治疗“胃病”的传统药物，如新疆地产中药“骆驼蓬子”，其所含的骆驼蓬生物碱是治疗胃癌的主要成分。顾乃龙教授创制了“骆驼蓬子口服液”，主要成分有黄芪、骆驼蓬子，能够起到补气、消癥散结、双向免疫调节之功效，在临床中通过对照试验，证实了骆驼蓬子口服液在提高晚期消化道癌症患者的生活质量和缓解临床症状方面都有较好的临床疗效。

5. 处方精简，轻灵平和 顾乃龙教授对胃癌术后调治有着丰富的临证经验，他认为胃癌的治疗应以胃腑得以容纳而不失其效为原则，故在遣方用药上注重配伍及药性、药量的掌控。他常用扶正祛邪、健脾和中、清化瘀热的基本治法，对增强患者体质，改善症状，提高生存质量，增加放化疗疗效和减轻毒副作用，防止复发转移，延长生存期有重要作用。顾乃龙指出，此时组方应轻灵平和，不宜用大毒攻伐之品和苦寒败胃之药，不宜用滋腻碍胃之剂，千万要保护好脾胃功能，因此顾乃龙教授的用药中，大多是以“健脾扶正益气、化瘀解毒散结、疏肝理气解郁”为主的组合，一般药方中药味在 12 ~ 15 味。

（三）用药经验

使用中医传承辅助平台对顾乃龙教授 229 首胃癌处方进行数据分析，结果显示常用药中使用频次最高的前 22 味药为：焦三仙、茯苓、黄芪、生地黄、五味子、枳壳、木香、郁金、佛手、党参、红花、白花蛇舌草、陈皮、丹参、黄芩、山药、莱菔子、厚朴、瓦楞子、远志。常用药对中排名前三的为：黄芪 - 神曲、生地黄 - 茯苓、茯苓 - 神曲。处方核心药物组合中包括：党参 - 山慈菇 - 白花蛇舌草 - 三棱 - 莪术、佛手 - 浙贝母 - 郁金、黄芩 - 茯苓 - 栀子、山慈菇 - 莪术 - 丹参、焦三仙 - 蒲公英等。通过这些客观数据的分析，证实顾乃龙教授贯穿胃癌治疗始终的理念是“顾护脾胃”，并在此基础上运用“化瘀解毒散结、疏肝理气解郁”的治疗方法，酌情加入养心安神药物，同时重视心理、饮食的调护。

恶心呕吐者，加姜半夏、竹茹、生姜、赭石、旋覆花、橘皮、丁香等。

呕血、便血者，加黄芩、藕节、血余炭、蒲黄炭、白及、三七粉、仙鹤草等。

大便稀溏者，加炒扁豆、炒山药、芡实等。

腹胀纳少者，加砂仁、木香、佛手、枳壳、厚朴、大腹皮、莱菔子、焦三仙等。

胃脘痛者，加延胡索、失笑散、香附等。

贫血严重者，加阿胶、鸡血藤、当归、大枣等。

口干者，麦冬、沙参、石斛、天花粉、知母等。

乏力自汗者，加人参、党参、黄芪、山萸肉、浮小麦、防风、煅龙骨、煅牡蛎等。

反酸烧心者，加威灵仙、蒲公英、枇杷叶、乌贝散等。

（四）病案举例

病案1　张某，女，68岁，2015年9月20日初诊。自述8个月前开始出现纳食后嗳气、腹胀逐渐加重，消瘦，发现黑便后，于半年前在某三甲医院经胃镜活检明确诊断为胃癌，中分化腺癌。术中发现肿瘤与十二指肠和胰头部位粘连，行姑息切除，切端见癌细胞浸润。因体能状况尚可，在外院行口服替吉奥化疗1个周期。化疗后恶心呕吐，纳少，不能耐受化疗转至我院欲行中医药治疗。症见：乏力，恶心干呕，纳少，厌油腻，上腹部胀满隐痛，气短，大便稀溏，舌暗红苔白腻，脉沉细数。

中医诊断：胃癌。

西医诊断：胃恶性肿瘤（中分化腺癌）。

辨证：肝胃不和。

治法：降逆止呕，健脾和胃。

处方：橘皮竹茹汤合香砂六君子汤加减。

橘皮15g、竹茹15g、人参12g、生姜10g、姜半夏10g、砂仁（后下）10g、木香9g、茯苓12g、赭石（先煎）15g、茵陈15g、藤梨根15g、虎杖12g、生蒲黄（包煎）10g。3剂，每日1剂。

服药第2天，未再出现干呕，恶心感减轻。3日后可进半流饮食，自感胃口已开，无恶心呕吐，大便正常。后经重新评估调整化疗方案，同时配合中药内服。

二诊（2016 年 1 月 4 日）：在他院复诊，病情稳定。仍时有胃脘隐痛作胀，嗳气反酸，嘈杂，大便不成形，排出无力，舌淡苔薄，脉细数。

处方：党参 15g、太子参 15g，生黄芪 30g、炒白术 12g、茯苓 12g、炒白芍 15g、玉竹 10g、天花粉 15g、麦冬 15g、砂仁（后下）6g、鸡内金 15g、三七粉（冲）4g、藤梨根 12g，浙贝母 12g、海螵蛸 30g、大枣 9g、炙甘草 9g。

患者间断服用替吉奥，坚持服用中药，未再见胃肠不良反应，带瘤生存 3 年半。

按：化疗是很多失去手术机会肿瘤患者的首选治疗，但化疗的不良反应常常使患者望而却步，甚至放弃化疗，也无形中使病情进展加速。顾乃龙教授认为患者为晚期胃癌，改善生活质量是当务之急，谨守病机，治以降逆止呕，健脾和胃，选用橘皮竹茹汤合香砂六君子汤加减。橘皮竹茹汤清胃中虚热，和胃健脾，降逆止呕；香砂六君子汤益脾胃之气，补中焦之虚。中药治疗有效减轻了化疗对胃肠的毒副作用，帮助患者顺利进行化疗，改善了生活质量，延长了生存时间。

病案 2　林某，男，57 岁，2008 年 12 月 13 日初诊。2008 年 2 月因发现大便色黑，隐血试验阳性，在某医院胃镜检查发现贲门部位肿物，经病理证实为贲门癌，腺癌。术后行 4 周期含奥沙利铂方案化疗。化疗期间曾出现Ⅰ度骨髓抑制和Ⅱ度胃肠反应，化疗结束后再注射胸腺五肽注射液，体力状况逐渐恢复，一般情况良好。近两周出现腹胀，胃脘灼热嘈杂，烦渴，昨又因朋友聚餐，进食较多，即出现腹胀加重，胃脘部阵阵作痛，口干喜凉饮，大便偏干。舌红，苔薄黄欠津，脉细数。

中医诊断：胃癌。

西医诊断：贲门恶性肿瘤（腺癌）。

证属：胃阴亏虚，热毒内阻。

治宜：滋阴养胃，清热解毒。

处方：益胃汤合竹叶石膏汤加减。

北沙参12g、麦冬15g、生地黄15g、玉竹10g、竹叶10g、石膏(先煎)30g、人参9g、半夏9g、炙甘草6g、山药10g、枇杷叶12g、知母9g、生白芍15g、生蒲黄(包煎)10g。14剂。

二诊(2009年1月8日)：服药近1月，诸症均有减轻。时有右胁隐痛，患者补充既往有慢性胆囊炎病史。原方减玉竹、竹叶、石膏、人参、半夏、生蒲黄，加川楝子、延胡索、威灵仙、金钱草、虎杖。处方：

北沙参12g、麦冬15g、生地黄15g、山药10g、金钱草15g、虎杖15g、川楝子6g、延胡索12g、威灵仙30g、枇杷叶12g、知母9g、生白芍15g、炙甘草6g。30剂。

三诊(2009年3月1日)：患者述服上方后无右胁隐痛，但是感口干，喜饮，纳可，眠安，二便调。舌淡红，苔薄白，脉滑。调整处方如下：

北沙参12g、麦冬15g、生地黄15g、山药10g、金钱草15g、虎杖15g、川楝子6g、威灵仙30g、枇杷叶12g、知母9g、生白芍15g、天花粉15g、玄参12g、炙甘草6g。

后在门诊多次复诊，间断治疗近10年，病情稳定，正常工作生活。有时感胃脘部烧灼不适，查胃镜为吻合口炎症，大便干结时有发生，因此在上方中常常加入藤梨根、蒲公英、白花蛇舌草、半枝莲、连翘、山慈菇等药物清热解毒，控制及预防吻合口炎症。

按：患者在手术后、化疗后出现胃脘部烧灼嘈杂等，多是反流性食管炎或吻合口炎的表现，从舌脉也表现为胃阴亏虚，内有热毒，选用吴鞠通《温病条辨》益胃汤和张仲景《伤寒论》竹叶石膏汤，取二方甘凉生津、养阴益胃之法，随症加减治疗，在滋养胃阴的同时，加入疏肝利胆，行气解郁之品；加入清热解毒药物，意在清解肿瘤余毒，以及化疗药物在体内蓄积的毒性；逐渐加入扶正之品，巩固了前期手术和化疗的治疗成果，有效改善临床症状的同时，积极预防肿瘤的复发转移。

病案3 于某,男,68岁。2020年6月16日初诊。患者2019年9月因胃痛就诊于某医院,胃镜活检后考虑胃癌,即行胃癌全切术,术后病理检查示:中分化腺癌,侵及深肌层,淋巴结转移3/10。术后行化疗3个周期,因不能耐受化疗不良反应而中断化疗。2020年4月复查时CT发现双肺小结节,考虑转移。再次行全身化疗1个周期,实在难以耐受不良反应,又停止化疗。就诊时症见:神疲乏力,上腹胀,恶心欲呕,纳呆,反酸烧心,喜热食,口干口苦,眠可,二便调。舌暗淡红,有瘀点,苔白腻,脉弦细。

中医诊断:胃癌。

西医诊断:胃恶性肿瘤(中分化腺癌)。

辨证:脾胃虚弱,瘀毒停滞。

治法:益气健脾,化瘀解毒,兼以和胃降逆。

处方:香砂六君子汤加减。

黄芪30g、党参15g、茯苓15g、白术12g、甘草6g、法半夏9g、陈皮6g、木香9g、砂仁6g(后下)、焦三仙各15g、枳壳9g、竹茹10g、炒莱菔子15g、枇杷叶15g、百合30g、丹参15g、白花蛇舌草30g。14剂。

二诊(2020年7月4日):患者述服药后,无恶心欲呕,神疲乏力及纳食较前改善,偶有上腹胀及烧心感,仍有口干口苦,二便调。舌暗淡,苔薄腻,脉弦。调整处方如下:

黄芪30g、党参15g、茯苓15g、白术12g、甘草6g、法半夏9g、陈皮6g、木香9g、砂仁6g(后下)、焦三仙各15g、枳壳9g、枇杷叶15g、百合30g、丹参15g、白花蛇舌草30g、黄芩10g、栀子10g、蒲公英15g、北沙参15g。14剂。

三诊(2020年9月8日):患者服药后,诸症均明显改善。因其他原因未能复诊,停药后又出现反酸,未见烧心,口干喜饮。纳食可,夜寐安,二便调,舌淡红,苔薄白,脉滑。调整处方如下:

黄芪30g、党参15g、茯苓15g、白术12g、甘草6g、砂仁6g(后下)、枳壳9g、百合30g、丹参15g、白花蛇舌草30g、黄芩10g、栀子10g、蒲公英15g、北沙参15g、浙贝母15g、海螵蛸30g、麦冬15g、天花粉15g、天龙10g。30剂。

后患者在当地抄方续服。

按：本案患者为晚期胃癌，正气大虚，在根治术后，又行化疗，手术及化疗属中医理论的“以毒攻毒”治疗，且患者年近古稀，患癌体弱，则见神疲乏力；化疗毒邪损伤脾胃，脾胃运化受阻，导致胃虚不能受纳水谷，脾虚不能化生精微，气机停滞中焦，上逆为呕，则见上腹胀，恶心欲呕，纳呆，反酸烧心；气不行则血不畅，日久为瘀则舌有瘀点；舌脉均为脾不健运、痰湿蕴结之象。顾乃龙教授辨证为脾胃虚弱，瘀毒停滞证。治以益气健脾，化瘀解毒，兼以和胃降逆，选方香砂六君子汤加减。其中四君子汤中党参、白术、茯苓、甘草，又加黄芪，重在扶正培本，健脾益气，补后天气血生化之源；木香、砂仁、枳壳、莱菔子行气消滞，使补而不滞；法半夏、陈皮、竹茹、枇杷叶和胃降逆，消痞散结；焦三仙健胃消食；取“一味丹参，功同四物”的丹参活血化瘀；百合养阴润燥；白花蛇舌草清热解毒，散结抗癌。至患者三诊时，仍有反酸，加入乌贝散抑酸治疗，待诸症皆除，正气来复，加入天龙、山慈菇清热散结抗癌。顾乃龙教授在治疗老年晚期胃癌时，重视恢复脾胃正常功能，扶助正气，健脾和胃，辨病与辨证相结合，因人而异，随症加减，使患者带瘤生存质量得以提高，病情稳定至今。

七、大肠癌

大肠癌包括结肠癌和直肠癌，是常见的恶性肿瘤之一，在世界范围内其发病率居第四位。随着经济的发展、生活方式的改变及饮食的精细化，近年来其发病有逐渐上升的趋势。近20年来，随着联合化疗方案在大肠癌的化疗作用中得到肯定，国内外的肿瘤学者一直在探索晚期大肠癌的非手术疗法，多种方法综合的治疗模式越来越受到重视，中医药作为综合治疗手段的重要性也在不断提高。

大肠癌属中医“肠蕈”“积聚”“脏毒”“癥瘕”“锁肛痔”“肠风”“肠澼”

等的范畴。《灵枢·刺节真邪》有“津液久留，合而为肠溜……邪气中之，凝结日以易甚，连以聚居，为昔瘤，以手按之坚”的描述，《诸病源候论》言“盘牢不移动者，是癥也”，详细阐明了大肠癌的临床症状和病因。肠癌的形成，源于素体正虚或饮食不节，导致脾胃亏虚、气血不足，久而机体阴阳失调；或又有外邪侵袭，产生湿热、瘀滞、癌毒等病理产物，从而发病。中医治疗以扶正固本、兼顾祛邪为主。

（一）病因病机

顾乃龙教授认为大肠癌多因正气内虚、脏腑失调，复加饮食、生活起居不节，情志不遂，或感外邪侵袭，使脾胃升降失常，气机不通畅，痰浊内生、痰瘀内结，痹阻大肠，日久邪毒结聚、积而成块。大肠癌病属本虚标实，脾肾亏虚、气血不足、阴虚是其本，湿热、痰浊、瘀血、火毒为其标。湿、瘀、痰、毒几种因素相互联系、相互影响，虚实夹杂致病，由虚而致积，因积而益虚，久则积渐大而体更虚。发病的初期邪气旺盛而正虚不显，故多以实证（气滞、血瘀、痰结、湿聚、热毒等）为主；中晚期肿瘤耗伤气血津液，故多见气虚、阳虚、阴虚、气血亏虚等病机转变。

（二）治疗特点

顾乃龙教授根据临床疗效与实践经验，指出大肠癌的辨病辨证应遵循“观其脉证，知犯何逆，随证治之”的辨证论治思维，综合运用“四诊”“八纲”“八法”进行个体化辨证论治，扶正祛邪，调整阴阳，以平为期。

1. 扶正为主，健脾助运　大肠癌的发生发展是正邪交争的过程，正气亏虚是大肠癌发病的关键内在因素。《素问·刺法论》记载：“正气存内，邪不可干。”说明正气的重要性。因此，在大肠癌的治疗整个过程中，顾乃龙认为应注重“扶正”，特别是手术、放化疗、靶向等治疗后，此时正气大亏，脾胃运化失职，扶正是根本治疗，使用黄芪、白术、茯苓、甘草、太子参等为核心药物。

顾乃龙教授认为补益脾气应遵循以运为健、以通为补的治则，应平补、平运，多以四君子汤、香砂六君子汤等为基本方，常用药如白术、茯苓、山药、薏苡仁、太子参、黄芪等，同时根据不同的辨证配合温中、理气、滋阴等法。如脾阳虚弱，可加用干姜、附子、细辛等；气滞不畅，可加用桔梗、枳壳、木香等；阴虚火旺，可加用沙参、麦冬、乌梅、五味子、山萸肉等。

2. 病证结合，分期论治 顾乃龙教授提出病证结合。辨病治疗，即针对大肠癌的病理特点和生物学特性，采用具有抗癌作用的单味中药或中成药进行治疗，常选用苦参、败酱草、地榆、薏苡仁或中成药小金丸、平消胶囊等。辨证治疗则是因人、因时、因地制宜，根据个体化和阶段性确定治疗大法，分型施治。湿热下注型治以清肠泄热，祛湿止痢。药用苦参、生薏苡仁、槐花、地榆、败酱草、银花、白花蛇舌草、厚朴、黄连等。大肠瘀毒型治以清肠解毒，化瘀消瘤。药用苦参、槐花、地榆、败酱草、银花、白花蛇舌草、鸦胆子、七叶一枝花、赤芍、莪术等。脾肾亏虚型治以健脾益气，补血固肾。药用党参、茯苓、薏苡仁、莲肉、白术、诃子、制何首乌、白芍、当归、熟地黄等。

顾乃龙教授还提出分期论治。针对大肠癌不同治疗时期，患者所处癌症病程的不同阶段，相应的理法方药也明显不同。如围手术期以健脾和胃、益气养血为主；围化疗期以健脾和胃、益气养血、滋养肝肾为主；围放疗期以养阴清热、活血解毒为主。而在手术、放化疗结束后的维持期或晚期癌症的姑息治疗期，则需辨病、辨证相结合。以热毒、湿浊、瘀阻等表现为主的患者，治疗上以清热祛湿、活血解毒、化瘀消肿为法，以攻为主；化疗期间，以缓解化疗毒副作用为主要治疗目标，主要是缓解患者全身反应、消化道反应及骨髓抑制等；化疗结束后，应加强抗肿瘤治疗，防止复发转移，可用白花蛇舌草、半枝莲、石见穿、蜈蚣、全蝎、莪术等软坚散结、抗肿瘤中药；肿瘤晚期，无有效西医治疗手段，此时应以缓解患者症状、提高患者生存质量为治疗目标。

3. 气血同治，化瘀散结 顾乃龙教授认为大肠癌初期，湿热浸淫肠道，下注肛门，毒热蕴结，因而出现腹痛、腹胀、里急后重，或泻或秘，或下利脓血等症状，可合用地榆、蒲公英，适当加用槐花，发挥清热凉血润肠的功效。顾乃龙教授在抗肿瘤，防止复发转移的中药治疗中，强调一定要注重活血化瘀，运用活血化瘀药物，临床多用当归、三棱、莪术、川芎、三七等。对已经形成血栓的患者，可在西医溶栓抗凝药物治疗的基础上，配合使用炮山甲、水蛭等药物以加强疗效。顾乃龙教授强调活血化瘀一定要在扶正的基础上，祛邪而不伤正。

大肠癌病因属湿热时，还可选用茜草、小蓟、大蓟、侧柏叶等。瘀毒内结证，见腹痛、腹胀、下利紫黑脓血等，使用化瘀止血药，如三七、蒲黄、血竭。气血两亏证或脾肾阳虚证，见乏力、少气、便溏、血尿、小便不利、吐血等，使用收敛止血或温经止血药物，如白及、血余炭、藕节炭、仙鹤草、艾叶等。临证中，须在辨病辨证的基础上，灵活运用止血药，对于出血量大、属急证者，应结合西医止血，对症治疗，防止气随血脱，出现亡血厥证。此外，单纯止血虽能防止血液流失过多，但易留瘀，止血时应注意化瘀，使用三七、茜草等，或止血时适当配伍活血祛瘀之品，如川芎、红花、益母草、莪术等，防凉血止血或收涩止血药之瘀滞，加强祛瘀功效，进一步提高止血之功。

（三）用药经验

湿热盛者，加土茯苓、生薏苡仁、苦参、黄芩、黄柏、黄连、竹叶、瞿麦、木通、泽泻、猪苓、车前草等。

热毒盛者，加白花蛇舌草、半边莲、半枝莲、龙葵、白头翁等。

腹胀消化不良者，加焦三仙、鸡内金、焦槟榔、莱菔子、砂仁、陈皮等。

便溏者，加石榴皮、肉豆蔻、诃子肉、赤石脂、禹余粮等。

便血者，加槐花、地榆、仙鹤草、大小蓟、白头翁、血余炭等。

腹痛腹胀者，加延胡索、没药、乳香、赤芍、生蒲黄、五灵脂、莪术、大腹皮、厚朴、乌药、川楝子等。

里急后重者，加白头翁、黄芩、黄连、木香、秦皮、葛根等。

（四）病案举例

病案1　黄某，男，74岁，2018年12月10日就诊。主诉“结肠癌术后6月，乏力腹泻2周”。于2018年6月行结肠癌根治术，术后病理：腺癌，侵犯至浆膜层，淋巴结0/5转移。术后辅助化疗6周期。就诊时面色晦暗，腹部胀满不适，食后尤甚，神疲乏力，纳呆食少，睡眠差，大便偏溏，每日 1~2 次。舌质淡红，苔白腻，脉濡滑。

中医诊断：肠癌。

西医诊断：结肠恶性肿瘤（腺癌）。

辨证：脾胃湿滞。

治法：健脾化湿，益气消痞。

处方：参苓白术散合枳术丸加减。

莲子肉 10g、白扁豆 10g、炒白术 12g、茯苓 15g、陈皮 9g、人参 12g、生黄芪 15g、砂仁 5g（后下）、枳实 10g、怀山药 12g、薏苡仁 30g、防风 10g、藿香 10g、佩兰 10g、焦三仙各 10g。30 剂。

二诊（2019 年 1 月 25 日）：自觉乏力缓解，大便仍偏溏，舌质淡红，苔白腻，脉沉细。原方去藿香、佩兰，加草果 10g、车前子 10g，以加强燥湿健脾之功，加车前子利小便以实大便。

莲子肉 10g、白扁豆 10g、炒白术 12g、茯苓 15g、陈皮 9g、人参 12g、生黄芪 15g、砂仁 5g、枳实 10g、怀山药 12g、薏苡仁 30g、防风 10g、焦三仙各 10g、草果 10g、车前子 10g。20 剂。

三诊（2019 年 2 月 22 日）：自觉肠鸣，大便每日 2 次，先干后溏，舌质淡红，苔薄白，脉细。调整处方如下：

莲子肉 10g、白扁豆 10g、白术 15g、茯苓 15g、陈皮 9g、泽泻 12g、人参 12g、生黄芪 15g、砂仁 5g（后下）、枳实 10g、怀山药 12g、薏苡仁 30g、防风 10g、山萸肉 15g、焦三仙各 10g、龙葵 15g。24 剂。

复诊（2019 年 3 月 20 日）：自觉一般情况良好，便溏症状缓解，一直未再出现。在主方不变的基础上随症加龙葵、白英、藤梨根、山慈菇、半枝莲等抗癌散结药物。随诊至今，一般情况良好，复查病情无进展。

按：患者结肠癌术后，又行辅助化疗，顾乃龙教授认为手术及化疗均损伤脾胃功能，导致脾失健运，湿邪停滞，治疗从健脾化湿、益气消痞入手，选方平淡无奇，是最常用的参苓白术散合枳术丸加减，重点顾护脾胃，扶助正气，待正气渐复，脾胃功能正常，逐渐加入抗癌之品。整个治疗中无不体现扶正为主，适时祛邪的治疗理念。

病案2 韩某，女，68岁，2011年3月15日就诊。2010年8月因腹痛乏力就诊于某三甲医院，完善相关检查后诊断为乙状结肠癌，遂转入某肿瘤医院，并于2010年9月行结肠癌根治术，术后病理检查示：结肠中分化腺癌，肠系膜淋巴结转移3/12。术后化疗8个周期。返疆后即来我院门诊就诊。自述乏力明显，脘腹胀满，纳差，时有恶心，口干口苦，大便干结，小便黄。舌暗红，有瘀斑，苔黄腻，脉滑数。既往有高血压和糖尿病病史，服药病情控制稳定。

中医诊断：肠癌。

西医诊断：结肠恶性肿瘤（中分化腺癌）。

辨证：湿热蕴结，气虚血瘀。

治法：清利湿热，益气通络。

处方：白头翁汤合芍药汤加减。

白头翁15g、黄连6g、黄柏12g、秦皮12g、黄芩12g、槐花15g、地榆12g、芍药30g、当归12g、槟榔15g、木香10g、土茯苓20g、大黄9g、肉苁蓉30g、半枝莲30g。14剂。

二诊（2011年4月6日）：上述诸症均有减轻，纳食增加，体力恢复明显，但时感胃脘部饭后顶胀，口干，舌淡红有瘀斑，脉沉细。故停用前方，调整为香砂六君子汤合四物汤加减，以健运脾胃，活血通络。

党参12g、生黄芪30g、白术15g、茯苓12g、半夏9g、木香10g、砂仁6g（后下）、当归15g、川芎10g、生地黄12g、赤芍15g、槐花15g、败酱草15g、马齿苋12g、山萸肉15g、枸杞子12g、建曲12g、甘草6g。30剂。

复诊（2011年7月9日）：复查肿瘤标志物正常，超声见右腹股沟1.2cm×0.7cm大小淋巴结。余未见明显异常。在上方中加入夏枯草15g、僵蚕12g。同时给予平消胶囊口服。之后随症加减治疗，腹股沟淋巴结未见变化。至

2017年出现脑血管意外，未见结肠癌复发转移。

按：患者结肠癌术后、化疗后，因手术后肠液流失，化疗火热伤阴，导致气阴两虚，故见阴伤，则口干，大便干结。因气虚无力以化，致湿滞胃肠，故见脘腹胀满、苔黄腻等湿热蕴结表现。阴伤兼湿热阻滞，养阴则易助湿，祛湿则易伤阴，所以更需抓住主要病机，分清湿重还是热重，湿偏重者以祛湿为主，热偏重者以清热为主，滋阴益气为辅，待湿热渐消，渐加养阴药物，同时加清热抗癌之品。从此病例中可以看出中药在肿瘤后期巩固治疗中的优势。

病案3 田某，男，53岁。2015年9月15日初诊。患者2012年3月因便血行直肠镜示：距肛门9cm处有隆起肿物，病理诊断为腺癌。随即进行手术根治。术后病理示：直肠局限溃疡型中分化腺癌，浸透肌层达直肠旁脂肪，切缘未见癌淋巴结；免疫组化：MLH1(2+)，MSH2(1+)，MSH6(3+)，术后行25次放疗。放疗结束后1个月开始，出现腹痛，腹泻，逐渐发展为排黏液性脓血便，每日十几次到二十余次，曾多次在多家医院就诊，均未见明显效果。因此行痔疮手术，但术后大便仍有脓血，且排便次数未见减少。就诊时症见：精神疲惫，面色㿠白，畏寒，小腹冷痛，里急后重，每日大便10余次，脓血便，血色暗红，纳差，喜热食，睡眠差，梦多，小便可。舌质淡红，苔黄腻，脉细数。查血常规：红细胞3.55×10^{12}/L，血红蛋白72g/L。

中医诊断：肠癌。

西医诊断：直肠恶性肿瘤（中分化腺癌）。

辨证：脾肾两虚，湿毒互结。

治法：健脾补肾，化湿解毒。

处方：四君子汤、肾气丸合葛根芩连汤加减。

党参15g、白术10g、茯苓15g、薏苡仁30g、肉桂5g、制附子10g、熟地黄15g、泽泻10g、牡丹皮10g、淫羊藿12g、车前草10g、川牛膝10g、葛根30g、黄芩10g、黄连9g、秦皮9g、木香9g、焦三仙各15g。14剂。

灌肠方：黄柏18g、槐花30g、紫草15g、地榆15g、茜草12g、白及12g、败酱草 30g、煅牡蛎 30g、三七粉 9g。14 剂。煎至 80 ~ 100ml，温度 38℃，每日保留灌肠 2 次。

二诊（2015 年 9 月 29 日）：患者精神较前好转，面色少华，畏寒减轻，腹痛、里急后重明显减轻，大便每日 4 ~ 5 次，质稀，有少量黏液脓血便，纳可。舌质淡红，苔薄白，脉滑。复查血常规：红细胞 4.2×10^{12}/L，血红蛋白 95g/L。调整处方如下：

黄芪 30g、党参 15g、白术 10g、茯苓 15g、薏苡仁 30g、肉桂 5g、制附子 10g、熟地黄 15g、泽泻 10g、牡丹皮 10g、淫羊藿 12g、车前草 10g、川牛膝 10g、葛根 30g、黄芩 10g、黄连 9g、秦皮 9g、木香 9g、厚朴 10g、鸡血藤 30g、甘草 6g。30 剂。

继续灌肠方保留灌肠治疗。

三诊（2015 年 10 月 27 日）：患者精神好，面色红润，纳寐可，无腹痛、无里急后重，大便日行 2 ~ 3 次，成形，偶因进食不当，大便增加 1 ~ 2 次，每周偶见大便带血。舌淡红，苔薄白，脉沉。复查血常规：血红蛋白 106g/L。停灌肠治疗。调整处方如下：

黄芪 30g、党参 15g、白术 10g、茯苓 15g、薏苡仁 30g、制附子 10g、熟地黄 15g、泽泻 10g、牡丹皮 10g、淫羊藿 12g、川牛膝 10g、木香 9g、鸡血藤 30g、山药 15g、蛇莓 10g、山慈菇 12g、甘草 6g。30 剂。

按：此患者为直肠癌术后、放疗后出现腹痛、里急后重、大便次数增多、大便不成形，为黏液性脓血便，以致出现贫血，诊断为放疗后并发症，放射性肠炎。顾乃龙教授四诊合参，辨证为脾肾两虚，湿毒互结。故治疗以健脾补肾，化湿解毒为法。方中四君子汤益气健脾渗湿；肾气丸温补肾阳；葛根芩连汤清除肠道湿热。焦三仙健脾和胃，木香行气而除后重，甘草缓急和中。同时配合灌肠方，药物直达病所，内服与灌肠治疗共奏扶正祛邪、补益脾肾、渗湿和中、解毒抗癌之功。后又加入生黄芪，除补气扶正外，排脓敛疮生肌，促进创面愈合；加厚朴以增强理气之功效；鸡血藤补血活血；山药补脾益肾；加蛇莓、山慈菇清理余邪。纵观治疗全程，初期治疗在扶助正气同时，着重清利湿热，解毒祛邪，不仅仅限于中药内服，多种途径治疗，待病情缓解，正气来复，逐渐减少清利湿热药物，全方转为“养正积自除”，以加强抗癌、防止复发转移为目的。

八、原发性肝癌

原发性肝癌是原发于肝细胞或肝内胆管上皮细胞的恶性肿瘤。其恶性程度高，接近80%患者在明确诊断时已是中晚期，而且同时伴有肝硬化、肝功能异常等，没有手术机会。西医学对于不能手术者，尽可能选择肝动脉介入或射频消融治疗，但因其技术的局限性，远期疗效欠佳。

在中医学文献中，并无原发性肝癌病名，多将其归属于“肝积”“脾积”“癥积”“黄疸”等范畴，但类似肝癌症状、体征（如胁下肝区疼、痞块、黄疸、出血等）的记载有很多。《难经》中记载：“脾之积，名曰痞气，在胃脘，覆大如盘，久不愈，令人四肢不收，发黄疸，饮食不为肌肤。”《医学入门》载：“脾积，胃脘稍右，曰痞气，言阳气为湿所蓄也，令人黄疸倦怠，饮食不为肌肤。”《肘后备急方》曰：“治卒暴症，腹中有物如石，痛如刺，昼夜啼呼，不治之百日死。”《诸病源候论》载：“诊得肝积，脉弦而细，两胁下痛，邪走心下，足胫寒，胁痛引小腹……身无膏泽，喜转筋，爪甲枯黑。”《圣济总录》曰：“积气在腹中，久不瘥，牢固推之不移者……按之其状如杯盘牢结，久不已，令人身瘦而腹大，至死不消。”这些记载都涉及了腹部肿块、胁痛、黄疸、乏力、消瘦、食欲减退、腹胀等，与原发性肝癌临床表现及预后转归极其相似。

（一）病因病机

肝癌的病因病机在古代文献中论述也是非常多的，《景岳全书》曰：“洁古曰：壮人无积，虚人则有之。脾胃怯弱，气血两衰，四时有感，皆能成积。”《医宗必读》云：“积之成也，正气不足，而后邪气踞之，如小人在朝，由君子之衰也。”均与现代中医对癌症发病机制正虚为本的认识一致。《素问·通评虚实论》说：“隔塞闭绝，上下不通，则暴忧之病也。”肝主疏泄，调畅周身气机，情志久郁，肝之疏泄不及，气机不利，血瘀内停，可形成肝癌。饮食失调，脾胃受损，气血化生之源不足，各脏腑气血亏虚，脾虚则痰浊内生，痰阻气滞，肝脉阻塞，痰血互结，形成肝癌。《卫生宝鉴》曰：“凡人脾胃虚弱或饮食失常或生冷过度，不能生化，致成积聚结块。”肝郁脾虚，运化失常，痰湿内生，痰瘀互结，久则化热，热毒与痰湿交织，瘀阻肝络，形成肝积。热毒之邪阻于肝络，久之耗伤肝阴，肝血暗耗，导致气阴两虚，邪毒内蕴，此为本虚标实之肝积。

（二）治疗特点

1. 谨守病机，重补脾胃 顾乃龙教授指出肝癌是恶性程度极高、非常凶险的癌症之一。发病隐匿，早期没有明显症状，很难早诊早治。大多数确诊的患者都已是中晚期，中晚期患者病情进展快，病程短，并发症多，预后极差。近代刘野樵《奇经直指》说：“诸癌厥，惟肝癌为最毒，其结果多致积水成大腹而死。”顾乃龙教授认为，肝癌病机主要为正气不足，感受湿热毒邪。先有正气虚弱，而后才出现气滞血瘀、痰湿凝聚、癌毒盘踞。正如李中梓所云：“积之成也，正气不足而后邪气踞之……正气与邪气，势不两立，若低昂然，一胜则一负。”顾乃龙教授认为脾胃在肝癌发生发展过程中的作用非常重要。脾气虚则水谷精微失于运化，后天气血化生不足，则出现正气亏虚，继则湿浊内生，久则聚而为痰，化热成毒，阻滞肝络，络脉不通，血行不畅，瘀阻络脉，久而形成癥瘕积聚。而在五行相生相克关系中，肝木克脾土，脾气虚，肝气因脾虚而横犯脾胃。溯本求源，肝癌的根本病机为正虚为本，邪毒凝滞；病位在肝，但与脾胃密切相关。由此可见，在治疗肝癌的全过程中必须始终把脾胃放在首位，调理好脾胃，气血生化有源，肝胆气机条达，可以有效改善消化道功能和全身状况，提高抗病能力，减缓病情恶化，对延长患者生存期具有重要意义。

2. 重视解毒，病症兼顾 很多医家都认可“癌毒”是癌症发生发展的关键因素。顾乃龙教授认为“癌毒”在肝癌体现最为突出。他认为癌毒是人体感染的外邪，如黄曲霉菌、亚硝酸盐等，侵入人体，引起的一系列细胞、组织变性；也是脏腑功能失调，所致的病理产物，湿、热、痰、瘀等相互交织渗透，旧邪尤盛，新邪丛生，恶性循环最终化而成癌毒。无论是外来之“癌毒”，还是内生之

“癌毒”，均在肝脏不断衍生。“癌毒”病变乖戾，其性顽固而难以祛除，癌毒阻于肝络，肝为藏血之官，癌毒受血之濡养，经久愈盛，必定再伤肝络，继而循经而出，攻击他脏，危害全身。治疗当在补益正气的原则下，以利湿、清热、化痰、祛瘀、解毒为法，多选用膈下逐瘀汤加减化裁。

3. 扶正为主，兼顾祛邪 顾乃龙教授认为，治疗肝癌应在健运脾胃的基础上，软坚散结、祛瘀通络。正如张仲景《金匮要略》云：“夫治未病者，见肝之病，知肝传脾，当先实脾，四季脾王不受邪，即勿补之；中工不晓其传，见肝之病，不解实脾，惟治肝也。”故顾乃龙教授强调在治疗中紧抓病机，重视“人身之本”，即正气是否强盛，不可只见有形之癥积，而忽视无形之正气。所以治疗时调理、补益脾胃为先，临床多用归脾汤、四君子汤、六君子汤等方药为基础加减化裁。在扶正的同时兼顾祛邪，正所谓“养正积自除”。

4. 辨病用药，病证同治 顾乃龙教授非常重视肿瘤疾病，在中医辨证的同时，根据肝癌的病因病机特点进行辨病治疗，佐以辨病用药，病证同治。肝癌患者大多有肝硬化、慢性肝炎、肝纤维化等基础疾病，所以方药中多加入活血化瘀、软坚散结之品，直接针对“癥积”进行治疗，如牡蛎、鳖甲、水红花子、夏枯草、海藻、凌霄花、白花蛇舌草、预知子等。治疗时要与现代医学疾病特点结合，中晚期患者肝功能异常，注意在药物使用上避免使用具有肝毒性的药物；对已经出现凝血功能障碍的患者，或者巨块型肝癌有自发破裂出血可能的患者，要慎用水蛭、蜈蚣、虻虫、三棱等破血化瘀药，以防造成大出血，危及患者生命。有出血倾向的患者，还可以加入仙鹤草、蒲黄等止血活血药，预防出血，止血不留瘀，尤其仙鹤草，还有补益作用。

另外，顾乃龙教授还强调肝体阴而用阳，质柔而性刚，易化风动风，在治疗时定要加入养肝血之品，如白芍、当归、枸杞子等养血、柔肝、缓肝之药。

（三）用药经验

口苦者，加用茵陈、黄连、泽泻等。

呕吐者，加半夏、竹茹、生姜、旋覆花、赭石等。

腹胀者，加木香、枳壳、大腹皮、佛手、香橼等。

胁痛者，加徐长卿、延胡索、乌药、白屈菜等。

腹水者，加茯苓、泽泻、车前子、龙葵、椒目等。

尿少者，加茯苓、泽泻、猪苓、薏苡仁等。

黑便者，加仙鹤草、地榆、白及、棕榈炭等。

低热者，加地骨皮、青蒿、鳖甲、牡丹皮、秦艽等。

（四）病案举例

病案1 丁某，男，69岁。2019年8月13日初诊。主诉：肝癌术后半年。已行肝动脉介入手术治疗3次，有慢性乙型病毒性肝炎30年、肝硬化5年。2019年7月发现腹膜后淋巴结转移，于7月16日行腹腔淋巴结清除术。就诊时见：面色暗淡少华，形体消瘦，语音低微，乏力，纳差，反酸烧心，耳鸣，眼干涩，眠差易醒、入睡困难，二便可。舌淡，苔薄黄，有瘀点，脉弦细。

中医诊断：肝癌。

西医诊断：原发性肝癌。

辨证：心脾两虚，热毒内蕴，气滞血瘀。

治法：补益心脾，清热解毒，软坚散结。

处方：归脾汤加减。

黄芪30g、炒白术15g、人参12g、当归10g、茯苓15g、龙眼肉10g、远志12g、炒酸枣仁15g、木香6g、当归9g、川芎6g、牡丹皮6g、赤芍6g、枳壳4.5g、黄连9g、山萸肉3g、炮穿山甲6g、莪术15g、藤梨根15g、虎杖15g、炙甘草6g。14剂。

二诊（2019年8月27日）：精神明显好转，患者诉服上方后，诸症均较前好转，但仍有纳差，并伴口干、口苦。舌淡苔薄腻，脉弦数。调整处方，以疏肝健脾为主。处方如下：

北柴胡12g、黄芩10g、清半夏9g、太子参15g、麸炒白术15g、茯苓15g、白芍15g、黄芪30g、炮穿山甲6g、鳖甲30g、藤梨根15g、预知子15g、土鳖虫10g、全蝎 4g、三七粉 4g(冲)、莲子肉 10g、诃子肉 10g、木香 9g、甘草 9g。

三诊(2019 年 9 月 11 日):患者自感无不适症状。仍在外院行肝动脉介入手术。在上方基础上,加陈皮、赭石、竹茹等减轻胃肠反应,胃肠反应结束后再酌加当归、熟地黄、鸡血藤、红景天等补益气血之品。给予中成药槐耳颗粒口服。并坚持让患者继续外院的抗病毒治疗。此后患者坚持服用中药至 2020 年 7 月,诸症均较前明显好转。至今健在。

按:本例患者为原发性肝癌,但已有多年慢性肝炎和肝硬化病史,又经手术及介入治疗,正气极虚,治疗十分困难。顾乃龙教授认为脾气虚则运化失常,水谷精微无以正常运化,心脏失于濡养,心气耗伤,则无以生血,血虚新血不生,血瘀于内,与湿热毒邪相合,化为癥积。治疗扶正补虚以补益心脾为主,兼以清热解毒,软坚散结。方用归脾汤加减,加入左金丸降逆抑酸,治烧心;虎杖、藤梨根清热解毒;当归、川芎、赤芍、枳壳、炮山甲、莪术化瘀血行气、软坚散结。二诊患者诸症减轻,唯纳食仍差,辨证属肝郁脾虚,癌毒内结,癌毒邪居少阳半表半里,阻滞气机,肝气郁结,横逆犯脾,脾胃虚弱,故不欲饮食,肝郁化热,口干、口苦,治以疏肝健脾,清热解毒,软坚散结。改用小柴胡汤合四君子汤加减。综观治疗全过程,顾乃龙教授在治疗肝癌同时,亦考虑患者肝硬化的状况,充分体现了顾乃龙教授治癌以人为本,重视脾胃,顾护后天之本,有效防止肝癌复发及转移。

病案 2 王某,女,58 岁。2020 年 3 月 29 日初诊。主诉:胁痛、腹胀 1 年,进行性加重 4 个月。经多家医院全面检查后诊断为“原发性肝癌”,因肿瘤位置不佳,不能行手术、介入及伽马刀等治疗。患者有冠心病、糖尿病、高血压、慢性支气管炎等多种慢性病,并服药控制。来我院就诊寻求中医治疗。行相关检查提示:原发性肝癌,肝内多发转移,门脉癌栓,右下叶肺感染,右侧胸腔积液,心包积液,脾大,少量腹水。就诊时患者精神萎靡,消瘦,面色萎黄,目微黄,胁痛,腹胀,乏力,气短,纳差,大便干,小便尚可,眠差。舌暗淡,苔薄腻,脉沉。

中医诊断:肝癌。

西医诊断:原发性肝癌。

辨证:肝郁脾虚,水湿内泛。

治法:疏肝健脾,利湿化痰,软坚散结。

处方:小柴胡汤、四君子汤合五苓散加减。

柴胡 12g、黄芩 10g、法半夏 10g、红参 12g、白术 30g、茯苓 15g、桂枝 12g、泽泻 12g、鳖甲 30g、丹参 15g、生牡蛎 30g、夏枯草 30g、茵陈 20g、土贝母 15g、延胡索 12g、焦三仙各 10g、酸枣仁 30g、甘草 6g。14 剂。同时艾灸虚里穴,每日 2 次,每次 3 壮。

二诊(2020 年 4 月 13 日):自述精神可,胁痛、乏力、腹胀等症状均有好转,尤其气短症状改善明显,纳食、睡眠及二便均可。调整处方:

柴胡 12g、黄芩 10g、法半夏 10g、红参 12g、黄芪 30g、白术 30g、茯苓 15g、桂枝 12g、泽泻 12g、鳖甲 30g、丹参 15g、生牡蛎 30g、夏枯草 30g、茵陈 20g、土贝母 15g、焦三仙各 10g、甘草 6g。14 剂。

三诊(2020 年 4 月 27 日):上述症状消失,守方微调继续服用汤药至今,未诉不适。

按:患者中年女性,原发性肝癌,诊断时即是晚期。根据消瘦、乏力、腹胀、纳差等症状,辨证属肝郁脾虚,其病机涉及肝、脾两脏,水湿全身泛滥,方中柴胡、黄芩清少阳半表半里之郁热,四君子汤健运脾气,补益后天气血之源,五苓散利水渗湿,温阳化气。三方合用,疏肝健脾,肝气得舒,胃气得复,水湿渐消,人之正气方能抵抗癌毒,有效改善患者生活质量,使生存期得以延续。

病案 3 林某,男,47 岁。2014 年 5 月 13 日初诊。患者 2013 年 10 月确诊为肝癌,行手术治疗。术后病理诊断:原发性肝癌并淋巴结转移。化疗 6 次。就诊时症见:面色黧暗,精神差,困倦乏力重,消瘦,气短,不思饮食,口干不欲饮,失眠,二便调。舌质紫暗,苔白腻欠津,脉细弦。

中医诊断:肝癌。

西医诊断:原发性肝癌。

辨证:气阴两虚,毒瘀结聚。

治法:益气养阴,解毒散结。

处方:生脉散加味。

生晒参 10g、黄芪 30g、麦冬 10g、五味子 10g、红景天 15g、黄精 15g、灵芝 10g、石斛 15g、鳖甲 30g(先煎)、炮穿山甲 6g(研冲)、重楼 10g、半边莲 30g、溪黄草 30g、莪术 15g、鸡内金 15g、佛手 15g、干姜 6g、炙甘草 6g。14 剂。同时服用中成药槐耳颗粒。

二诊(2014 年 5 月 27 日):服上药后无明显不适,纳食增加,调整处方如下:

生晒参 10g、黄芪 30g、麦冬 10g、五味子 10g、红景天 15g、黄精 15g、灵芝 10g、石斛 15g、鳖甲 30g(先煎)、炮穿山甲 6g(研冲)、白芍 15g、重楼 10g、半边莲 30g、溪黄草 30g、莪术 15g、鸡内金 15g、佛手 15g、干姜 6g、炙甘草 6g。28 剂。

三诊(2014 年 6 月 24 日):精神明显好转,饮食、睡眠均正常,体重增加 2.5kg,复查病情稳定,肝功正常。舌暗红,苔薄白,脉细弦。调整方药:

黄芪 30g、西洋参 12g、黄精 15g、麦冬 12g、半边莲 30g、鳖甲 24g(先煎)、炮穿山甲 6g(研冲)、溪黄草 30g、半枝莲 30g、莪术 15g、蛇莓 20g、炙甘草 6g。28 剂。

复诊(2015 年 1 月 19 日):患者体重较治疗前增加 6kg,面色改善明显,纳食佳,饮食正常,睡眠好,大便偏干,生活正常。舌尖红,苔薄黄,脉细数。上方去黄芪,加生地黄 12g、玄参 12g。28 剂,续服。

按:本例患者经手术、化疗后正气极虚。顾乃龙教授主张以扶正培本为先,以益气养阴、解毒散结为法进行治疗,根据出现的症状辨症加减,使得患者的不适症状得以消退,体力逐渐恢复,体重逐渐增加,提高了生活质量,延长了生存期。顾乃龙教授强调肝癌是恶性肿瘤疾病中较为凶险的疾病,其中医病因病机较为复杂,无论是中医还是西医,治疗多较为困难,都提倡早期发现、早期治疗。中医药可巩固治疗成果。中西医结合治疗是目前能够使患者在西医治疗后，体力恢复，生活质量改善的有效手段。

九、胰腺癌

胰腺癌是发生在胰头、胰体、胰尾及壶腹部的恶性肿瘤。其恶性程度极高，进展快，病程短，预后极差。胰腺癌属于中医学“伏梁”“痞气”“胃脘痛”“癥瘕”“积聚”“黄疸”等范畴。在《难经》中就有记载伏梁是“起脐上，大如臂，上至心下”。《外台秘要》描述：“主心腹积聚，久癥癖，块大如杯碗，黄疸宿食，朝起呕吐，支满上气，时时腹胀，心下坚结，上来抢心，旁攻两胁，彻背连胸，痛无常处，绕脐搅痛，状如虫咬。此言积聚癥瘕之病也。”“腹中痃气癖硬，两胁脐下硬如石，按之痛，腹满不下食。”《圣济总录》记载：“积气在腹中，久不瘥，牢固推之不移者，症也……按之其壮如杯盘牢结，久不已，令人身瘦而腹大，至死不消。”都对胰腺癌的临床症状和预后有较为详细的描述。西医学认为胰腺癌的发病与饮食、情绪、环境致癌物质等有密切关系。如嗜烟、嗜咖啡、嗜酒，都被认为是诱发胰腺癌的因素。长期在被致癌物质污染的环境下生活者，其肿瘤的发病率明显提高。西医学还认为慢性胰腺炎亦与胰腺癌的发病有关。中医学一般认为情志不遂，饮食内伤，都可导致脏腑气血功能失调，可发为胰腺癌。胰腺癌的发生与机体内外多种致病因素相关，由于正气不足、脏腑虚弱或情志不遂、饮食内伤，脏腑功能受损，外邪乘虚而入，致使气血运行不畅，气血凝滞，久留不散，渐成肿块。

（一）病因病机

顾乃龙教授认为，胰腺癌的发病和其他实体肿瘤疾病一样，正气不足是关键，《素问》有“正气存内，邪不可干”，亦有“邪之所凑，其气必虚”，都说明邪气侵入人体的必备条件是正气不足。正虚致气滞、湿阻、痰凝、血瘀，又外感癌毒留滞于脏腑经络气血组织间而形成肿瘤。《医宗必读》曰：“积之成也，正气不足，而后邪气踞之。”《杂病源流犀烛·积聚癥瘕痃癖痞源流》亦云：“壮盛之人，必无积聚。必其人正气不足，邪气留着，而后患此。”正虚之人，在癌毒的作用下，肝气不疏，气机郁滞，进而肝木克伐脾土，脾失健运，水湿内生，出现腹痛、腹胀、消化不良等症状，时轻时重，病情轻浅，属气滞、湿阻。随着疾病的进展，气机郁滞为瘀，湿邪阻滞凝结为痰，痰瘀互结，阻滞中焦，可见腹痛剧烈，痛有定处，或痰浊瘀血阻滞胆道，致胆汁输泄失常，胆汁不循常道，外溢肌肤发为黄疸。由此可见，机体正气不足与胰腺癌的形成及发展密切相关。在胰腺癌的发展过程中由于气滞、湿阻、痰凝、血瘀，使正气进一步耗伤，癌毒肆虐，又致气血阴阳极度亏虚，如此恶性循环，终致元气大虚而亡。

（二）治疗特点

1. 重视脾胃　西医学中胰腺的解剖位置与脾相邻，它分泌的胰酶促进消化，这种维持正常消化活动的功能与中医学中脾主运化的功能极其类似。而且胰腺癌临床症状中如上腹痛、腹胀、恶心、呕吐、纳差、消瘦、乏力等，都与中医脾脏的运化功能失常一致。顾乃龙教授认为在古代中医并无胰腺这一器官，因其功能相近，可把胰腺也归于中焦脾胃。顾乃龙教授在治疗胰腺癌的过程中常常重视对脾胃的治疗，谨遵《温病条辨》中“治中焦如衡，非平不安”的原则，恢复中焦脾胃功能。临床中如以胃纳功能失常为主者，主要临床表现为饥不欲食，进食难以下咽，治疗以开胃为主，健脾为辅，药物主要为健胃消食之品加滋养胃阴之药，如焦三仙、枳壳、焦槟榔、鸡内金、乌梅、沙参等。如果以脾失健运为主者，主要临床表现为脘腹胀满、纳呆、大便溏或便秘、舌苔腻，属脾虚湿困，治以健脾燥湿，用药如苍术、白术、陈皮、厚朴、藿香、白扁豆、砂仁、薏苡仁、大腹皮、莱菔子等。常用方剂是香砂六君子汤加减化裁。胰腺癌患者因胰腺的外分泌被破坏，各种促进消化吸收的胰酶减少，腹胀、纳差、消化不良等消化道症状表现尤为突出。故重视调理脾胃，才能使后天气血生化有源，正气得复，正所谓“得脾胃者得中央，得中央者得天下”。

2. 调畅气机　胰腺癌是在正气不足的前提下，气滞、湿阻、痰凝、血瘀所致，肝气郁滞是导致脾胃失调的重要原因，故治疗胰腺癌在扶正培本、重视脾胃的同时，疏肝理气、调畅气机也是很重要的方面。情志不遂、饮食内伤是胰腺癌的发病病因，一旦确诊胰腺癌，患者会因胰腺癌为“癌中之王”的称号而思虑恐惧，思伤脾，脾失健运，肝木乘脾土，气机更加郁滞于中焦。顾乃龙教授常常应用逍遥散、柴胡剂等。常用药有柴胡、枳壳、川芎、佛手、香橼、玫瑰花、预知子等。此外，还常用当归、白芍、地黄等药物养肝柔肝、滋补肝血。肝主疏泄，肝郁气滞会影响气机升发和疏泄；脾胃居中央，乃人体气机升降之枢，故调畅气机包括疏肝解郁和健脾和胃两方面。在药物治疗时也应关注患者心理状态，注意疏导患者情绪。

3. 扶正培本 顾乃龙教授在治疗胰腺癌时常强调，胰腺癌恶性程度高，来势凶猛，对机体正气损伤最快，所以顾乃龙教授指出，即便是早期胰腺癌，也需注重扶正培本。扶正培本要贯穿于胰腺癌治疗始终。治疗主要体现在益气、养血、滋阴、温阳。气虚者，用六君子汤、补中益气汤升发脾胃之气，酌加滋阴之品，以防化热伤阴；血虚者，用四物汤、八珍汤加减，加木香、砂仁、佛手等理气之品，以防壅滞脾胃；阴虚者，用沙参麦冬汤、一贯煎加减化裁，稍加少许温阳药，如干姜、附片等，以达“阴中求阳”；阳虚者，用右归丸，酌加滋阴药，如麦冬、沙参等，以求“阳中求阴”。顾乃龙教授在扶正培本治疗中常常重用黄芪，起始剂量在60g以上。对生晒参、太子参、熟地黄、紫河车等大补元阴元阳之品，顾乃龙教授在治疗胰腺癌时也是频频使用，意在使正气得复，邪气能消。对早期患者能有效赢得手术放化疗时机，对中晚期患者可改善生活质量，达到“人瘤共存”，“带瘤生存”的目的。

（三）用药经验

口苦者，加茵陈、黄连、泽泻等。

呕吐者，加半夏、竹茹、生姜、旋覆花、赭石等。

腹胀者，加木香、枳壳、大腹皮、佛手、香橼等。

腹痛者，加生蒲黄、五灵脂、炮姜、高良姜、乌药、白屈菜等。

尿少者，加茯苓、泽泻、猪苓、薏苡仁等。

黑便者，加仙鹤草、地榆、白及、棕榈炭等。

发热者，加地骨皮、青蒿、鳖甲、牡丹皮、秦艽、桑叶等。

（四）病案举例

病案 1　王某，男，56 岁。2019 年 3 月 22 日初诊。患者于 2019 年 1 月 7 日因腹胀、消瘦，做各项检查，发现肿瘤标志物糖类抗原 19-9（CA19-9）升高（156U/ml），腹部 CT 示：胰腺头占位，大小 3.8cm × 3.5cm。考虑胰腺癌。因肿瘤与附近大血管关系密切，故未行手术切除。给予化疗 2 个周期。就诊时症见：精神萎靡，乏力重，脘腹胀满，食后尤甚，嗳气，反酸，烧心，纳差，食少，喜热食，大便偏干，眠可。舌淡红，苔薄腻，舌下脉络迂曲重，脉弦。

中医诊断：胰腺癌。

西医诊断：胰腺恶性肿瘤。

辨证：肝郁脾虚，气滞血瘀。

治法：疏肝健脾，行气化瘀。

处方：柴胡疏肝散合香砂六君子汤加减。

柴胡 12g、川芎 9g、香附 9g、枳壳 9g、陈皮 6g、生黄芪 45g、炒党参 20g、茯苓 10g、炒白术 10g、法半夏 10g、当归 18g、白芍 15g、木香 10g、砂仁 5g（后下）、干姜 6g、藤梨根 15g、黄连 9g、山萸肉 12g、炙鸡内金 10g、焦三仙各 15g、炙甘草 6g。14 剂。

二诊（2019 年 4 月 5 日）：服药后，患者自觉精神明显好转，乏力消失，食欲有改善，上腹饱胀感减轻，嗳气、反酸、烧心均消失。舌淡，苔薄白，舌下瘀减轻，脉弦。处方如下：

柴胡 12g、川芎 9g、香附 9g、枳壳 9g、陈皮 6g、生黄芪 30g、炒党参 15g、茯苓 10g、炒白术 10g、法半夏 10g、当归 18g、白芍 15g、木香 10g、砂仁 5g（后下）、干姜 6g、藤梨根 15g、茵陈 15g、黄连 6g、炙鸡内金 10g、焦三仙各 15g、炙甘草 6g。

此后患者共完成 6 次化疗，肿瘤稳定。后西医维持化疗方案为间断口服替吉奥。期间坚持口服中药，中药以上方为基础加减化裁，旨在健脾化湿，疏肝利胆，清散癌毒。随访至 2021 年 9 月底，患者一般情况可，日常生活可自理。

按:本案患者因肿瘤与周围动脉包绕,失去手术机会。胰腺癌的预后较差,即使肿瘤可以切除,其局部复发率仍可高达80%,手术和放疗都很难彻底消灭癌细胞。胰腺癌对化疗的敏感度也不是很高,因此中医药治疗胰腺癌显得尤为重要。顾乃龙教授认为胰腺癌早期易与普通胃肠消化不良疾病相混淆,一旦症状突出,临床明确诊断,病情都已进入晚期。此时患者正气大伤,癌毒至盛,病机复杂。顾乃龙教授指出此时更应坚持辨证论治,抓主要矛盾,重视脾胃运化功能的恢复,故用本方药,方中重用黄芪、党参,以补一身之气,使气旺则血行,同时达到通瘀祛邪之效。肝气郁滞,横犯脾胃,则腹胀、嗳气、反酸、烧心,以柴胡疏肝散,解肝之郁滞。该患者在中医疏肝健脾、扶助正气治疗下,结合西医化疗,取得了较好的疗效。

病案2 刘某,女,47岁。2017年10月9日初诊。2017年1月行胰头中分化腺癌手术,肿瘤组织侵及周围脂肪及神经组织,淋巴结转移1/9。术后化疗3个周期,口服卡培他滨片1个疗程,因不能耐受化疗不良反应而停药。就诊时轮椅推入,体重31kg,面色萎黄,语音低微,畏寒,不思饮食,腹胀满,腹痛引及两胁,腰膝酸软,大便无力,夜尿频,睡眠欠安,舌淡暗,苔薄黄,欠津,脉沉细。查血常规:白细胞(WBC)2.34×10^9/L,中性粒细胞(NE)0.8×10^9/L,癌胚抗原(CEA)26ng/ml,糖类抗原19-9(CA19-9)215U/ml。

中医诊断:胰腺癌。

西医诊断:胰腺恶性肿瘤(中分化腺癌)。

辨证:脾肾两虚,气血双亏。

治法:补益脾肾,益气养血。

处方:小建中汤合六味地黄丸加减。

黄芪30g、桂枝12g、炒白芍12g、山药12g、熟地黄15g、山萸肉12g、牡丹皮12g、茯苓12g、泽泻12g、生晒参15g、北沙参15g、麦冬15g、延胡索12g、鸡内金15g、砂仁6g(后下)、炒酸枣仁15g、鸡血藤15g、生姜9g、炙甘草9g、大枣10g。14剂。

二诊(2017 年 10 月 25 日):步入病室,诸症均有明显改善。乏力改善,无腹痛,进食增加,食后稍有腹胀,口干,大便黏腻,舌淡红苔白,脉沉细。查 WBC 4.5×10^9/L,NE1.4×10^9/L。调整处方,以疏肝健脾为法。处方如下:

木香 9g、砂仁 5g(后下)、法半夏 10g、陈皮 6g、炒白术 12g、茯苓 12g、黄芪 30g、太子参 15g、党参 15g、北沙参 15g、麦冬 15g、北柴胡 10g、郁金 10g、枳壳 9g、延胡索 12g、藤梨根 12g、重楼 9g、鸡内金 10g、炙甘草 6g。30 剂。

三诊(2017 年 11 月 27 日):自行前来就医,体重增加 3kg。诉口干口苦,纳食不香,眠欠安,舌淡红,苔薄腻,脉沉细。血常规正常,CA19-9 153U/ml,CEA 17ng/ml。调整处方:

柴胡 10g、黄芩 10g、茵陈 15g、白术 10g、茯苓 10g、生黄芪 30g、党参 15g、炒酸枣仁 30g、首乌藤 15g、麦冬 15g、天花粉 15g、白英 30g、白花蛇舌草 30g、预知子 15g、焦三仙各 15g、鸡内金 15g、砂仁 6g(后下)。同时加服中成药养正消积胶囊。间断接受微波深部热疗和毫米波治疗。

后期根据患者病情,微调上方,患者临床症状较少,体重增加至 40kg,随访至 2019 年 7 月。家属诉因饮食不当,吐泻不止,就近就医,终不治身亡。

按:在晚期胰腺癌的治疗方面,传统的手术、放化疗,都效果不佳,不良反应大,影响患者的生存质量。该案患者术后不能耐受化疗不良反应而寻求中医治疗,初诊时病情较重,正气大虚,仅单纯给予中医药治疗,辨证属脾肾两虚,气血双亏,以挽救患者生命为第一要务,选择黄芪建中汤合六味地黄丸加减,方中黄芪、生晒参大补元气,扶正培本,正是顾乃龙教授所谓“重者,先留人,再去病”。待患者整体情况改善,逐渐加入中成药内服。应用局部微波深部热疗和毫米波治疗等现代技术抗肿瘤,提高免疫力。整体治疗方案体现了中医药治疗胰腺癌从整体观念出发,结合现代技术,即整体治疗与局部治疗结合,使患者获得了很好的生活质量,也延长了生存时间。

病案 3 张某,女,70 岁。2020 年 4 月 11 日初诊。患者于 2020 年 1 月 10 日因腹胀、消瘦,在外院检查肿瘤标志物 CA19-9 156U/ml,行腹部 CT 示:

胰腺尾部占位伴周围淋巴结增大，考虑胰腺癌可能。于2020年1月20日行“剖腹探查、粘连松解、腹腔肿物活检术”，冰冻病理示：(网膜种植结节)纤维组织中见腺癌浸润；(腹膜结节)纤维组织中见腺癌浸润。行姑息减瘤手术后未行放化疗。就诊时症见：精神不振，乏力，消瘦，脘腹胀满，纳差，喜热食，嗳气，反酸，烧心，大便偏干，小便可。舌淡，苔薄腻，脉滑。发病至今体重下降6kg左右。辅助检查：血常规、生化未见明显异常。

中医诊断：胰腺癌。

西医诊断：胰腺恶性肿瘤。

辨证：脾虚痰凝，胃气上逆。

治法：健脾化痰，和胃消痞。

处方：旋覆代赭汤合半夏泻心汤加减。

旋覆花(包)12g、赭石(包)15g、党参15g、姜半夏9g、黄连9g、干姜9g、山萸肉5g、苦杏仁10g、豆蔻12g、生薏苡仁30g、生黄芪60g、佛手15g、香橼12g、炒莱菔子15g、鸡内金15g、炒麦芽15g、焦山楂15g、焦神曲15g、穿山甲(碾末冲服)9g、生姜9g、大枣10g。14剂。同时口服养正消积胶囊。

二诊(2020年4月25日)：患者精神好转，仍感乏力，脘腹胀满、嗳气、反酸、烧心及大便干结都有减轻，纳食增加。舌淡，舌苔后部薄腻，脉滑。调整处方如下：

旋覆花(包)12g、赭石(包)15g、党参15g、姜半夏9g、黄连9g、干姜9g、生薏苡仁30g、生黄芪60g、佛手15g、香橼12g、炒莱菔子15g、鸡内金15g、炒麦芽15g、焦山楂15g、焦神曲15g、穿山甲(碾末冲服)9g、红景天15g、黄精15g、山萸肉15g、肉桂6g、生姜9g、大枣10g。30剂。续服养正消积胶囊。

三诊(2020年6月29日)：患者乏力轻，偶有腹胀，体重增加2kg，无其他不适。舌淡，苔薄白，脉沉。予四君子汤、四物汤、半夏泻心汤加减。处方如下：

党参15g、生黄芪60g、白术12g、茯苓12g、陈皮9g、砂仁6g(后下)、木香9g、姜半夏9g、黄连9g、干姜9g、佛手15g、穿山甲(碾末冲服)9g、山慈菇12g、当归 12g、川芎 10g、白芍 12g、熟地黄 15g、红景天 15g、黄精 15g、山萸肉 15g、炙甘草 6g。30 剂。续服养正消积胶囊。

后来在上方基础上多次调整用药，坚持服药至 2021 年 12 月未见复发，临床症状轻。

按：顾乃龙教授分析该患者为老年女性，胰腺癌晚期，经历手术之苦，耗伤气血，脾胃运化功能受损，出现脘腹胀满，纳差，喜热食，嗳气，反酸，烧心，大便干结等症状，辨证属脾胃虚弱，气滞痰凝中焦，胃气上逆，痞塞不通，选用旋覆代赭汤合半夏泻心汤加减化裁应用，寒热并用、辛开苦降，调理中焦气机。全方重在健脾化痰，和胃消痞。焦三仙、鸡内金消食健胃，助脾运；合生薏苡仁、佛手、香橼、炒莱菔子化湿醒脾行气。穿山甲消癥通络，山慈菇清热解毒，两药均为抗癌良药。待临床症状改善，给予香砂六君子汤合八珍汤加减，加黄芪、红景天、黄精、山萸肉健脾益气、扶正培本，不失为“养正积自除”的灵活应用。既缓解了症状，又延续了生命。

十、肾癌

肾癌是泌尿系统恶性肿瘤之一。早期肾癌以手术切除为主，预后较好，但因手术损伤人体正气，易致邪气侵袭。中晚期患者，有较大部分已无手术指征。肾癌对放、化疗均不敏感，中、晚期肾癌主要采取细胞因子治疗和靶向治疗，但存在耐药和毒副作用等问题，影响患者的生活质量和生存时间。中医药对早期术后患者可扶助正气，提高抗病能力，预防复发转移。对中晚期患者可通过辨病辨证论治减轻西药的毒性，缓解并发症，保护肾功能，改善生活质量，延长生存期。肾癌在中医学中属“血尿”“腰痛”“肾积”等范畴。无痛性血尿称为“溺血”，多认为与肾虚有关；腰痛为肾虚劳伤所致；湿热蕴结于内，气血瘀滞于里，则常形成腹部肿块或腰部肿块，而成“肾积”。

（一）病因病机

《黄帝内经》中首次记载与肾癌有关的症状：“其著于膂筋，在肠后者，饥则积见，饱则积不见，按之不得。”中医学认为，肾癌发病是由肾气亏虚，又外感湿邪，郁久成毒，蕴结于水道所致。《景岳全书》曰：“腰痛之虚证，十居八九。”强调腰痛以肾虚为常见原因。《证治准绳》曰：“大抵诸腰痛，皆起肾虚。”外感湿热之邪，蕴结水道，或过食肥甘厚味，损伤脾胃，脾失健运，湿浊内生，是为阴邪，最喜走下，居于下焦肾脏，蚀伤经络，络脉受损，出现尿血而发病；或素体先天肾虚，或年老肾精亏虚，均致气化不利，气血失调，水湿停聚，久则成痰，痰瘀互结，滞留腰部而成癌块。肾气不足，不能摄血，血尿日久，致气血双亏，脏腑功能失调。《金匮要略》曰：“热在下焦者，则尿血，亦令淋闭不通。”“肾着之病……腰以下冷痛，腰重如带五千钱。”《普济方》指出：“夫心主气。通小腹与膀胱。行于水道。下焦受热。则气不宣通。故溲便癃闭而成淋也。热则血淋者。是热淋之甚者则尿血。谓之血淋。”《素问·气厥论》曰：“胞移热于膀胱，则癃、溺血。”《类证治裁》指出：“痛属火甚，不痛属虚。”《丹溪心法》记载：“腰痛主湿热，肾虚，瘀血，挫闪，有痰积。”总之，肾癌的病机可概括为“虚”“湿”“毒”“痰”“瘀”，其中虚为本，痰、瘀、湿、毒为标，表现为本虚标实、虚实夹杂之象。

顾乃龙教授根据多年临证经验提出，肾癌的病因为饮食不节、情志失调、外感湿邪、肾虚不足。肾癌病位虽在肾，但与脾、肝两脏密切相关。《黄帝内经》云“饮食自倍，肠胃乃伤”，患者平素过食肥甘厚腻食物，损伤脾胃，脾胃运化失调则水湿不化，停聚生痰，痰湿内生，蕴化生火，湿热毒邪下注膀胱，而致尿血，湿热阻滞经络则为肾癌。《灵枢》云：“若内伤于忧怒，则气上逆。气上逆则六输不通……而积皆成矣。”患者平素抑郁寡欢，情志不畅，肝郁气滞，致中焦气机不调则脾失运化，痰湿内生，气滞血瘀，痰瘀互结聚于肾脏，发为肾癌。或患者年老体弱或久劳伤肾，肾精亏虚，膀胱气化不利，水湿不行，聚而成痰，痰瘀聚久而成肾癌。肾癌日久，气血阴阳俱亏虚，五脏六腑功能失常，正气愈虚，邪气愈盛。

（二）治疗特点

顾乃龙教授把肾癌的病机概括为“虚”“湿”“毒”“痰”“瘀”，其中虚为本，痰、瘀、湿、毒为标。“壮人无积，虚人则有之。”肾虚为本病发生的关键因素。肾癌早期多以标实为主，症见腰部疼痛、酸困、尿血，随着病程进展，久则出现虚实夹杂或由实转虚，晚期多表现为本虚标实，或正虚邪盛，症见乏力重、面色㿠白、下肢水肿、形体消瘦、形寒肢冷，或潮热盗汗、失眠多梦、尿血等。顾乃龙教授学习历代各家学术思想，根据多年临证经验，坚持补肾扶正为治疗肾癌的大法，分段论治，强调在补肾的基础上调肝健脾。

1. 早期扶助正气，清热利湿 顾乃龙教授认为肾癌的发病与患者先天不足、肾气亏虚联系最为紧密。早期肾癌患者多因自身肾气亏虚，又外感湿热之邪，湿热蕴结下焦，下注膀胱，肾与膀胱相表里，膀胱气化失司，常常出现尿血，小便灼热刺痛，或小便淋漓不尽，口干口苦，腰腹疼痛，舌质偏红，苔黄腻，脉滑数。早期患者多经过手术治疗，使得正气大伤，仍可有癌邪留于体内，故顾乃龙教授指出扶正气在早期肾癌治疗中是非常重要的，常以滋阴清热、利湿通淋为法，取小蓟饮子或黄连温胆汤为主方加减化裁。常用小蓟、大蓟、仙鹤草、黄柏、栀子、白茅根、黄连、牡丹皮、生地黄、半枝莲、龙葵、山慈菇、泽泻等清热解毒，利尿通淋；党参、太子参、黄芪、熟地黄、山药等益气扶正。

2. 中期健脾利湿，化痰祛瘀 肾癌中期患者，癌瘤盘踞肾脏日久，多因脾胃虚弱，健运失司，气机升降失常，后天气血生化无源，痰浊内生，血瘀阻滞，痰瘀互结。表现为正气大亏，除腰部疼痛，尿中夹有血丝或血块，血色暗或淡，尿时涩痛等症状外，还有明显神疲乏力，少气懒言，语音低微，纳少腹满，恶心呕吐，便溏等，舌质暗淡，或见瘀斑，苔腻，脉细弱或涩。顾乃龙教授针对此种脾虚湿盛、痰瘀互结类患者，常常以健脾利湿、化痰祛瘀法治疗。选用六君子汤、五苓散、少腹逐瘀汤等加减化裁。常用人参、党参、红景天、茯苓、白术、泽泻、泽兰、仙鹤草、黄柏、苦参等健脾利湿通淋；黄芪、陈皮、木香、砂仁等补气行气，增强脾胃运化之力；当归、川芎、蒲黄、五灵脂、没药、赤芍、茜草、益母草等活血化瘀止血。若患者正气较盛者可加蛇莓、龙葵、石见穿、山慈菇等清热解毒抗肿瘤药物。

3. **晚期扶正培本，脾肾同补** 顾乃龙教授认为，肾癌晚期患者，或由于癌邪猖獗，病情进展迅速，或由于经手术、化疗、靶向治疗后复发，已经肾气大伤，后天脾胃运化无力。顾乃龙教授指出肾癌的发病关键是肾虚，但与脾息息相关，晚期肾癌常常表现出机体五脏俱虚，以脾肾阳虚、肾阴亏耗为突出。表现为无痛性血尿，尿频，腰膝酸软，头晕耳鸣，形体消瘦，五心烦热，口干咽燥，舌质红，少苔或无苔，脉细弱或细数。顾乃龙教授常用肾气丸、二至丸、二仙汤加减治疗。常用女贞子、墨旱莲、淫羊藿、仙茅、巴戟天、麦冬、鳖甲、生地黄、泽泻、牛膝、山茱萸、仙鹤草、党参、白术、茯苓、薏苡仁、砂仁等健脾补肾。根据正邪的盛衰，酌情加蛇莓、山慈菇、半枝莲、白花蛇舌草等。若病情进一步发展，患者元气大伤，阴损及阳，可加人参、西洋参、生脉散等，大补元阴、元阳，敛阴生津，以防阴阳相离。

（三）用药经验

血尿不止者，加白茅根、大小蓟、侧柏叶、仙鹤草、三七粉、地榆凉血止血。

情志不遂者，加香附、柴胡、枳壳等疏肝理气。

胃脘部胀痛者，加木香、砂仁等理气和胃。

纳呆者，加山楂、神曲、麦芽、鸡内金等健胃消食。

水肿明显者，加猪苓、桂枝、薏苡仁、防己等温阳利水。

腰痛者，加杜仲、牛膝、桑寄生等。

低热者，加青蒿、地骨皮等。

晚期骨转移癌痛者，加乌梢蛇、威灵仙、鸡血藤、路路通、自然铜等通络止痛。

失眠者，加酸枣仁、远志、合欢皮、首乌藤、石菖蒲安神定志。

腹胀痛者，加小茴香、橘核、肉桂等。

便溏者，加炒薏苡仁、诃子等。

(四)病案举例

病案1 秦某,女,43岁。2016年3月19日初诊。患者因“肾癌术后3月余”就诊。患者2015年12月因腰部酸困,就诊于新疆某医院,诊断为左肾占位性病变,并行手术切除左肾肿物,术后病理示:左肾透明细胞癌,局部穿透肾包膜,侵及肾实质。肾周组织、肾上腺及输尿管残端、血管残端未见癌浸润,淋巴结转移0/7。就诊时见疲倦乏力,腰部酸痛不适,时有头痛,纳可,二便调,舌质淡胖,苔薄黄,脉细弱。

中医诊断:肾癌。

西医诊断:左肾恶性肿瘤(透明细胞癌)。

辨证:肝肾阴虚。

治法:补肾养肝。

处方:二至丸加减。

女贞子15g、墨旱莲15g、柴胡9g、赤芍15g、枳壳15g、桑椹12g、牡丹皮15g、桃仁10g、泽泻15g、仙鹤草30g、天麻12g、白芷10g、蔓荆子15g、龙葵15g、怀牛膝15g、甘草6g。14剂。

二诊(2016年4月2日):患者偶有腰部酸痛,乏力较前好转,已无头痛,夜间盗汗明显,纳、眠可,二便调,舌淡苔薄白,脉细弱。原方加山萸肉15g、浮小麦30g。28剂。

此后患者自觉病情稳定,无明显不适症状,即停服中药。2018年8月14日就诊述偶感腰部酸困,10天前在肿瘤医院复查,CT示多个腹膜淋巴结增大,最大者1.8cm×1.2cm,开始服用舒尼替尼。患者口干明显,渴而喜饮,纳可,四肢皮疹,眠可,二便调,舌淡、苔薄黄,脉滑。调整处方如下:

女贞子15g、墨旱莲15g、赤芍15g、牡丹皮15g、桃仁10g、泽兰10g、仙鹤草30g、蜈蚣3条、夏枯草15g、当归15g、新疆紫草15g、马齿苋12g、三棱12g、莪术12g、山慈菇12g、半枝莲15g、怀牛膝15g、甘草6g。28剂。

随访至2020年7月,病情未进展,后失联。

按:手术治疗是肾癌早、中期治疗首选。术后中医药治疗是恢复机体正常功能不可多得的选择。患者为中年女性,因“肾癌术后3月余”就诊,患者素体肝肾不足,加之癌邪及手术的损伤,使正气虚损,经中药补益肝肾治疗,诸症均减。后因考虑淋巴结转移,服用多靶点酪氨酸激酶抑制剂舒尼替尼治疗,此药可通过抑制血管内皮生长因子和血小板衍生生长因子受体而阻断肿瘤新生血管的形成,又可直接抑制肿瘤细胞增殖,但患者出现皮疹不良反应,再次就诊中医,因此在扶正培本、补益肝肾的同时,加入当归、新疆紫草、马齿苋等养血解毒药,减轻靶向药物所带来的不良反应,提高了患者对靶向药的依从性,改善患者生活质量。本例治疗以补益肝肾、清除癌瘤余邪为主,结合西药靶向治疗,充分体现了中西结合抑瘤扶正、防复发的良好疗效。

病案2 尹某,男,73岁。2012年6月19日初诊。患者于2011年9月体检时发现右肾有一实性占位性病变,即住院行CT检查示右肾下极4.5cm×3.8cm低回声区,考虑肾肿瘤,行手术治疗,术后病理为透明细胞癌,术后以干扰素和白介素-2交替治疗2个月。就诊时见形体消瘦,面色无华,乏力明显,畏寒怕冷,腰背酸痛,纳差,大便稀溏,夜尿频,每晚5~6次,舌淡,苔薄白,脉沉细。

中医诊断:肾癌。

西医诊断:右肾恶性肿瘤(透明细胞癌)。

辨证:脾肾阳虚,气血不足。

治法:健脾补肾,益气养血。

处方:右归丸合八珍汤加减。

熟地黄30g、黑顺片12g、肉桂5g、山药15g、酒茱萸12g、菟丝子24g、鹿角胶12g、枸杞子15g、当归12g、杜仲15g、桑寄生15g、党参15g、生黄芪30g、炒白术15g、茯苓15g、土茯苓30g、海金沙30g、鸡内金30g、蜂房9g、蛇莓12g、生甘草6g。14剂。

二诊(2012年6月25日):面色略有光泽,乏力、畏寒减轻,夜尿3~4次,纳食增加，脉舌同前，原方续服28剂。

三诊(2012年7月24日)：精神可，自述无乏力，无畏寒怕冷，无腰背酸痛，大便调，夜尿仍有2~3次，脉沉，苔薄白。原方又服28剂。随后制膏，连续服用3年，门诊随访，健在。

按：本案属于早发现，早治疗，经中西医结合治疗，获得了长期生存。本案男子虽为当代人，生活条件大不同于古代，营养充沛，但在古稀之年也会肾气大衰，又外感湿热邪毒，停聚下焦，膀胱气化失司，湿毒阻滞水道，久则成痰积块而致肾癌。顾乃龙教授在中医理论指导下，辨证辨病，在健脾补肾、益气养血治疗基础之上，兼顾利湿解毒。通过现代医学与中医药联合治疗，患者术后及干扰素治疗后的不良反应及时得到纠正，保证了生活质量，延长了生存期。

病案3　陆某，男，55岁。2012年4月13日初诊。患者因腰痛于2012年1月初在新疆某医院确诊左肾癌，并行左肾切除术。术后病理诊断为左肾透明细胞癌，癌组织累及肾皮质，肾被膜未见累及，血管、淋巴管内未见癌栓，输尿管切缘未见癌累及；肾上腺组织未见累及。就诊时症见：面色少华，神疲乏力，纳差，喜热食，时见呃逆，动则气短，大便黏滞，舌暗淡，舌体胖，苔薄腻，脉细弱。

中医诊断：肾癌。

西医诊断：左肾恶性肿瘤(透明细胞癌)。

证属：脾胃虚弱，痰瘀互结。

治宜：益气健中，和胃降逆，化痰祛瘀。

处方：香砂六君子汤加减。

黄芪45g、党参15g、炒白术12g、茯苓15g、姜半夏9g、陈皮6g、姜竹茹12g、木香9g、砂仁6g(后下)、炒莱菔子15g、枇杷叶12g、九香虫9g、白茅根30g、土茯苓15g、丹参15g、炙甘草6g。14剂。

二诊(2012年4月27日)：服上药后，乏力改善，纳食增加，无呃逆，大便调。

舌暗淡，舌体胖，苔薄白，脉沉细。调整处方如下：

黄芪 45g、党参 15g、炒白术 12g、茯苓 15g、姜半夏 9g、陈皮 6g、姜竹茹 12g、木香 9g、砂仁 6g(后下)、炒莱菔子 15g、枇杷叶 12g、九香虫 9g、白茅根 30g、土茯苓 15g、丹参 15g、炙甘草 6g、黄精 15g、玉竹 12g、龙葵 12g。30 剂。

三诊(2012 年 6 月 5 日)：患者诸症均消失，面色红润，纳可，二便调。舌淡，苔薄白，脉沉。守方续服，复查未见异常，随访至 2018 年，健在。

按：患者为肾癌术后元气受损，出现神疲乏力，精神差，面色少华，动则气短；脾胃受戕，气机升降失司，气逆则呃逆，纳差；脾虚湿盛，壅滞肠道，则大便不畅、黏滞，气虚、湿盛均导致痰瘀互结，舌脉亦为脾胃虚弱、痰瘀互结的表现。顾乃龙教授在治疗中强调扶正培本，尽快恢复患者机体功能，选择香砂六君子汤加减，在扶正时为防患者虚不受补，在胃气未复、运纳尚未正常时，着重补气，如用黄芪、党参、白术、茯苓，同时加用陈皮、姜竹茹、木香、砂仁、炒莱菔子、九香虫等药物，行气通腑，以防壅滞；加丹参，取“一味丹参，功同四物”之意，活血祛瘀；加黄精、玉竹补益津血，加强扶正之力。顾乃龙教授治疗肾癌重视清热利湿、解毒药的应用，加入茯苓、土茯苓、白茅根、龙葵等药清除余毒。该案患者病变发现较早，及时选择根治性手术治疗，后期中医中药围绕健脾利湿、化痰祛瘀、清解余毒治疗大法进行治疗，获得较好疗效。

十一、卵巢癌

卵巢癌是女性生殖系统三大恶性肿瘤之一，对女性健康危害极大。由于认识不足和缺乏有效的筛查方法，大部分患者就诊时就已属晚期，所以治疗效果差，患者生存期有限。中医药治疗卵巢癌有一定优势。

中医古籍中没有卵巢癌这一病名。卵巢称为“女子胞”“胞宫”等。根据其临床症状，将其归属于中医“石瘕”“癥瘕”“肠蕈”“癥积”等范畴。《灵枢·水胀》曰：“石瘕生于胞中，寒气客于子门，子门闭塞，气不得通，恶血当泻不泻，衃以留止，日以益大，状如怀子，月事不以时下，皆生于女子，可导而下。”是目前最早将生于女子胞中坚硬不移的肿块称为“石瘕”的记载。

（一）病因病机

《金匮要略》曰：“妇人之病，因虚积冷结气，为诸经水断绝，至有历年，血寒积结，胞门寒伤，经络凝坚。”《诸病源候论》谓：“癥瘕者，皆由寒温不调，饮食不化，与脏气相搏结所生也。”已经描述“癥积”之病，因正气虚损，机体出现寒凝、气滞、血瘀等而发病。顾乃龙教授认为卵巢癌的发病病因与郁、寒、湿、毒密切相关。病因病机关键是正气不足，脏腑虚损，肾精亏虚，冲任失调，七情郁结，肝郁脾虚，水湿内聚，蕴而成积，毒邪瘀阻，痰湿互结。临床上有本虚标实、虚实夹杂之分。正气不足，脏腑虚损主要表现在肾气亏虚，肝、脾、肾脏腑功能失调，而出现冲任失调、肝郁气滞、水湿内聚、阴寒凝滞。

1. 肾精亏虚，冲任失调　《景岳全书》曰：“凡脾肾不足及虚弱失调之人，多有积聚之病。”《素问》云：“胞络者，系于肾。”顾乃龙教授认为肾之精气不足是卵巢癌的发病基础，尤其是以肾阴亏虚为主。卵巢癌多发生于绝经前后，七七之年，天癸渐竭，肾精亏耗，罹患此病；若患者素体阴虚，日久及肾，更伤肾精；乙癸同源，肝郁化火伤阴，则肾精更虚。冲脉为十二经脉之海，任脉主胞宫，为“阴脉之海”，冲任二脉同起胞中，相互交通，肾精亏虚，不能滋养冲任二脉，冲任失调，气血失和，气滞血瘀，积聚成块，阻滞胞宫，或气血亏虚，气不行血，瘀血停滞胞中，久则成癌块。

2. 肝郁气滞　《素问》记载“故人卧血归于肝，肝受血而能视，足受血而能步，掌受血而能握，指受血而能摄”，王冰注《素问》“肝藏血，心行之，人动则血运于诸经，人静则血归于肝脏，肝主血海也”，均是对肝主藏血功能的高度概括，而女性与生殖相关的生理功能都离不开血的滋养。肝喜条达，主生发，肝郁气滞影响机体完成其各种正常生理功能，对女性而言，则会影响卵巢正常生理功能。此外，中医有“女子以血为本，以肝为先天”的经典认识，充分强调肝生理功能对女子生理的重要作用。肝主疏泄功能失常，会导致气机阻滞、血行不畅，而致血瘀发生。血瘀反过来亦可加重肝气郁滞。肝气郁滞，横逆犯脾，以致脾不健运，生湿生痰；肝郁化火，灼津成痰，痰亦可加重肝气郁滞。若肝气郁结、痰瘀胶结不去，则内生“癥积”也。

3. 水湿内聚 从中医理论来说，湿邪可是外邪，也可是内邪。外邪与环境饮食等相关，内邪即体内湿邪，水湿内停，中医多责之肺、脾、肾三脏，脾为水湿运化之脏，脾气虚，中焦斡旋失司，气机枢纽不畅则无力运化水湿，水湿阻于体内，留滞下焦，胞宫受累。内外之邪均可使水湿不能正常输布代谢，瘤毒瘀滞体内，日久不化而成“癥积”。“伤于湿者，下先受之”。胞宫位于下焦，易感湿邪，湿性为阴，其性黏滞，阻遏气机，气血运行不畅，聚而生痰、成瘀，发为“癥积”。

4. 阴寒凝滞 《类经》曰：“此言情志内伤而挟寒成积者也，寒邪既中于外，忧怒复伤其内，气因寒逆则六经之输不通，暖气不行则阴血凝聚，血因气逆而成积，此必情性乖戾者多有之也。”《素问·阴阳应象大论》中说“阴胜则阳病”。《诸病源候论》云：“积聚者，由寒气在内所生也。血气虚弱，风邪搏于腑脏，寒多则气涩，气涩则生积聚也。”女子属阴，寒为阴邪，易从下受，最易伤人阳气，寒邪或经皮毛，或由子门客于下焦，胞宫处于下焦，易被寒邪中伤，下焦亦为肾中元阳所居，肾中元阳虚衰，则膀胱不能化水为气，不可温煦脾阳，则水湿内停，聚而为痰，发为“癥积”。顾乃龙教授指出，阳虚则阴盛，阳气虚损易生内寒，或阳虚而外寒内侵，久居不去，寒邪凝滞经脉，而成寒积。机体的气血津液，皆有赖阳气的温煦推动，阳气充盛，寒不得凝，气血津液得以正常运行，不易成积。阴寒凝滞，最易成积。

（二）治疗特点

1. 滋补肾精，调理冲任 顾乃龙教授指出，卵巢是女性重要的生殖器官，其生理功能属于中医“肾”的范畴，所以卵巢癌应从“肾”论治。顾乃龙教授认为卵巢癌发病之正气虚损，关键是肾精亏虚、冲任失调。《妇人良方》云：“故妇人病有三十六种，皆由冲任劳损而致。”根据“虚者补之”的原则，顾乃龙教授提出卵巢癌的治疗应以滋补肾精、调理冲任为根本。因此，顾乃龙教授在临证时，常选用地黄汤类方加减化裁。常用药物：生地黄、熟地黄、山茱萸、生黄芪、枸杞子、女贞子、黄精、阿胶、龙眼肉、当归、天花粉、生麦芽、炮穿山甲、干蟾皮、地龙、天龙、蜂房、山慈菇、白花蛇舌草、半枝莲、鸡内金、何首乌、甘草、当归、川芎、白芍、鸡血藤等。

2. 疏肝解郁 顾乃龙教授指出女性疾病受情志影响较明显，而现代研究发现，卵巢是内分泌器官，受到神经内分泌激素的影响极大，抑郁、焦虑等心理变化对卵巢癌的发生、发展和转移有显著影响。顾乃龙教授认为正气不足是卵巢癌基本病机，肝气郁结，肝失疏泄，气机逆乱，气血失调，加之外邪侵袭，造成气滞、血瘀、痰凝、毒聚等病理变化，而其病理产物瘀、痰、毒等，阻滞于胞宫络脉，日久则积成癌块。瘀、痰、毒这些病理产物既可以造成肝脏气血、阴阳不足，还可累及其他脏腑，使其病机更加复杂。因此，肝失疏泄、气血不和、肝阴不足在卵巢癌发生发展过程中起着重要作用。顾乃龙教授常用柴胡疏肝散、逍遥散加减，常用药物有柴胡、赤芍、白芍、厚朴、枳壳、川楝子、香附、郁金、玫瑰花、夏枯草、牡蛎、栀子、牡丹皮、青皮、橘皮、白芍、枸杞子、桑椹、女贞子、何首乌等。

3. 健脾利湿 卵巢癌的发病与水湿代谢异常关系密切，与脾脏功能紧密相关，脾为气机枢纽，水湿运化之关键，同时是后天气血生化之源，脾气充沛，才能“脾气散精，上归于肺，通调水道，下输膀胱。水精四布，五经并行”。故有“补肾不如补脾”之说。《慎斋遗书》有论述：“诸病不愈，必寻到脾胃之中，方无一失，何以言之？脾胃一伤，四脏皆无生气，故疾病日多矣……补肾不若补脾，此之谓也。治病不愈，寻到脾胃而愈者甚众。”故顾乃龙教授治疗水湿内聚之卵巢癌时重在健脾，脾运则湿化。常用四君子汤、苓桂术甘汤、五苓散及参苓白术散等加减化裁。常用药物为生黄芪、太子参、白术、茯苓、泽泻、车前子、土茯苓、防己、陈皮、附片、肉桂、王不留行、路路通、泽兰等。

4. 温阳散寒 卵巢癌病机复杂，《黄帝内经》中有“积之始生，得寒乃生，厥乃成积也”的论述，认为肿瘤的形成，与阳虚寒凝有关。现代学者也认为阳虚寒凝是肿瘤形成的重要原因。随着肿瘤生长，正气进一步损伤，气机逆乱，导致脾失健运，肾中阴精阳气虚损，阳虚阴寒凝滞而出现面色苍白，头晕目眩，四肢倦怠乏力，气短懒言，纳差，舌淡苔薄白，脉细弱无力等。顾乃龙教授选择温阳散寒法治疗阴寒凝滞型卵巢癌。研究证实温阳散寒法能振奋人体功能，促进气血运行、津液代谢，从而发挥扶正抗癌作用，同时能很好地改善肿瘤患者的一般状况，为手术、放化疗的进行提供机会，以期最大限度地治疗肿瘤。常用方剂有肾气丸类、阳和汤、当归四逆汤等。常用药物为附子、肉桂、淫羊藿、补骨脂、山萸肉、炮姜等。

（三）用药经验

阴道流血、色淡红者，加仙鹤草、地榆炭、茜草炭等。

腰痛明显者，加杜仲、牛膝、川续断、秦艽等。

失眠者，加茯神、酸枣仁、远志、柏子仁、首乌藤等。

盗汗者，加山萸肉、煅龙骨、煅牡蛎、浮小麦、糯稻根、五味子等。

咽干便秘者，加玄参、玉竹、麦冬、天花粉等。

血虚者，加当归、阿胶、熟地黄、鸡血藤等。

腹胀明显者，加香附、枳实、厚朴、预知子等。

脘痞纳差者，加枳壳、砂仁、紫苏梗、莱菔子、鸡内金、焦三仙、佛手、香橼、木香等。

腹痛明显者，加川楝子、延胡索等。

腹胀、腹水多者，加大腹皮、茯苓、猪苓、泽泻、车前子、龙葵等。

（四）病案举例

病案 1　古某，女，46 岁。2017 年 2 月 14 日初诊。主诉：右侧卵巢中分化腺癌术后、化疗后半年余。患者于 8 个月前因腹痛就诊，诊断右侧卵巢癌不除外，在全麻下行双侧附件切除 + 子宫全切 + 大网膜 + 阑尾切除术，术后病理（右）卵巢中分化腺癌，侵及同侧输卵管及周围组织，Ⅲa 期。术后化疗 8 个周期，化疗过程顺利。就诊时诉常自汗、潮热，乏力，畏寒，四肢拘紧感明显，纳可，大便溏，夜寐欠安，舌暗淡，舌体胖，齿痕明显，苔薄腻，舌下络脉瘀紫，脉沉细。

中医诊断：癥瘕。

西医诊断：右侧卵巢恶性肿瘤（中分化腺癌）。

辨证：脾肾两虚，寒瘀停滞。

治法：健脾补肾，温阳化瘀。

处方：四君子汤合防己黄芪汤加减。

党参 15g、炒白术 12g、茯苓 30g、熟地黄 20g、山萸肉 15g、生黄芪 30g、防己 15g、桂枝 10g、炒白芍 15g、防风 12g、煅牡蛎 30g、浮小麦 30g、玉米须 12g、甘草 6g。14 剂。

二诊（2017 年 2 月 28 日）：出汗较前有所减轻，乏力畏寒明显改善，已无四肢拘紧感，但感口干，舌淡暗，舌体胖，苔薄白，舌下络脉瘀紫，脉沉细。调整处方如下：

党参 15g、炒白术 12g、茯苓 30g、生黄芪 30g、桂枝 10g、炒白芍 15g、防风 12g、煅牡蛎 30g、浮小麦 30g、天花粉 15g、山慈菇 10g、甘草 6g。28 剂。

三诊（2017 年 3 月 28 日）：未诉不适感，增加活血化瘀之力，调整处方如下：

党参 15g、炒白术 12g、茯苓 30g、生黄芪 30g、桂枝 10g、炒白芍 15g、防风 12g、煅牡蛎 30g、浮小麦 30g、天花粉 15g、山慈菇 10g、桃仁 10g、牡丹皮 12g、甘草 6g。28 剂。

后复诊，根据具体情况调整处方，患者诸症消失，舌脉平和。坚持随访至今。

按：本案患者已行手术、化疗，表现为正气虚损，主要为脾肾两虚、寒瘀凝滞。顾乃龙教授选用四君子汤合防己黄芪汤加减。方中党参、白术、茯苓、熟地黄、山萸肉、生黄芪、桂枝、白芍健脾补肾，扶助正气；生黄芪、白术、防己、桂枝、白芍、防风、煅牡蛎、浮小麦、玉米须卫外固表，敛阴止汗，利水祛湿，总体药物偏于温补脾肾，和中顾护脾胃。待患者汗出、乏力、畏寒等症状改善后，又合入桂枝茯苓丸，加强化瘀之力，活血、化瘀、消癥。山慈菇清除余留癌邪，以防反复。本案是卵巢癌中晚期中西医综合治疗的成功案例。

病案 2 陈某,女,49 岁。2019 年 7 月 23 日初诊。主诉:卵巢癌术后 9 个月。9 个月前在某医院行卵巢癌根治术,术后病理示:卵巢上皮癌。并于术后行 TP 方案化疗 6 个周期。就诊时化疗结束后 2 周,纳差,腹部隐痛不适,两胁胀痛,恶心欲吐,乏力,烦躁欲哭,睡眠轻浅,大便稀溏,舌质淡,苔薄腻,脉沉弦。

中医诊断:卵巢癌。

西医诊断:卵巢恶性肿瘤(上皮癌)。

辨证:肝郁脾虚。

治法:疏肝健脾,降逆和胃。

处方:柴胡疏肝散、黄芪建中汤合甘麦大枣汤加减。

柴胡 15g、陈皮 9g、川芎 9g、香附 9g、枳壳 10g、赤芍 12g、黄芪 30g、桂枝 12g、炒白芍 15g、山药 12g、姜半夏 10g、芡实 12g、炒酸枣仁 30g、首乌藤 15g、生姜 10g、大枣 12g、浮小麦 30g、甘草 9g。14 剂。

二诊(2019 年 8 月 6 日):患者仍有乏力,情绪好转,余为正常。舌淡,苔薄白,脉沉。调整处方如下:

柴胡 15g、陈皮 9g、川芎 9g、香附 9g、枳壳 10g、赤芍 12g、黄芪 30g、太子参 15g、桂枝 12g、炒白芍 15g、山药 12g、姜半夏 10g、芡实 12g、炒酸枣仁 30g、首乌藤 15g、生姜 10g、大枣 12g、浮小麦 30g、甘草 9g、莪术 12g、泽兰 12g。14 剂。

三诊(2019 年 8 月 20 日):无不适。效不更方,守方续服。此后患者门诊服药至今,复查病情稳定,未见复发转移,生活质量优良。

按:顾乃龙教授分析本案患者卵巢癌术后化疗后,正气虚损严重,邪毒留恋,情志失畅,肝脾失和。治疗当以扶正补虚为主,疏肝健脾,降逆和胃,清解余毒。方选柴胡疏肝散、黄芪建中汤合甘麦大枣汤加减化裁。柴胡疏肝散疏肝解郁,活血祛瘀止痛,柴胡为君,疏肝解郁,推陈致新;黄芪建中汤补诸虚不足;甘麦大枣汤治疗忧思过度,肝气失和,疏泄失常,加入炒酸枣仁、首乌藤养肝安神助眠。二诊加太子参助力益气健脾，逐渐加入莪术、泽兰等活血消癥药物，后在随诊过程中也加入山慈菇、白花蛇舌草等清解癌毒之品。纵观整个治疗过程，紧扣病机，标本同治，邪气乃伏。

病案 3 苏某，女，52 岁。2014 年 1 月 24 日初诊。患者自述 2013 年 2 月因发现腹部包块伴疼痛，CT 发现盆腔内占位，约 17.5cm × 10.2cm × 11.0cm 大小，行手术治疗。术后病理示：左侧卵巢浆液性乳头状腺癌，Ⅲa 期，大网膜可见转移癌，子宫壁可见转移癌。2013 年 3 月开始化疗，共行 8 个周期，其间多次出现严重恶心呕吐。就诊时症见：扶入诊室，形体消瘦，神疲乏力，面色少华，恶心呕吐，纳呆食少，口干喜饮，自汗盗汗，睡眠轻浅，大便干结，2～3 日 1 行，舌质偏红，苔薄黄，脉细数。糖类抗原 125（CA125）：21.3U/ml，其余各项检查指标正常。

中医诊断：卵巢癌。

西医诊断：左侧卵巢恶性肿瘤（浆液性乳头状腺癌Ⅲ期）。

辨证：气阴两虚，余毒未清。

治法：益气养阴，清热解毒，佐以健脾安神。

处方：生脉散合四君子汤加减。

黄芪 30g、太子参 15g、北沙参 15g、麦冬 15g、五味子 10g、生地黄 12g、玄参 12g、生白术 30g、茯苓 12g、姜半夏 9g、竹茹 12g、佛手 15g、酸枣仁 30g、首乌藤 15g、甘草 6g。14 剂。

二诊（2014 年 2 月 11 日）：已无恶心呕吐，乏力减轻，体力逐渐恢复，纳食增加，仍有口干、汗出，眠可，大便正常，舌质淡红，苔薄白，脉细。调整处方如下：

黄芪 30g、太子参 15g、北沙参 15g、麦冬 15g、五味子 10g、天花粉 30g、石斛 30g、生地黄 12g、玄参 12g、生白术 30g、茯苓 12g、竹茹 12g、佛手 15g、酸枣仁 30g、首乌藤 15g、糯稻根 15g、煅牡蛎 30g、甘草 6g。30 剂。

三诊（2014 年 3 月 14 日）：CA125 正常。精神可，但易疲劳，口干、汗出明显好转，舌质淡，苔薄白，脉滑。上方减竹茹，加白花蛇舌草 30g、龙葵 15g。处方如下：

黄芪 30g、太子参 15g、北沙参 15g、麦冬 15g、五味子 10g、天花粉 30g、石斛 30g、生地黄 12g、玄参 12g、生白术 30g、茯苓 12g、佛手 15g、酸枣仁 30g、首乌藤 15g、糯稻根 15g、煅牡蛎 30g、白花蛇舌草 30g、龙葵 15g、甘草 6g。30 剂。

四诊(2014 年 7 月 25 日)：精神状态良好，可做简单家务劳动。复查各项指标均为正常。上方减石斛、糯稻根。处方如下：

黄芪 30g、太子参 15g、北沙参 15g、麦冬 15g、五味子 10g、天花粉 30g、生地黄 12g、玄参 12g、生白术 30g、茯苓 12g、佛手 15g、酸枣仁 30g、首乌藤 15g、煅牡蛎 30g、白花蛇舌草 30g、龙葵 15g、甘草 6g。30 剂。

患者在上方基础上门诊随诊至 2019 年，卵巢癌未见复发转移。

按：患者本为阴虚体质，又因手术及多次化疗正气大伤，气血亏耗，故见形体消瘦，神疲乏力，面色少华；阴虚火毒炽盛，耗伤津液，故见口干、便秘；气虚阴津外泄，故见自汗盗汗；心血不足，不能濡养心神，故见睡眠轻浅；虚热致胃气上逆，则见恶心呕吐，纳少。舌脉均乃气阴耗伤之象。顾乃龙教授给予生脉散合四君子汤加减，治以益气养阴，清热解毒，佐以健脾安神。药用黄芪、北沙参、麦冬益气养阴；太子参、白术、茯苓、甘草健脾益气；酸枣仁、首乌藤以养阴血，安心神；生地黄、玄参清热养阴生津；竹茹、姜半夏、佛手清胃中虚热，降逆止呕。后逐渐加入白花蛇舌草、龙葵清热解毒抗癌。患者坚持服药，未见复发。

顾乃龙教授在治疗本案时，辨证与辨病相结合，对中医药的序贯治疗，以补益气阴、清热解毒为大法，兼以健脾安神，始终注意顾护脾胃，以平为期，亦酌加疏肝理气、解毒散瘀之品，共奏"养正积自消"之功效。

十二、宫颈癌

宫颈癌是常见的女性生殖系统恶性肿瘤之一。属于中医"带下""崩漏""癥瘕""胞门积结"范畴。中医药治疗妇科肿瘤在改善患者症状、减少放化疗不良反应、提高抗病御邪能力、延长患者生存期等方面效果显著。治疗大法是扶正祛邪抗癌。总体治宜攻补兼施，初期属邪实，消散为主；中期邪气渐盛，正气渐虚，治宜消补兼施；晚期以正虚为主，扶正兼以祛邪。对于术后、放化疗后的患者，扶正与祛除放化疗余毒并重。

《灵枢·水胀》记载："石瘕生于胞中，寒气客于子门，子门闭塞，气不得通，恶血当泻不泻，衃以留止，日以益大，状如怀子，月事不以时下，皆生于女子，可导而下。"指出治疗宫颈癌可以采取导邪外出的方法。《金匮要略》曰："妇人之病，因虚积冷结气，为诸经水断绝，至有历年，血寒积结胞门……瘀血在少腹不去。"明确提出虚、寒、瘀与宫颈癌发病相关。孙思邈在《备急千金要方》妇人方下提到："崩中漏下，赤白青黑，腐臭不可近，令人面黑无颜色，皮骨相连，月经失度，往来无常，小腹弦急，或苦绞痛上至心，两胁肿胀，食不生肌肤，令人偏枯，气息乏少，腰背痛连胁，不能久立，每嗜卧困懒。"更是进一步描述了晚期宫颈癌的临床表现。《诸病源候论》中记载："崩中之病，是伤损冲任之脉……冲任气虚，不能统制经血。故忽然崩下……伤损之人，五脏皆虚者，故五色随崩俱下。"指出冲任虚损也是本病的病机。由此可见，历代医家对宫颈癌的诊疗积累了丰富的经验。

（一）病因病机

湿毒是宫颈癌发病的重要因素。湿为阴邪，其性黏滞，易袭阴位。《素问·太阴阳明论》："伤于湿者，下先受之。"提示无论外来之湿，还是脏腑功能失调，冲任虚损，内生之湿邪，皆可停滞下焦，导致带脉失约，日久变生有形积块，结于胞门，形成本病。临床上早期常见白带量多，色如米泔或浊黄，气味秽臭，中晚期可见白带带血，臭秽难闻，甚者脓血相夹，腐肉脱出，形体消瘦，恶病质表现，均是湿邪日久，毒邪交织，绵延不绝为病的表现。

女子易情志不舒，肝气郁滞，肝郁日久，横逆犯脾，脾气亏虚；或素体脾虚，或饮食不节，损伤脾胃。脾虚生湿，湿聚成痰，痰湿之邪下注胞宫，白带漏下，形成肝郁脾虚证。肝气郁结，脾气亏虚为宫颈癌的常见诱发因素，并贯穿本病发展始终。女子年事已高，下元不固，冲为血海，任主胞宫，冲任亏虚，阴阳失调；或肾阴亏虚，母病及子，导致肝阴不足，终致肝肾阴亏；或肾阳不足，命门火衰，温煦无能，以致胞脉气血运行受阻，郁毒内结，瘀血内生，日久而成本病。

（二）治疗特点

1. 健脾祛湿为要，注重疏肝理气　女子脾虚，湿聚下焦，可用经典方剂傅青主的完带汤治疗。顾乃龙教授常常以完带汤合二妙散加减，健脾利湿，清热解毒。完带汤中白术甘温健脾，苍术燥湿健脾，陈皮理气温胃，疏导脾经之滞，脾气旺则水湿运化。为使水湿有出路，以车前子通利；柴胡升提开达肝木之气，荆芥疏肝解郁，升发清阳之气，白芍防止肝气升散太过。全方散中有升，消中有补。是下焦湿盛之妙方。二妙散以黄柏为治下焦湿热之要药，苍术味苦，性温，为燥湿要药，二药配伍，阴阳相济。两方合用，既可健脾，又可清下焦寒湿、湿热及湿毒，共成标本兼顾之法。对于肝郁为重者，用逍遥散加减化裁。《丹溪心法》曰："气血冲和，万病不生，一有怫郁，诸病生焉。"指出了情志不舒在疾病中的重要作用。情志不舒，肝气郁滞，肝郁日久乘脾。肝郁横逆犯脾，形成肝郁脾虚。治以疏肝解郁，健脾通络。张仲景《金匮要略》云："妇人之病，因虚、积冷、结气，为诸经水断绝，至有历年。"指出瘀血内阻，恶血形成。临床表现为腹部走窜疼痛较剧，性情急躁，面色黧黑无华，腹部可触及痞块或自感阴部肿块刺痛拒按，恶血频频，色紫暗夹有血块，舌质紫暗或有紫斑，脉弦涩。多为病程较长，日久瘀深毒深，积块渐增，更加瘀堵气血。故顾乃龙教授常常教导对久病者，复发者，体内有癌块者，在调畅气机的同时，活血化瘀通络是治疗中的重要部分。常选方剂是少腹逐瘀汤合桂枝茯苓丸加减化裁。

2. 清热解毒，滋阴凉血治疗放疗不良反应　放射治疗是宫颈癌最常见的西医治疗手段。由于解剖位置临近，放射性肠炎、放射性膀胱炎是宫颈癌患者放疗后常见的迟发性不良反应。顾乃龙教授认为，放疗射线破坏肿瘤细胞的同时，也打破了机体的阴阳平衡，从而引起放疗病灶周围的一系列病理改变。放射线作用于肠黏膜、膀胱黏膜，使黏膜组织充血、水肿、炎症细胞浸润而出现炎症性病变。顾乃龙教授认为放疗引起的炎性改变，具有火邪特点，可以将其归为一种“以毒攻毒”的治疗方法，极易耗伤气血津液。所以中医认为放射线是一种火毒。顾乃龙教授根据放射线为火毒的特点，在临床治疗时常以清热养阴为大法，审证加减，灵活变通。

放射性肠炎是宫颈癌放疗后最常见的不良反应之一。放射性肠炎在临床上主要表现为腹痛、大便次数增多伴里急后重感，排出黏液便，重者有脓血便排出等，病程长，缠绵不愈。顾乃龙教授在临床上将放射性肠炎辨证分型为湿热下注、热毒伤阴两个证型。认为放疗的火毒灼伤肠络，湿热胶结大肠，气机壅滞不通，大肠传化失常，火毒迫津下注，故见腹痛、里急后重、大便次数增多。顾乃龙教授多选用葛根芩连汤、芍药汤、白头翁汤化裁为主，以达清热燥湿、滋阴凉血之效。随着放疗次数的增加，放疗剂量的积累，后期患者可表现出阴液不足、阴虚火旺证候，可见消瘦，烦躁，口干咽燥，失眠，肛门灼热，舌红，苔少，脉细数等症状。顾乃龙教授常用黄柏、知母、生地黄、赤芍、牡丹皮等滋阴清热、凉血润燥药物。同时配合灌肠中药方，使药物能直达病所，直接作用于病灶，使受损黏膜能充分吸收药物，多选用黄柏、槐花、紫草、地榆、茜草、白及、败酱草、煅牡蛎等药物。放射性膀胱炎的主要症状为尿频、尿急、尿痛、尿血等，顾乃龙教授认为放疗火毒侵袭膀胱，膀胱气化不利，水道不通，湿热蕴结，则发为尿痛、小便频急；火毒灼伤膀胱脉络，迫血妄行，则有尿血。顾乃龙教授将放射性膀胱炎分为膀胱湿热和肝肾阴虚两种证型。分别使用八正散和知柏地黄丸加减治疗。常选用栀子清三焦火毒，滑石、车前草清热利尿，小蓟、白茅根、生地黄凉血止血；熟地黄、山药、山茱萸“三补”以滋补肝肾，茯苓、泽泻、牡丹皮“三泻”渗浊清热，并酌情加入白茅根、益母草、牛膝等既可利尿又可散瘀毒的中药。

（三）用药经验

腰酸痛者，加桑寄生、杜仲、川续断等。

小腹冷痛者，加乌药、小茴香等。

腹痛者，加当归芍药散。

血虚甚者，加熟地黄、阿胶、黄精、山萸肉等。

纳少腹胀者，加砂仁、鸡内金、焦三仙、佛手等。

气郁甚者，加佛手、郁金、川芎等。

肝火旺者，加牡丹皮、栀子等。

出血较多者，加海螵蛸、茜草等。

（四）病案举例

病案1 阿某，女，58岁。2013年5月27日初诊。患者述因间断下腹部疼痛半年余，伴有间断阴道排出血性分泌物，在本区某三甲医院诊断为宫颈癌，行手术治疗，手术后病理示：鳞癌，ⅡA期。放疗30次。就诊时下腹部偶有不适，无疼痛，无带下，心情不舒，乏力，纳食不香，偶有腹胀，舌质红，苔薄黄，脉弦。

中医诊断：宫颈癌。

西医诊断：子宫颈恶性肿瘤（鳞癌ⅡA期）。

辨证：肝郁脾虚，冲任失养。

治法：疏肝解郁，健脾固冲。

处方：丹栀逍遥散合生脉散加减。

白芍15g、茯苓12g、柴胡9g、当归10g、白术10g、牡丹皮12g、栀子12g、生黄芪30g、党参12g、麦冬15g、五味子9g、生地黄12g、佛手12g、郁金9g、白花蛇舌草15g、甘草6g。

二诊（2013年6月24日）：乏力改善，心情好转，无下腹部不适，纳可。但近日感尿道口灼热感，小便次数略有增加，大便调，舌质淡红胖，苔薄，脉弦滑。处方调整如下：

赤芍15g、茯苓12g、柴胡9g、当归10g、白术10g、牡丹皮12g、栀子15g、生黄芪30g、党参12g、麦冬15g、五味子9g、生地黄12g、佛手12g、郁金9g、白花蛇舌草30g、萹蓄15g、白茅根30g、甘草6g。

嘱减少进食辛辣刺激食物，多饮水，勤排尿。

复诊（2013 年 8 月 20 日）：无不适，精神、饮食、睡眠、二便均无异常。

随访至 2018 年底，患者无明显不适，病情平稳。

按：患者年近花甲，元气渐衰，冲任不固，又因家事长期情志不畅，肝气郁结，肝郁日久，肝经气机阻滞。肝郁气滞，脾气亏虚，冲任失养而致本病。顾乃龙教授对宫颈癌手术、放疗后患者，关注其放疗后气阴损伤，益气养阴，扶正以祛热毒之邪。患者能获长期生存，现代医学技术起了决定性作用，中医辨证施治保证了患者的生活质量。

病案 2 林某，女，44 岁。2015 年 9 月 14 日初诊。主诉：子宫颈低分化鳞癌放化疗后 8 个月。患者于 2014 年 1 月因宫颈癌手术治疗，术中双髂总动脉旁均可见肿大淋巴结，切除其中 2 个淋巴结，病理报告证实为淋巴结转移，切除子宫。术后放疗 25 次，化疗 6 次。8 月 27 日行 PET 检查：腹膜后多发淋巴结肿大，考虑为多发淋巴结转移，盆腔少量积液。就诊时感乏力重，左下肢水肿明显，腰酸腰困，渴不欲饮，小便淋沥，心烦，舌暗红，苔白略厚，脉弦滑。

中医诊断：宫颈癌。

西医诊断：子宫颈恶性肿瘤（低分化鳞癌）。

辨证：气虚血瘀，水湿停聚。

治法：益气活血，利水消癥。

处方：猪苓汤合瓜蒌瞿麦丸加减。

猪苓 15g、茯苓 15g、泽泻 12g、阿胶 10g（烊化）、滑石 12g、天花粉 15g、山药 18g、瞿麦 12g、生黄芪 30g、炒白术 20g、赤芍 15g、生薏苡仁 15g、夏枯草 15g、当归 10g、半枝莲 20g、龙葵 20g、土茯苓 30g。30 剂。

二诊（2015 年 10 月 15 日）：服药后乏力、腰酸腰困明显减轻，左下肢消肿明显，精神好转，食纳可，二便调。调整处方如下：

猪苓 15g、茯苓 15g、泽泻 12g、阿胶 10g（烊化）、滑石 12g、天花粉 15g、山药 18g、瞿麦 12g、生黄芪 30g、炒白术 20g、赤芍 15g、生薏苡仁 15g、夏枯草 15g、当归 10g、半枝莲 20g、龙葵 20g、土茯苓 30g、鸡血藤 30g、山慈菇 12g。30 剂。

三诊(2016 年 3 月 4 日):复查 PET 示腹膜后淋巴结变化不大,无盆腔积液。感腰酸轻,食纳可,二便调。舌暗淡,苔薄白,沉细。调整处方如下:

猪苓 15g、茯苓 15g、泽泻 12g、阿胶 10g(烊化)、滑石 12g、天花粉 15g、山药 18g、瞿麦 12g、生黄芪 30g、炒白术 20g、赤芍 15g、生薏苡仁 15g、夏枯草 15g、当归 10g、土茯苓 30g、鸡血藤 30g、山慈菇 12g、莪术 15g、僵蚕 12g、川续断 15g。30 剂。

2018 年 5 月患者全身广泛转移,病亡。

按:该案患者发现即为宫颈癌晚期,后期经中医扶正抑癌综合治疗,改善了临床症状,生活质量明显提高。顾乃龙教授指出对于各期宫颈癌患者,越早用中医药扶正祛邪抑癌治疗,效果越好。顾乃龙教授对于晚期肿瘤或术后复发患者,在治疗中多主张带瘤生存的观点,着重控制病情发展,缓解患者临床症状,延长生存期。

病案 3 王某,女,58 岁。2013 年 9 月 13 日初诊。患者于 2013 年 5 月发现接触性出血,在某医院诊断为宫颈癌Ⅱa 期,经手术切除后进行了放疗。就诊时症见:精神不振,胸胁胀满,心烦易怒,少腹重坠,大便次数多,带脓血,每日 6~7 次,口干口苦,纳少,舌淡红,苔薄黄腻,脉细弦。

中医诊断:宫颈癌。

西医诊断:子宫颈恶性肿瘤(Ⅱa 期)。

辨证:肝郁气滞,湿热下注。

治法:疏肝理气,散郁化结,清热利湿。

处方:逍遥散加减。

柴胡 10g、赤白芍各 12g、当归 12g、土茯苓 15g、白术 10g、生甘草 9g、黄芩 12g、川楝子 6g、党参 15g、枳壳 12g、陈皮 9g、郁金 12g、半边莲 15g、龙葵 20g、地榆炭 10g、槐花 15g、苦参 15g、金银花 15g、蒲公英 15g。14 剂。

外用:苦参 30g、蛇床子 30g、黄柏 30g、新疆紫草 30g、当归 20g、蒲公英

30g、败酱草30g、白鲜皮30g、马齿苋30g。14剂。加水2 000ml，煎15分钟，取汁坐浴外阴。

二诊(2013年9月27日)：精神明显好转，诸症均减轻，大便每日2~3次，无脓血，成形，仍有口干，手足心热，舌质红，苔少，脉细弱。调整处方如下：

知母10g、黄柏12g、熟地黄15g、山茱萸15g、山药15g、牡丹皮12g、茯苓12g、生地黄12g、麦冬15g、青蒿12g、鳖甲30g(先煎)、女贞子15g、墨旱莲15g、栀子15g、赤芍15g、丹参30g、龙葵15g、苦参10g、生甘草9g。30剂。外用洗剂同前。

三诊(2013年10月25日)：睡眠差，舌质偏红，苔薄，脉沉细。

知母10g、黄柏12g、熟地黄15g、山茱萸15g、山药15g、牡丹皮12g、茯苓12g、生地黄12g、麦冬15g、女贞子15g、墨旱莲15g、栀子15g、赤芍15g、丹参30g、酸枣仁15g、首乌藤15g、蜂房6g、龙葵15g、生甘草9g。30剂。停用外用洗剂。

复诊诸症基本消失，至今健在。

按：患者初诊时病机为肝郁气滞，湿热下注，宜"疏其血气，令其条达而至平和"，顾乃龙教授选方逍遥散加减，加用清热利湿、解毒之品。以柴胡、白芍既解肝郁又养肝血，补肝体而助肝用。土茯苓、党参健脾益气，以扶土制木，防肝病传脾；半边莲、龙葵、地榆炭、槐花、苦参、金银花、蒲公英等药物清热燥湿，解毒抗癌。同时配合外用洗剂，局部用药，清热凉血解毒，内外合治，改善因火毒之邪灼伤的皮肤黏膜。二诊时，顾乃龙教授根据患者症状灵活辨证，给予滋养肝肾、清热解毒抗癌法，选用知柏地黄丸加味，患者临床症状改善明显。该例患者在手术后行放疗，引起放射区域损伤，出现放射性肠炎的症状，在经过疏肝理气、散郁化结、清热利湿、滋养肝肾、解毒抗癌内外同治等一系列治疗后，患者症状消失，生活质量得到提高。本案充分体现了中医中药对减轻放疗损伤具有很好的保护作用。

十三、恶性淋巴瘤

恶性淋巴瘤是原发于淋巴结或淋巴结外组织的恶性肿瘤，简称淋巴瘤。按照组织病理学可分两类，即霍奇金淋巴瘤和非霍奇金淋巴瘤。恶性淋巴瘤是常见的免疫系统肿瘤，病变累及的淋巴结多在颈部、腋窝、腹股沟、纵隔及腹主动脉旁，部分病变侵犯淋巴结外组织，如韦氏环、扁桃体、鼻咽部、肺、胃肠道、骨骼或皮肤等。现代医学认为本病的发生主要是患者自身免疫缺陷，淋巴细胞及其前体细胞被病毒或细菌感染，与环境因素、电离辐射及遗传等相关。历代中医古籍并无恶性淋巴瘤的记载，但有与恶性淋巴瘤临床表现极其相似的描述。

《诸病源候论》中记载："此由寒气客于经络，与血气相搏，血涩结而成疽也。其寒毒偏多，则气结聚而皮厚，状如痤疖，如石，故谓之石疽也。"《证治准绳》亦云："石痈石疽，谓痈疽肿硬如石，久不作脓者是也。"《外科证治全生集》曰："大者，名恶核；小者，名痰核。与石疽初起相同。然其寒凝甚结，毒根最深，却不易溃。"《备急千金要方》载"凡恶核，初似被射工毒……或时不痛，人不痛者便不忧，不忧则救迟，迟治即杀人，是以宜早防之"，"恶核病卒然而起，有毒。若不治入腹，烦闷杀人"。从以上论述可见，恶性淋巴瘤在中医学中应属"石疽""失荣""痰核"等范畴。从这些典籍中也可看出历代中医对恶性淋巴瘤病因病机、临床表现及预后已有很深的认识。

历代医家大都认为"痰核""石疽"类病与正虚、气滞、痰凝、血瘀等相关。

（一）病因病机

恶性淋巴瘤是本虚标实之病。机体先天不足或后天失养，脾肾不足，可发为本病。《景岳全书·杂证谟·积聚》曰："凡脾肾不足及虚弱失调之人，多有积聚之病。"阐述了积聚类病多由脾肾亏虚或阴阳俱虚所致。脾虚失运，体内浊气不按常道运转，流于经络、肌腠、脏腑，可致此病；后天失运，无以滋养先天，肾气亏虚，肾阳不足，致机体元气虚弱，周身气血津液运化无力，痰、瘀、气、湿、毒均留滞于体内，不得消散，最终发为本病。人本正虚，外邪易侵。感六淫外邪，痰毒、瘀血或流窜于皮下肌肤，或注于筋骨关节，故体表、经络、筋骨、脏腑均可受累发为本病。因此顾乃龙教授主张应从“虚”、从“痰”论治恶性淋巴瘤。

（二）治疗特点

1. 分段论治 恶性淋巴瘤是病理分型最多、最复杂的恶性肿瘤之一，所以其治疗、预后的差异也较大。对预后较好的淋巴瘤，临床采用单纯中药治疗，就可有效控制病情，患者生存期也较长。对于恶性程度高的淋巴瘤，需经中西医结合治疗，才可获良效。顾乃龙教授谨守本病正虚为本的病因病机，辨病与辨证相结合，根据患者放化疗及中医治疗的不同阶段辨证论治。扶正祛邪的治疗大法，贯穿于治疗始终，根据疾病的早中晚时期不同，和所处放化疗的不同阶段，来确定扶正和祛邪治疗的比例，在患者正气相对充足时，加大祛邪，即化痰散结药物比例；经治疗或治疗结束后体质差，正气虚损明显的，注重扶正治疗，酌加行气散结之品，正所谓“养正积自除”。对于放疗中和化疗中的患者，根据放化疗不同的毒性表现，加入清热解毒，益气养阴，健脾和胃，降逆止呕，补益肝肾药物治疗。顾乃龙教授强调“治病必求于本”，在恶性淋巴瘤治疗的每个阶段都应详审病因病机，整体辨证，方可施药。

2. 善补脾肾，化痰解毒 本病之本为脾肾亏虚，标为痰毒内盛。“痰”既是病理产物，又是致病因素，且“痰毒”日久，耗伤气血，使正气更虚。正气虚损，又加重气滞痰凝毒盛，如此循环，病情会愈加严重。因此治疗必须立足于扶正祛邪的治则，以健脾补肾、化痰解毒为治疗大法，标本兼治。在放化疗前，患者邪实虽盛，正气亦足，故治疗重在清热解毒、化痰活血，兼以扶正；放化疗后，邪实虽减，正气也因放化疗之热毒、寒毒严重损伤，以虚为主，宜健脾补肾、扶助正气，清除放化疗之余毒。

顾乃龙教授常选生黄芪、党参、太子参、白术、茯苓、山药、熟地黄、生地黄、桑寄生、枸杞子、女贞子、炙甘草、大枣等药以益气健脾，补肾滋阴，固扶正气。也常辅以补益气血药物如当归、川芎、阿胶、鹿角胶、龟甲胶等。并以浙贝母、清半夏、陈皮、胆南星、夏枯草、僵蚕、白芥子、玄参、猫爪草、薏苡仁、姜黄、郁金、皂角刺等化痰散结，以山慈菇、重楼、白花蛇舌草、夏枯草、半枝莲、连翘、穿山甲等清热解毒、活血化瘀散结。

3. 重视外治 《黄帝内经》云："坚者削之，客者除之，结者散之，留者攻之。"是有形之积的治疗原则。顾乃龙教授对体表可触及的肿大的恶性淋巴瘤，采用外治法治疗。应用院内制剂"消极镇痛膏"局部外敷，"消极镇痛膏"的主要成分为川乌、草乌、三七、莪术、三棱、全蝎、蜈蚣、僵蚕等药物。病变局部使用外治法，能够很好地通过中药透皮渗透作用，直接治疗肿块，且毒性较低，可将祛邪造成的正气损伤减到最低程度。配合内服扶正类中药，可以提高疗效。

（三）用药经验

热毒盛者，加水牛角、天南星、露蜂房、夏枯草、白花蛇舌草、半枝莲、山豆根等。

五心烦热者，加青蒿鳖甲汤、女贞子、墨旱莲、枸杞子等。

口干口渴者，加生地黄、玄参、天花粉、麦冬等。

怕风汗多者，加玉屏风散、桂枝、浮小麦、山萸肉等。

畏寒重者，加附子、干姜、桂枝等。

低热者，加地骨皮、青蒿、鳖甲、牡丹皮、秦艽等。

心悸失眠者，加首乌藤、炒枣仁、茯神、珍珠母、合欢皮、甘松等。

烦躁易怒，烘热汗出者，加生地黄、百合、牡丹皮、知母、麦冬、沙参、女贞子、枸杞子、五味子、浮小麦等。

（四）病案举例

病案1 李某，男，65岁。2012年9月13日初诊。主诉：颈部肿块1年，伴腹胀、纳差2个月。患者2012年7月因腹胀、纳差到当地医院就诊，检查发现左颈部数个淋巴结肿大，部分融合成团，同时脾大，后经左颈部淋巴结切检，免疫组化提示：慢性淋巴细胞白血病/小淋巴细胞淋巴瘤。患者及家属拒绝放疗、化疗及靶向治疗，来我院门诊就诊。就诊时，面色晦暗无华，精神倦怠，纳食少，手足冰凉，小便清利，大便偏干，眠可。查体：左颈部可触及肿块，脾大平脐，质中等，光滑无压痛。舌质淡，苔白腻，舌下脉络瘀滞，脉沉细。血常规未见明显异常。

中医诊断：石疽。

西医诊断：非霍奇金淋巴瘤。

辨证：阳虚血瘀，寒痰凝滞。

治法：温化寒痰，软坚散结。

处方：阳和汤合消瘰丸加减。

熟地黄30g、生黄芪45g、肉桂3g、麻黄6g、鹿角胶9g、白芥子9g、生牡蛎30g、三棱12g、莪术12g、血竭3g、乳香9g、没药9g、玄参15g、浙贝母15g、炒鸡内金15g、神曲15g、干姜9g、甘草6g。30剂。消极镇痛膏外敷，每日4～6小时。

二诊（2012年10月20日）：服药月余，精神好转，夜间出汗，舌淡，苔薄白，舌下脉络有瘀阻，脉沉。左颈部肿块变小，脾脏回缩，纳食可，外周血象正常。调整处方如下：

熟地黄30g、生黄芪45g、人参12g、肉桂3g、麻黄6g、鹿角胶9g、白芥子9g、生牡蛎30g、三棱12g、莪术12g、山慈菇12g、全蝎5g、玄参15g、浙贝母15g、山萸肉15g、炒鸡内金15g、神曲15g、干姜9g、生甘草6g。30剂。继续消极镇痛膏外敷，每日4～6小时。

三诊（2013年1月5日）：患者精神状况良好，随后2年在上方基础上加减服用药物，另加参一胶囊。消极镇痛膏续用。随访至2017年，健在。

按：患者证属寒痰凝滞，形成“恶核”。顾乃龙教授治疗此类疾病时，紧抓病机，选择《外科全生集》中的阳和汤和《医学心悟》的消瘰丸。两方合用扶正以固其元气，提高抗病能力，重用黄芪益气，去腐生肌。并在扶正基础上加用祛邪抗癌药物，以祛痰散结、温通经脉。因患者拒绝西医治疗，所以采取中药内服时，同步使用外用药，以防攻邪伤正。病情平稳后，正邪相争趋于缓和，再加入丸散剂，巩固疗效。

病案 2 张某，男，69 岁。2015 年 8 月 21 日初诊。患者 2013 年 5 月因不明原因出现咽部异物感，查电子喉镜示：左侧梨状隐窝表面见光滑肿物。遂行手术切除，术后病理示：弥漫大 B 细胞淋巴瘤。经 6 个疗程 CHOP 方案化疗后病情稳定，定期随访复查病情平稳。2015 年 3 月患者出现咽部异物感加重，伴有呼吸及吞咽困难，左颈部包块，且进行性增大，无压痛感。PET/CT 示咽部及颈部多个软组织结节影，代谢明显增高。考虑淋巴瘤复发转移。行 R-CHOP 方案化疗 3 个疗程。就诊时症见：形体消瘦，面色无华，神疲乏力，形体消瘦，左侧颈部肿块明显，吞咽有异物感，纳差，二便尚调，舌质紫暗，舌下脉络瘀阻重，苔白腻，脉濡滑。

中医诊断：石疽。

西医诊断：非霍奇金淋巴瘤。

辨证：脾气亏虚，痰瘀互结。

治法：健脾理气，化痰逐瘀。

处方：六君子汤合小柴胡汤加减。

人参 15g、苍白术各 12g、姜半夏 9g、陈皮 6g、枳壳 9g、柴胡 6g、黄芩 9g、夏枯草 15g、僵蚕 12g、三棱 9g、莪术 9g、山豆根 9g、鸡内金 15g、焦三仙各 15g、炙甘草 6g。28 剂。

二诊（2015 年 9 月 20 日）：患者诉服上方后，精神好转，纳食增加，咽部异物感减轻。但化疗结束后 1 周，又出现不欲饮食，恶心欲吐。舌质紫暗减轻，苔薄黄腻，脉细数。处方调整如下：

人参 15g、苍白术各 12g、姜半夏 9g、陈皮 6g、枳壳 9g、柴胡 6g、黄芩 9g、夏枯草 15g、僵蚕 12g、猫爪草 12g、三棱 9g、莪术 9g、鳖甲 30g（先煎）、山慈菇 9g、鸡内金 15g、焦三仙各 15g、生薏苡仁 15g、炙甘草 6g。28 剂。

三诊（2016 年 1 月 7 日）：患者乏力明显，汗多，时有心悸，睡眠轻浅，大便干结，舌质暗淡欠津，脉细数。处方如下：

黄芪 30g、西洋参 6g、麦冬 15g、五味子 9g、当归 12g、茯苓 12g、山萸肉

12g、酸枣仁 15g、柏子仁 10g、夏枯草 15g、僵蚕 12g、山豆根 9g、焦三仙各 15g、甘草 6g。28 剂。并予以口服平消胶囊和参一胶囊。

后门诊长期随访，病情稳定。

按：患者初诊时，已经过多个疗程化疗，出现复发转移，正气大亏，邪气复来，痰毒内蕴，故以益气健脾，化痰散结之法。脾气健运，痰湿得化，痰除而气畅。二诊加入鳖甲、猫爪草等，加强软坚散结之功。三诊之时，患者出现气阴双亏、痰毒未净表现，调整处方，生脉散用西洋参，加山茱萸益气养阴。整个治疗过程中山慈菇、山豆根等清热解毒抗癌药物交替使用，既能持续抗癌，又能很好地缓解小毒药物持续使用造成的机体损害。且纵观治疗过程，顾乃龙教授谨守病机，注重辨证与辨病相结合，标本兼治，始终紧抓“虚”和“痰”，并注意顾护脾胃，故临床效果甚佳。

病案 3 杨某，女，52 岁。2019 年 3 月 29 日初诊。患者发现右颈部蚕豆大小肿物 2 年，至 2018 年 2 月肿块增大明显，约 5cm × 5cm 大小，伴随乏力、盗汗等症状，遂就诊于某医院，行右颈部肿块穿刺活检，病理结果提示：恶性淋巴瘤，弥漫大 B 细胞淋巴瘤。随后进行 R-CHOP 方案(具体用药剂量不详)化疗，共化疗 8 周期。就诊时化疗已结束 2 个月。症见：形体消瘦，面色无华，神疲乏力，活动后气短，口干咽燥，纳少，眠可，二便调。舌质暗淡，苔薄白，脉细数。查体：右侧颈部可触及数枚黄豆大小肿物，质硬，边界光滑，活动度可，无压痛，锁骨上、腋窝、腹股沟未触及肿大淋巴结，肝脾未触及。颈部彩超示右侧颈部肿大淋巴结最大约 1.9cm × 1.2cm。

中医诊断：石疽。

西医诊断：恶性淋巴瘤。

辨证：气阴两虚，痰瘀互结。

治法：益气养阴，化痰消瘀，兼以软坚散结。

处方：黄芪生脉饮加减。

黄芪 45g、太子参 15g、麦冬 15g、五味子 15g、夏枯草 15g、生牡蛎 15g(先煎)、浙贝母 12g、生地黄 12g、玄参 15g、佛手 15g、莪术 15g、鸡内金 15g、当归 12g、川芎 12g、鸡血藤 15g、枸杞子 20g、炙甘草 9g。14 剂。消极镇痛膏外敷，每日 4 ~ 6 小时。

二诊(2019 年 4 月 16 日):服上方后乏力症状明显缓解,纳食增加,仍感口干喜饮,夜间偶有盗汗,舌质暗淡,苔薄白,脉细。加天花粉 30g、山茱萸 15g。14 剂。继续使用消极镇痛膏外敷局部,加服中成药西黄丸。处方如下:

黄芪 45g、太子参 15g、麦冬 15g、五味子 15g、夏枯草 15g、生牡蛎 15g(先煎)、浙贝母 12g、生地黄 12g、玄参 15g、佛手 15g、莪术 15g、鸡内金 15g、当归 12g、川芎 12g、鸡血藤 15g、枸杞子 20g、天花粉 30g、山茱萸 15g、炙甘草 9g。

三诊(2019 年 4 月 30 日):患者已无乏力,口干症状消失。复查颈部彩超示右侧颈部肿大淋巴结有缩小,最大约 1.3cm × 0.8cm。舌淡,苔薄白,脉沉细。前方改黄芪 30g,减生地黄、当归、川芎、鸡内金、天花粉、佛手、鸡血藤,加橘核 12g、猫爪草 15g、鳖甲 20g(先煎)、山慈菇 12g、土茯苓 15g、丹参 15g、僵蚕 12g、三棱 12g,以增化痰祛瘀、软坚散结之功。30 剂。处方如下:

黄芪 30g、太子参 15g、麦冬 15g、五味子 15g、夏枯草 15g、生牡蛎 15g(先煎)、浙贝母 12g、玄参 15g、莪术 15g、枸杞子 20g、山茱萸 15g、橘核 12g、猫爪草 15g、鳖甲 20g(先煎)、山慈菇 12g、土茯苓 15g、丹参 15g、僵蚕 12g、三棱 12g、炙甘草 9g。

此后患者多次复诊,至 2020 年 1 月 3 日复查彩超示:右侧颈部淋巴结 1.0cm × 0.6cm 大小。恶核继续缩小,效不更方。

按:顾乃龙教授认为,该案患者诊断为恶性淋巴瘤,属中医学“恶核”的范畴,其病因病机相对复杂多变,本有痰瘀互结,又经过多个疗程化疗,久病消耗,加之药毒损伤,虽然瘤体虽小,但正气进一步损伤,无力托毒外出,余毒未尽,损伤气阴,故就诊时症见形体消瘦,面色无华,神疲乏力,活动后气短,口干咽燥,纳少,眠可,二便调,舌质暗淡,苔薄白,脉细数等,辨证为气阴两虚,痰瘀互结。所以,顾乃龙教授在治疗方面,始终坚持以扶正祛邪为大法,意在扶正可鼓邪外出，祛邪能使正气自复。治以益气养阴，化痰祛瘀，且软坚散结，解毒抗癌之法亦贯穿始终。方中重用黄芪补益气血，扶正而托毒外出；太子参、麦冬、五味子益气养阴；佛手、莪术、鸡内金顾护脾胃，使气血生化有源；夏枯草、猫爪草、僵蚕、浙贝母、生牡蛎化痰软坚；玄参解毒散结；当归、川芎、鸡血藤凉血解毒，活血化瘀；枸杞子滋养肝肾；炙甘草调和诸药。全方共施扶正祛邪，攻补兼施之力，使气阴渐复，恶核渐消。待患者正气复来，顾乃龙教授加重软坚散结、解毒抗癌药物使用，如加入橘核、猫爪草、鳖甲、山慈菇、土茯苓、丹参、僵蚕、三棱等品。不但有效缓解患者化疗后的各种不适症状，也通过中医辨病与辨证相结合，整体与局部相结合，扶正培本，攻补兼施，使肿瘤得到控制，巩固了前期西医化疗的效果。

第二节　常见内科病

一、慢性咳嗽

慢性咳嗽，为咳嗽时间持续 8 周及以上，放射学检查未见明显异常，咳嗽往往是患者唯一或主要就诊症状。咳嗽病是肺系疾病中最常见病种之一。中医治疗慢性咳嗽历史悠久，积累了大量的理论研究和临床经验，疗效较好。历代医籍中就有非常多的关于咳嗽的论述。慢性咳嗽当属中医“咳嗽”范畴。《黄帝内经》云：“五脏六腑皆令人咳，非独肺也。”说明咳嗽主要发生在肺脏，但也可是其他脏腑受邪，再传变于肺，导致肺失宣降而咳嗽。《素问》云：“邪之所凑，其气必虚。”“咳嗽谓有痰而有声，盖因伤于肺气，动于脾湿，咳而为嗽也。”《脉因证治》中记载“痰者，碍清气升降，滞气而不行，遂成诸咳嗽之证”。《诸病源候论》曰：“呷嗽者，犹是咳嗽也。其胸膈痰饮多者，嗽则气动于痰，上搏喉咽之间，痰气相击，随嗽动息，呼呷有声，谓之呷嗽。”谈到了咳嗽的病因病机，与肺脾两虚相关，脾虚则痰湿内生，肺气虚则肺卫失固，御邪无力，则外邪易袭，肺失宣肃，而发为咳嗽。因正虚，余邪难清，导致咳嗽反复发作、迁延不愈，发为慢性咳嗽。

咳嗽有内伤外感之分，慢性咳嗽大多与内伤相关，或内伤复感外邪诱发。《明医杂著·咳嗽》中载"久病便属虚、属郁，气虚则补气，血虚则补血"，说明慢性咳嗽与虚、郁相关，治疗也以补益气血为法。《诸病源候论》亦云："痰饮者，由气脉闭塞，津液不通，水饮气停在胸腑，结而成痰……甚则上气咳逆。"阐述咳嗽可因水湿痰饮阻于气道，或水饮之邪煎灼成痰，阻塞气道，气机上逆为咳。

（一）病因病机

肺为娇脏，不耐寒热；肺主气，开窍于鼻，外合皮毛，职司卫外，为人身之藩篱，故外邪无论是从口鼻还是从皮毛入侵，每多先犯肺。邪犯肺脏，导致肺之宣降不利，升降失常，气逆于上则为咳。顾乃龙教授认为慢性咳嗽都有肺气虚，反复感邪，而致肺之气机宣降失常，终至清气难升，浊气不降，浊气留滞于胸。

顾乃龙教授认为从慢性咳嗽的表现来说可以分为干咳和痰咳两类，而这两类咳嗽的致病原因无外乎风和湿。

《素问·生气通天论》："风者，百病之始也。"都说明风为六淫之首，会引领寒、暑、湿、燥、火之邪侵袭人体，进入人体后流连经络脏腑气血，因其善行数变，不易被驱除体外，伏于肺脏，伺机而动，发为咳嗽。感受风邪所致的咳嗽，在临床很多见，其特点为咽痒、干咳、咳声高亢、呈阵发性发作，咳声连连，严重时表现为面红耳赤，气急，气憋，甚至呕吐，完全不能自主，多在夜间较重。大多咳嗽发作之后，状如常人。用药正确，治疗及时，病情很快好转。顾乃龙教授指出风邪所致咳嗽，咽痒、突发突止是该病主证。根据《黄帝内经》所言"邪气之中人也，……搏于皮肤之间，其气外发，腠理开毫毛摇，气往来，行则为痒""风者，善行而数变"等特点，可知以"痒"为特征的疾病的病因病机和风邪紧密相关。调查此类患者病史一般与多种致敏因素相关，如吸入花粉、烟尘、异味、动物毛屑、尘螨等。故风邪致病的咳嗽病，病机属风邪伏肺，肺气失宣，气道挛急，与气道敏感、气道反应性增加相关，其证候特征为咽痒、阵咳等。《素问·至真要大论》记载："风淫于内，治以辛凉，佐以苦甘，以甘缓之，以辛散之。"顾乃龙教授指出，这是指导风邪偏胜的治疗大法，即辛味发散，可透表祛风，辛凉则清泻内风，甘缓（或酸收）而减风邪走窜之性使其自解。顾乃龙教授在治疗风邪所致咳嗽时，止嗽散、过敏煎是其常用方剂。对于虽属慢性咳嗽，但病情相对轻浅者，处方常用荆芥、防风、苏叶、五味子等一般疏风宣肺止咳之品；咳嗽重，病程长，伴痉挛性表现明显者，顾乃龙教授就用地龙、僵蚕、蝉蜕、全蝎、蜈蚣等入络搜剔之虫类祛风药。

对于痰咳，顾乃龙教授指出《素问·咳论》虽载"五脏六腑皆令人咳"，但又有"此皆聚于胃，关于肺"的理论，说明脾胃与咳嗽的重要关系。在五行中，肺属金，脾属土，土能生金，脾为肺之母，肺为脾之子。《素问·经脉别论》曰："饮入于胃，游溢精气，上输于脾，脾气散精，上归于肺，通调水道，下输膀胱。水精四布，五经并行。"也论述了脾虽为五脏输布精气，但实际先上输于肺，肺先受其益，是为脾土生肺金。《时方歌括》中强调"肺气之布，必由胃气之输"，《血证论》中有"肺之气生于胃"，都明确指出肺与脾胃的关系。顾乃龙教授认为与脾胃相关的咳嗽和以下 3 点相关。

1. 肺脾气虚 《脾胃论》中有"肺金受邪，由脾胃虚弱，不能生肺，乃所生受病也，故咳嗽气短气上"。脾气虚弱，运化失职，水谷精微化源不足，无法向上滋养于肺，久病及子，致肺气不足，皮毛不固，易感受外邪，则生咳嗽。在治疗上，《医学心悟·咳嗽》有"久咳不已，必须补脾土以生肺金"。《叶天士医案大全》有"从来久病，后天脾胃为要。咳嗽久非客症，治脾胃者，土旺以生金，不必穷纠其嗽"。这些都从培土生金、健脾益气以治咳嗽。四君子汤加味的系列方剂都可用于健脾益气以补肺气。顾乃龙教授还会选择性加入五味子、诃子、菟丝子、肉苁蓉、北沙参等以健脾补肺益肾。往往能使慢性咳嗽得到缓解。

2. 痰湿内蕴 《证治汇补》云"脾为生痰之源，肺为贮痰之器"。说明痰来源于脾，其机理是脾主运化，其运化功能失常，水湿不运，湿浊内生，化痰成饮，聚集于肺，导致肺气上逆，宣降失常，而发咳嗽。《医学三字经》载“盖胃中水谷之气，不能如雾上蒸于肺而转溉诸脏，只是留积于胃中，随热气而化为痰，随寒气而化为饮，胃中既为痰饮所滞，而输肺之气亦必不清而为诸咳之患矣”，指出胃中饮邪留滞，浊气上扰于肺，则咳痰。对痰湿内蕴所致咳嗽，后世医家多选用健脾燥湿化痰类方，二陈汤或苓桂术甘汤，甘温健脾，以温药治之。

3. 肝气郁滞 肝主疏泄，调畅全身气机，具体表现在促进脾胃运化和胆汁的分泌排泄。《读医随笔》中提到肝为“升降发始之根也”。肝气疏泄正常，则气机调畅，脾胃之气升降如常，胆汁正常分泌和排泄。如果因情志抑郁，郁怒伤肝，导致肝气郁结、疏泄失职，则出现胸胁胀满不舒，嗳气增多；疏泄太过，肝气亢逆，横克脾土，脾气不升，胃气不降，胃液亦随之上泛出现呕腐吐酸，胃液反流至咽喉部位，引起咳嗽。西医学称之为胃食管反流引起的咳嗽。

（二）治疗特点

《临证备要》云：“胃中泛酸，嘈杂有烧灼感，多因于肝气犯胃。”肝失疏泄，气失条达，日久郁结在内化火生热，进而横逆犯及脾土，肝胃郁热，胃失和降之性，上逆食管，亦出现烧心、反酸、胸骨后烧灼感等症状，进食过饱，郁怒愤懑均可使上述症状加重，顾乃龙教授认为此乃肝气郁滞、横犯脾胃的临床特征性表现，多应用柴胡疏肝散或半夏泻心汤加减化裁。疏肝理气之时，不忘和中降逆，还要兼顾消积导滞、解郁柔肝。常用药物有柴胡、白芍、川楝子、延胡索、佛手、姜半夏、黄连、枳壳、郁金、香附、麦芽、玫瑰花等。

顾乃龙教授认为久咳之人必是体质虚弱之人，首当肺气不足，易感外邪，致肺气失于宣降，不能输布津液，津停痰凝；肺气亏虚则不能朝百脉，久则必有血瘀。所以，慢性咳嗽常见气虚血瘀。对慢性咳嗽需注重益气扶正祛邪，活血化瘀，调畅气机。顾乃龙教授治疗此病的治则为“清肺降浊、益气活血、调畅气机”，对于久病不愈的气虚血瘀型慢性咳嗽，常采用自拟益气化痰逐瘀汤加减，方中选用黄芪益气扶正为君药，与党参、茯苓、白术配伍共奏补益肺脾之功；合苦杏仁、枳壳、厚朴以宣降肺气；辅以瓜蒌、苦杏仁、桃仁等化痰平喘、润肠通便，当归、川芎行气活血，陈皮燥湿化痰。

（三）用药经验

咳嗽，痰多质黏，不易咳出者，加瓜蒌、皂角刺、桔梗、紫菀等。

痰中带血者，加黄芩、藕节、白茅根、仙鹤草、三七粉、白及、大蓟、小蓟、黛蛤散等。

痰稀薄者，加白芥子、干姜、紫菀、款冬花、肉桂等。

喑哑咽干者，加麦冬、沙参、玄参、生地黄等。

自汗多、乏力、气短者，加人参、党参、黄芪、山萸肉、麻黄根、糯稻根、浮小麦、防风、煅龙骨、煅牡蛎等。

咳时胸部疼痛者，加瓜蒌、黄芩、桑白皮、生石膏、知母等。

（四）病案举例

病案1　李某，女，43岁，2017年2月17日初诊。主诉：反复咳嗽5月余。曾在社区门诊就诊，服用西药，仍反复不断。就诊时述阵发性咳嗽剧烈，咳时涕泪俱出，咳出少量白色黏痰，咽中奇痒，闻异味加重，易感冒，经常头痛，舌偏红，苔白腻，脉濡滑。

中医诊断：咳嗽。

西医诊断：咳嗽。

辨证：风邪犯肺，痰湿蕴肺。

治法：止咳化痰，祛风通络。

处方：过敏煎合二陈汤加减。

防风5g、五味子10g、乌梅10g、银柴胡10g、麻黄5g、苦杏仁10g、法半夏10g、陈皮9g、茯苓10g、桑白皮15g、黄芩12g、瓜蒌皮15g、伊贝母10g、北沙参15g、川芎10g、白芷10g、全蝎4g、甘草片5g。5剂。

二诊（2017年2月23日）：服药后自感病去大半，诸症均减。新出症状有咽部烧灼样疼痛。调整处方如下：

防风5g、五味子10g、乌梅10g、银柴胡10g、麻黄5g、苦杏仁10g、法半夏10g、陈皮9g、茯苓10g、桑白皮15g、黄芩12g、瓜蒌皮15g、伊贝母10g、北沙参15g、川芎10g、白芷10g、全蝎4g、甘草5g、山豆根6g、僵蚕10g。5剂。

三诊(2017年3月1日):患者自述咳嗽、咽部烧灼样疼痛等症状明显缓解,咽痛缓解,但感汗出。处方如下:

防风5g、五味子10g、乌梅10g、银柴胡10g、法半夏10g、陈皮9g、茯苓10g、桑白皮15g、黄芩12g、瓜蒌皮15g、黄芪30g、白术12g、川芎10g、白芷10g、全蝎4g、甘草5g。继进7剂,病获痊愈。嘱其预防感冒,避吸异味,饮食清淡。

按:患者近5个月来持续咳嗽,虽经治疗,仍迁延不愈。顾乃龙教授指出该病是因素体虚,卫外不固,肺之门户失守,风邪乘虚侵入,体内痰湿久伏肺络,每因感受外风,引动内风,致使肺气上逆而咳,因痰湿盘踞肺内日久,故痰黏难咳。顾乃龙教授治疗时祛风化痰并重,选用经典名方过敏煎合二陈汤加减。在祛除风邪之时,用二陈汤燥湿化痰,健脾。还加入了全蝎搜风通络,在初诊时先以祛风通络法外祛风邪,内摄肺络,在麻黄、苦杏仁宣肺的基础上,加强祛风化痰之功。另加川芎、白芷,配全蝎,上行祛头风,止头痛。二诊时病去大半,又有咽痛,加山豆根、僵蚕,清热解毒。三诊时咳嗽、咽痛症状减轻,汗出明显,此乃久病卫表不固之表现,加玉屏风散。纵观治疗全过程,紧扣病机,止咳化痰,祛风通络,益气固表,终得痊愈。

病案2 张某,男,60岁,2018年10月20日初诊。主诉"咳嗽1年余"。平素体质弱,1年前感冒后,时有咳嗽,咳声低微,有痰易咳,色白,常有乏力,畏寒,夜间盗汗,手足欠温,纳差,喜热食,腹胀,大便不畅,小便可,面白,舌暗淡,苔薄白,舌下脉络瘀重,脉沉细。

中医诊断:咳嗽。

西医诊断:咳嗽。

辨证:肺脾气虚。

治法：疏肝健脾，降逆止咳。

处方：自拟益气化痰逐瘀汤加减。

黄芪15g、党参15g、茯苓12g、炒白术12g、陈皮12g、苦杏仁9g、枳壳10g、厚朴10g、炒莱菔子12g、桂枝12g、防风10g、五味子10g、丹参15g、大枣9g、干姜9g、炙甘草6g。7剂。

二诊(2018年10月28日)：咳嗽频次明显减少，夜间已无咳嗽，乏力有改善，腹胀减轻，纳食可，大便可。舌淡，苔薄白，舌下脉络血瘀减轻，脉沉细。效不更方，上方继服14剂。

三诊(2018年11月16日)：自述已无咳嗽，诸症均减，不愿再服中药，即停药。

按：此案是体虚之人，肺气不足，感外邪后，致肺气失于宣降而咳嗽，又因肺气不足，无力祛邪外出，表现为咳声低微，乏力等症，舌脉可见肺脾气虚兼有血瘀之征。所以顾乃龙教授指出慢性咳嗽，尤其是素体不强之人，更易气虚血瘀，补益气血的同时，不忘适当活血，才更易获效。此方为顾乃龙教授自拟益气化痰逐瘀汤加减，方中选用黄芪为君药益气扶正；配伍党参、茯苓、白术共奏补益肺脾之功；合苦杏仁、枳壳、厚朴以宣降肺气，莱菔子润肠通便；陈皮健脾燥湿化痰；桂枝、防风、五味子温阳祛风敛肺；丹参辅益气药而通利血脉。

二、支气管扩张

支气管扩张是一种常见的慢性呼吸道疾病，是各种原因引起的支气管反复化脓性感染，导致支气管永久性扩张的气道慢性炎症。以咳嗽、咳脓痰、咯血为主要特点。临床多把支气管扩张归于中医学“肿痈”“咳嗽”“咯血”等范畴。

(一)病因病机

支气管扩张的病因复杂，西医认为多因各种年龄的肺部疾病慢性炎症反复发作，造成支气管管壁结构破坏，管壁纤维组织增生，继而发生支气管扩张，个别患者或因支气管先天发育障碍所致。根据支气管扩张的临床表现，历代医家多认为本病因外感或内伤所致之风、热、痰、瘀等实邪为患，感而发病。

1. 肺脾气虚，痰浊内生 顾乃龙教授认为支气管扩张的发病多因素体本虚，尤以肺气虚为要，肺经气管、咽喉、口鼻与外界相同，外邪最易侵犯肺脏，正如《证治汇补·咳嗽》所言："肺居至高，主持诸气，体之至清至轻者也。外因六淫，内因七情，肺金受伤，咳嗽之病从兹作矣。"如若不能及时治疗，则可致疾病反复发作。脾为后天生化之源，土为金之母，正所谓"脾为元气之本，赖谷气以生；肺为气化之源，而寄养于脾者也"。《灵枢·百病始生》亦言："风雨寒热不得虚，邪不能独伤人。"均阐述了本虚是该病发病的重要内因，故肺脾气虚是导致支气管扩张的根本内因。《医学三字经》载"盖胃中水谷之气，不能如雾上蒸于肺而转溉诸脏，只是留积于胃中，随热气而化为痰，随寒气而化为饮，胃中既为痰饮所滞，而输肺之气亦必不清而为诸咳之患矣"。《证治汇补》云："脾为生痰之源，肺为贮痰之器。"说明痰来源于脾，其机理是脾主运化，其运化功能失常，水湿不运，湿浊内生，化痰成饮，聚集于肺，导致肺气上逆，宣降失常，而出现咳嗽，咳痰量多。痰浊郁久化热，出现咳嗽咳脓痰。

2. 虚火灼津，肺阴亏耗 患者咳嗽咳痰日久不愈，肺脾气虚，痰浊瘀血瘀滞化热化火，损伤肺络，经久不愈，留有夙根。若外感六淫，或饮食不节，或情志不遂，诱使本病反复发作，病情日益加重。若咳嗽日久，迁延不愈，耗气伤阴，肺气亏损，宣发肃降失职，津液输布失常，凝聚成痰；肺阴亏虚，阴虚生内热，热可灼津为痰；痰邪郁肺，日久化热，若遇外邪引，痰热携肺气上逆，则可见咳嗽、咳黄稠脓痰；痰热化火，火热之邪灼伤肺络，络伤血溢则见咯血、咳血。正如《医旨绪余》中载："咳血多是火郁肺中，治宜清肺降火，开郁消痰，咳止而血亦止也。不可纯用血药，使气滞痰塞而郁不开，咳既不止，血安止哉！设下午身热而脉细数，此真阴不足，当清上补下。"所以顾乃龙教授强调支气管扩张出现咯血多由阴虚火旺、肺阴亏虚所致。

此外，也可因七情内伤，肝火犯肺，致肺气不利，火热之邪迫血妄行。

(二)治疗特点

顾乃龙教授依据多年的临床经验和患者的发病特点,辨清邪正虚实,标本缓急,对支气管扩张进行分期论治。

急性期患者咳嗽加重,痰量增多,白痰转为黄脓痰、绿痰,或者痰中带血丝,严重者出现咯鲜红色血液,同时伴有胸闷气短、气喘、发热等症状。依据急则治其标的原则,顾乃龙教授将急性期患者辨证分为痰浊阻肺、痰热蕴肺和清热凉血三型,分别予以祛痰止咳、清化热痰、清热凉血之法。肺为贮痰之器,痰易化热,痰热蕴肺,久病入络,易致痰热与瘀血互结,顾乃龙教授选用苇茎汤,酌加活血化瘀之品,常用瓜蒌、桑白皮、黄芩、生薏苡仁、冬瓜仁、赤芍、桃仁、茜草、川贝母、浙贝母、桔梗、芦根,加黛蛤散。对火热灼伤肺络,血溢脉外,见咯血,痰中带血,或咯血量多者,则须清热、泻火凉血,急治其标,正如陈修园在《医学从众录》中指出"血随火而升,凡治血证以治火为先"。此类患者还常伴有胸胁胀痛,口干口苦,大便干结,小便黄,舌红苔黄,脉弦数等证。常选用犀角地黄汤、麦门冬汤、沙参麦冬汤、清燥救肺汤等方剂,药用黄芩、生地黄、天冬、沙参、麦冬、水牛角粉、青黛、瓜蒌仁、诃子、海蛤粉、大蓟、小蓟、白及、藕节、仙鹤草、生石膏、知母、黄芩、栀子、桑白皮、桔梗等清热泻火、凉血止血。

顾乃龙教授认为虚、火、痰、瘀是缓解期支气管扩张症的发病原因,其中最根本的是素体肺阴不足,致使病邪容易侵入。支气管扩张日久,则易致津液损伤,肺阴亏虚,甚则会伤及肾精,导致肾阴亏虚。《景岳全书》中记载:"水亏则火盛,火盛则刑金,金病则肺燥,肺燥则络伤而嗽血。"因此,滋阴润肺是治疗支气管扩张症缓解期的根本大法。顾乃龙教授指出缓解期症状相对较轻,但这个时期的治疗却很有意义,患者在经过扶正培本急性治疗后可进入缓解期,可明显减少发作。将缓解期支气管扩张症分为两种证型:

脾虚痰盛证:缓解期患者也有咳吐黄痰的表现,但较急性期轻,痰量也少,可伴有神疲乏力,气短,自汗。舌淡红胖大,苔薄黄,脉沉滑。常选用四君子汤、二陈汤、桑白皮汤或清金化痰汤等,健脾利湿,化痰祛瘀。常用药物为党参、白术、茯苓、半夏、陈皮、炒苍术、山药、厚朴、紫苏叶、炒枳壳、干姜、肉豆蔻、桔梗、黄芩、栀子、连翘、当归、丹参等。

肺肾阴虚证:缓解期肺肾阴虚型患者,常常会表现为咳嗽,痰黄,或痰中带血丝,伴有口干咽燥、潮热盗汗、心烦失眠。舌质红,无苔或苔薄黄,脉细数。常选用六味地黄丸类方、百合固金汤等方剂,以补益肺肾,清热凉血。常用药物有生地黄、熟地黄、桑叶、北沙参、赤芍、山药、山萸肉、何首乌、女贞子、墨旱莲、丹参、芦根、大蓟、小蓟、黄芩、栀子等。

(三)用药经验

热毒盛者,加水牛角或羚羊角、石膏、栀子等。

咳嗽重者,加款冬花、苦杏仁、紫菀、紫苏子、炙枇杷叶等。

痰鸣喘息而不得平卧者,加瓜蒌、葶苈子、射干、麻黄、苦杏仁、薤白等。

咯血者,加白茅根、侧柏叶、黄芩、三七粉、黛蛤散等。

咯血、伴畏寒者,加炮姜、鹿角片、三七粉等。

大便秘结者,可加酒大黄、枳实、厚朴、槟榔等。

咳痰腥臭者,加金荞麦、桃仁、冬瓜仁、鱼腥草、芦根等。

自汗甚者,加黄芪、浮小麦、糯稻根、煅牡蛎等。

手足心热者,加知母、黄柏、牡丹皮等。

恶风者,加防风、桂枝、白芍等。

胸痛明显者,加延胡索、降香、郁金等。

痰白稀者,加干姜、细辛、鹿角片等。

纳差少食者,加炒麦芽、鸡内金、焦山楂、焦神曲等。

低热不退者,加银柴胡、白薇等。

脘腹胀闷者,加枳壳、砂仁、厚朴、木香、槟榔等。

口干口渴者,加生地黄、玄参、天花粉、沙参、麦冬、石斛等。

热盛心烦者,加金银花、栀子、黄连等。

口唇发绀,舌有瘀斑、瘀点者,加地龙、赤芍、丹参等。

(四)病案举例

病案1 热某,女,45岁。2014年9月9日初诊。患者自幼年起就反复咳嗽咳痰,每于秋冬季及受凉感冒后加重,常自行服用抗生素缓解。近几年咳嗽咳痰加重,咳吐脓痰,偶有气短。于2年前行胸部CT示:两肺下叶支气管扩张。医生建议行手术治疗,患者拒绝。就诊时症见:咳嗽,咳大量淡黄色浓稠痰,痰易咳出,自觉痰有腥味,感乏力,口干咽燥,纳少,眠可,大便溏,小便调。舌暗红,苔黄腻,脉滑数。查体:口唇轻度发绀,听诊双下肺可闻及湿啰音。

中医诊断:肺络张。

西医诊断:支气管扩张。

辨证:痰热壅肺,肺脾两虚。

治法:清肺化痰,益气止咳。

处方:二陈汤合千金苇茎汤加减。

法半夏12g、陈皮9g、茯苓24g、芦根30g、冬瓜子15g、桃仁10g、生薏苡仁30g、桔梗10g、紫菀15g、款冬花15g、生黄芪30g、鱼腥草15g、金荞麦15g、连翘12g、黄芩12g、白前12g、生甘草9g。7剂。

二诊(2014年9月16日):患者诉咳嗽明显好转,痰量明显减少,痰仍为淡黄色,易咳出,乏力改善,纳少,眠可,大便仍稀溏,小便调。舌暗红,苔黄腻,脉滑。调整处方如下:

法半夏12g、陈皮9g、茯苓24g、芦根30g、冬瓜子15g、桃仁10g、生薏苡仁30g、桔梗10g、生黄芪30g、鱼腥草15g、金荞麦15g、连翘12g、黄芩12g、焦三仙各15g、炒白术15g、芡实15g、川贝母9g、生甘草9g。14剂。

三诊(2014年9月30日):服上方后,患者诉痰量明显减少,已无乏力,纳可,二便调,舌淡红,苔薄腻,脉滑。有效守方续服14剂,巩固疗效。

按:患者自幼年始,经常咳嗽咳痰,反复发作,咳大量黄色浓稠痰,CT证实两肺下叶支气管扩张,属中医肺痈。顾乃龙教授认为患者自幼肺脾两虚,感染外邪,夙痰始终未清,蛰伏于肺,郁而化热,结合舌暗红,苔黄腻,脉滑数,辨证为痰热壅肺，肺脾两虚之证。“肺为贮痰之器，脾为生痰之源”，肺脾气虚，痰浊内停，痰热壅肺，肺气郁闭，肺络不和则咳嗽；脾不运化，则见食欲不振，咳吐浊痰，大便偏稀；痰浊郁热，郁蒸成痈，则见淡黄色浓稠痰，且有腥味；热灼津液，气阴耗伤，则见乏力，口干咽燥；苔黄腻、脉滑数亦为痰热内盛之征象。所以顾乃龙教授方选二陈汤合千金苇茎汤加减，予法半夏、陈皮燥湿化痰；先后以芦根、冬瓜子、薏苡仁、鱼腥草、金荞麦、黄芩等清肺化痰；生黄芪、桃仁、连翘、桔梗等活血化瘀消痈；紫菀、款冬花、白前等止咳化痰；茯苓、陈皮、炒白术、焦三仙、芡实等补肺健脾；后加川贝母加强全方清热润肺、止咳化痰之功。全方共奏清肺化痰消痈、益气补肺健脾之效。

病案 2 陈某，女，56 岁。2010 年 3 月 15 日初诊。患者咳嗽咳痰反复发作 10 余年，近半月来咳痰量增加，胸部 CT 提示：右肺上叶、下叶支气管扩张伴感染。就诊时症见：咳嗽，咳痰量多，痰色黄稠，气喘，胸闷不舒，偶有痰中带血，口干，纳可，眠可，大便干。舌红、苔薄黄，脉滑数。查体：右下肺及上肺可闻及湿啰音。

中医诊断：肺络张。

西医诊断：支气管扩张。

辨证：痰热壅肺。

治法：清热化痰，肃肺平喘。

处方：定喘汤合千金苇茎汤加减。

蜜麻黄 6g、桑白皮 15g、黄芩 12g、生薏仁 15g、冬瓜仁 15g、瓜蒌 15g、款冬花 10g、紫苏子 10g、法半夏 10g、鱼腥草 30g、伊贝母 12g、金荞麦 15g、芦根 20g、蒲公英 15g、连翘 12g、甘草 6g。7 剂。

二诊（2010 年 3 月 22 日）：患者咳嗽、气喘减轻，痰色变浅，痰中未见血丝，痰量仍多，舌偏红，苔薄腻，脉细滑。调整处方如下：

蜜麻黄 6g、桑白皮 15g、黄芩 12g、生薏仁 15g、冬瓜仁 15g、瓜蒌 15g、款冬花 10g、紫苏子 10g、法半夏 10g、鱼腥草 30g、伊贝母 12g、金荞麦 15g、芦根

20g、蒲公英15g、连翘12g、枳壳10g、莱菔子12g、甘草6g。7剂。

三诊(2010年3月29日):服上方后,仍有少许咳嗽,痰量减少,过多活动后可见喘息,舌偏红,苔薄,脉滑。调整处方如下:

桑白皮15g、黄芩12g、生薏仁15g、冬瓜仁15g、瓜蒌15g、款冬花10g、紫苏子10g、法半夏10g、鱼腥草30g、伊贝母12g、金荞麦15g、芦根20g、蒲公英15g、连翘12g、枳壳10g、莱菔子12g、射干12g、甘草6g。14剂。

服上方40余剂,诸症消,停药。此后患者每年秋季均在门诊进行中医调理,选用四君子汤合沙参麦冬汤加减。同时在三伏天进行冬病夏治贴敷治未病治疗。病情稳定,未再反复。

按:本案患者咳嗽咳痰反复发作多年,近期加重,出现黄脓痰,且带血丝,系肺脾气虚,又感外邪,肺失清肃,肺气上逆,则咳嗽;痰浊瘀滞,化热而出现痰黄;久咳伤肺,肺络受损,故痰中带血。急则治其标,治当清热化痰、肃肺平喘,方选定喘汤合千金苇茎汤加减。顾乃龙教授指出对慢性肺部疾病,注重培土生金,扶助肺脾之气尤为重要,为巩固疗效,在秋冬交替时节,予以健脾益气,滋养肺阴等中药调理,并在三伏天穴位贴敷,冬病夏治,充分体现出顾乃龙应用中医治未病理论指导临床实践,取得良效。

病案3 侯某,男,61岁。2014年9月15日初诊。患者反复咳嗽咳痰30年余,加重伴活动后胸闷憋喘3年。曾多次就诊于多家医院门诊,并经常自服药物(具体不详)治疗,未进行系统治疗。近3年病情加重,每年秋冬季病情都有反复加重。在当地医院行胸部CT示:双肺下叶支气管扩张。就诊时症见:形体消瘦,神疲乏力,咳嗽,咳黄黏痰,不易咳出,痰中带血丝,气短,夜间汗多,口干,纳呆,睡眠差,梦多,大便偏干,小便调,舌瘦,暗红,苔薄欠津,脉细数。

中医诊断:肺络张。

西医诊断:支气管扩张。

辨证:阴虚肺热。

治宜:滋阴清热,止咳化痰。

处方：百合固金汤加减。

百合30g、熟地黄15g、生地黄15g、麦冬15g、白芍15g、玄参12g、当归12g、川贝母10g、桔梗10g、葛根15g、天花粉15g、地骨皮15g、青黛2g（冲服）、蛤壳12g、知母10g、太子参15g、佛手15g、鸡内金15g、炒麦芽15g、甘草9g。14剂。

二诊（2014年9月29日）：仍感乏力，但有减轻，痰易咳出，黄白相间，质黏，已无痰中带血丝，纳可，睡眠有改善，仍梦多，二便调。舌瘦，暗红，苔薄，脉细数。调整处方如下：

百合30g、熟地黄15g、生地黄15g、麦冬15g、白芍15g、玄参12g、当归12g、川贝母10g、桔梗10g、葛根15g、天花粉15g、地骨皮15g、知母10g、太子参15g、鸡内金15g、炒麦芽15g、黄芩12g、珍珠母20g、甘草9g。14剂。

三诊（2014年10月17日）：诸症均减，偶有咳嗽，无痰。纳可，眠可，二便调。舌偏红，苔薄，脉沉细。因有效，上方续服28剂。

按：阴虚肺热是支气管扩张的常见证型。患者常常表现为咳嗽痰少、咯血、发热、口干咽燥、乏力、舌体瘦、苔少或苔燥、脉细滑数等。中医学认为阴虚肺热型支气管扩张属于“咳嗽”“咯血”范畴，其发生与痰凝日久，化热灼津，损伤肺络相关，肺气失宣，痰黏不易咳出，血随痰出，痰中带血；热盛伤津，见口干、大便干；热扰心神，或阴虚不能滋养心神，则心神不安，失眠，梦多；痰阻气机，脾气不运，出现纳呆；阴虚，津液外泄，则盗汗出现。顾乃龙教授方选百合固金汤加减治疗，其中百合可养阴润肺、清心安神；玄参可滋阴、降火、除烦、解毒，玄参、百合合用可养阴清热润肺；麦冬可养阴生津，润肺清心；熟地黄、生地黄可清热凉血；白芍、麦冬、熟地黄和生地黄可滋养肺肾之阴；葛根、天花粉清热生津；白芍还可敛阴止汗；当归可活血养血；青黛与蛤壳在方中承担清热凉血、软坚化痰的作用，二者配伍可增强清热之力，同时兼顾护肺化痰，契合方中整体滋阴润燥、清热养肺的核心治法；太子参益气养阴；地骨皮、知母清虚热；川贝母可润肺止咳，桔梗可宣肺排脓；佛手、鸡内金、炒麦芽理气健脾消积；甘草可调和诸药。诸药合用,共奏滋阴润燥、清热养肺之功。

三、不寐

不寐又称失眠,是指脏腑功能紊乱、气血亏虚、阴阳失调,导致不能正常睡眠。轻者不易入寐,或寐而易醒,重者彻夜难眠。多由情志不遂、饮食不节、外邪侵袭、气血失调、年老体虚等原因导致。本病可单独诊断,亦是其他疾病常见的伴随症状,虽不属于内科危重症,但是却对人们的日常生活、工作影响很大,长期严重的不寐还会诱发心悸、眩晕、头痛等心脑疾病。中药对于失眠的治疗,疗效确切,不良反应少,无药物依赖性,是很多患者首选的治疗手段。中医学认为,人体是以五脏为中心,以气、血、精、津液为物质基础,借经络连通了各脏腑器官,从而形成一个有机整体,并共同完成各种生理活动。人体阴阳消长的节律性变化,形成了睡眠和觉醒的生理活动。各种病因导致阴阳不相顺接,心神不安,而出现不寐。

(一)病因病机

顾乃龙教授认为睡眠是人体所具有的一种规律性的生理活动,人体健康则睡眠节律正常,人体出现了不适,则会出现病理性的失眠。中医提倡"天人合一",即人与自然本身应当是一个有机整体,人体的节律应该与自然界的昼夜变化相同,故而产生正常的寤寐,如果人体的阴阳失衡,失去了与自然界的有机结合,人就会失眠。

顾乃龙教授认为某种因素引起阴阳失衡、气血失和,是失眠的根本病机,其学术思想源于《黄帝内经》。《灵枢·寒热病》:"阴跷阳跷,阴阳相交,阳入阴,阴出阳,交于目锐眦,阳气盛则瞋目,阴气盛则瞑目。"《灵枢·大惑论》中提出"夫卫气者,昼日常行于阳,夜行于阴,故阳气尽则卧,阴气尽则寤"。同时受到清代名医孙一奎、张瑜重视阴阳气血调和思想的影响,在传承中受新疆名医陈浩然、刘治武、王多让的熏陶,顾乃龙教授认为人体生理活动与病理变化无不涉及阴阳、气血,百病均可影响到阴阳、气血,阴阳失衡、气血失调又可生百病。

如《素问·举痛论》有“百病生于气”之说。《张氏医通·诸血门》云:“血之与气,异名同类,虽有阴阳清浊之分,总由水谷精微所化。”此所谓气血同出一源而有所区别,是因为气具阳和之性,而为阴血的引导;血为阴凝之质,则为气之所归。血之与气,阴中有阳,阳中有阴,彼此依存,互不可分。所谓“气主煦之,血主濡之”,脏腑功能均赖气血为之调达,顾乃龙教授认为失眠症的由来与患者阴阳、气血不和相关,要重视平衡阴阳,调理气血。

(二)治疗特点

顾乃龙教授根据多年临床经验,结合本地居民生理、病理学特点,总结分析认为机体的阴阳平衡失调是失眠病发病的关键,阴阳平衡失调的根本原因是气和血失于调和,脑府无血液的濡养,神失所养,无可寄托。治疗重点首当调畅气血,气血通畅,令脑海有所养,神得血安,可高枕无忧。在调理气血的同时,养心调肝安神,健脾和胃,从而达到调理脏腑功能的效果,以使阳气由动转入静,阴阳顺接,从而平衡阴阳,使得人体“阴平阳秘”,还使得人的阴阳运作与自然界相接,最终达到“天人合一”,形成人体与自然界的统一整体,随着自然界的昼夜变化,人体的阴阳也不停运转,自然界处于白昼状态时,人体的阳气出阴气藏,自然界处于夜晚状态时,人体的阴气出阳气藏,正常的睡眠再次形成。这样能让紧张的神经得以松弛,大脑皮质的抑制信号增加,各种头部症状均得到改善,从而使患者进入良好的睡眠状态。

临床中治疗失眠时,顾乃龙教授发现顽固性失眠患者多具有气短神疲、不耐劳累、虚胖无力或日渐消瘦、容易感冒等正气虚弱的征象,说明失眠是由脾失健运,精气不升,生化无源的气虚所致。在五行中,心脾为母子关系,脾胃病变可引起不寐,不寐日久,又可暗耗心血,心血不足,心神失养,致不寐更重,也会进一步引起脾胃虚弱,出现纳少、乏力、便溏等。因此他在治疗失眠症时,除养心安神、交通心肾外,健脾补气实为关键一环。所以顾乃龙教授治疗不寐以和脾胃调气血为总则。

(三)用药经验

烦热、心悸、口燥者,加竹叶、麦冬、菊花、玄参、生地黄、生龙骨、生牡蛎等。

肝郁化火明显者,加龙胆、黄芩、茵陈等。

恶心、呕吐者,加竹茹、生姜等。

腹胀气滞者,加枳实、厚朴、莱菔子等。

视物模糊、耳鸣、五心烦热者,加白芍、何首乌、菊花、知母、桑椹等。

四肢困乏无力、纳差者,加黄芪、白术、焦三仙、大枣、茯苓、党参等。

两胁胀痛、性情急躁者,加郁金、白芍、川楝子、柴胡、栀子等。

对于任何类型不寐,都可加酸枣仁、首乌藤、合欢皮、珍珠母等养心安神,以助疗效。

(四)病案举例

病案1 宁某,男,52岁。2016年6月14日初诊。患者失眠近1年,伴随症状有餐后胃脘胀满,偶感恶心欲吐,特别是进食晚餐后,当晚就会入睡困难,以致每日昏昏沉沉,几乎不能胜任工作,四肢困倦,心烦意乱,大便干结,舌暗红,苔黄腻,脉沉。

中医诊断:不寐。

西医诊断:睡眠障碍。

辨证:脾胃不和,痰热扰心。

治法:健脾和胃,清热化痰,调畅气机。

处方:香砂六君子汤合黄连温胆汤加减。

党参15g、茯苓15g、炒白术9g、黄连6g、清半夏12g、陈皮6g、竹茹9g、紫苏梗12g、木香9g、砂仁6g(后下)、莱菔子15g、生黄芩6g、炙甘草6g。7剂。

二诊(2016年6月21日):服后患者感胃脘部胀满及夜间睡眠明显改善,第二天头昏减轻,工作生活正常,无恶心欲吐,大便正常。舌苔薄白。原方续服。

三诊(2016年7月3日):患者睡眠改善,无其他不适表现,原方减莱菔子,再服7剂。半年回访,睡眠饮食均正常。

按：顾乃龙教授在治疗不寐时，常常强调要深刻理解《素问·逆调论》中“胃不和则卧不安”一语，它是对由于脾胃功能失调致气机逆乱不寐的精辟论述。脾运化失常，痰热内生而致胃气上逆，出现胃脘胀满，严重则恶心欲吐；脾气虚，气血生化之源不足，出现头昏，困倦；脾胃枢机不利，气逆上冲，则心烦意乱。患者前期虽有治疗，但未抓住主要病机。顾乃龙教授在治疗时抓住中焦脾胃失和、痰热内生、气机运行不畅而致失眠的病机，健脾和胃，清热化痰，调畅气机。选方香砂六君子汤合黄连温胆汤加减化裁，方中党参、茯苓、白术健脾益气，黄连、黄芩清热和胃，半夏、陈皮、竹茹祛痰降逆止呕，紫苏梗、木香、砂仁、莱菔子行气降胃气，炙甘草调和诸药。二方合用脾胃调，气血和，寐自可安。

病案 2　米某，女，36 岁，2015 年 4 月 18 日就诊。主诉：失眠多梦 2 年，加重半月。患者 2 年前无明显诱因出现失眠多梦，入睡可，梦多易醒，醒后再难入睡，近半月因工作繁重而病情加重，每日几乎不睡，已在他院诊疗，口服安定片等药物，但每日睡眠仍不足 3 小时。就诊时形体微胖，面色暗淡少华，神疲乏力，多梦易醒，盗汗，纳呆，月经量少，二便尚可。舌暗红胖大有齿痕，苔白水滑，脉沉细。

中医诊断：不寐。

西医诊断：睡眠障碍。

辨证：脾虚湿困，虚热内扰。

治法：健脾祛湿，养心安神。

处方：四君子汤合酸枣仁汤加减。

党参 15g、茯苓 15g、麸炒白术 15g、黄芪 30g、炒酸枣仁 30g、知母 9g、川芎 12g、生地黄 15g、牡丹皮 15g、首乌藤 30g、合欢皮 24g、制何首乌 15g、枸杞子 12g、陈皮 9g、当归 15g、甘草 6g。7 剂。

二诊(2015 年 4 月 25 日)：睡眠有所改善，每天可睡 5 小时，无盗汗，梦减少，夜间有两次心悸。舌淡苔白，脉细数。调整处方如下：

党参15g、茯苓15g、麸炒白术15g、黄芪30g、炒酸枣仁45g、知母9g、川芎12g、生地黄12g、牡丹皮9g、首乌藤30g、合欢皮24g、制何首乌15g、枸杞子12g、陈皮9g、当归15g、珍珠母12g、甘草6g。14剂。

三诊(2015年5月10日):患者无明显不适,每天可有7~8小时的深度睡眠。嘱咐患者适当减少工作量,规律起居,调畅情志,清淡饮食。上方又续服1个月,停药。后随访,述偶因情绪变化,换床,会出现寐欠安,很快能恢复正常。

按:顾乃龙教授认为此女性患者形体略胖,属多痰多湿之体,痰湿困脾,脾胃功能失调,日久则气血生化乏源不能滋养心神,阴血不足而虚热内生,加上工作繁重,耗伤气血。对于这种脾胃功能失调,气血暗耗,虚热内生之证,顾乃龙教授指出,选择四君子汤合酸枣仁汤加减,可达健脾益胃、养血安神、清热除烦之功效。炒酸枣仁、首乌藤为主药养心安神;陈皮、茯苓和脾胃,利痰湿;党参、黄芪健脾益气;枸杞子、制何首乌、当归养血益阴;生地黄、牡丹皮养阴清热。二诊时病情改善,阴虚内热及痰湿均有减轻,故减生地黄及牡丹皮的用量。因心悸,加入珍珠母以安神定悸。三诊不寐症状完全消失。全方健脾除痰化湿以和胃,益气养血活血,佐以滋阴清热,实则仍是以和脾胃调气血为基本大法,同时指导患者生活起居饮食,取得良效。

四、慢性胃病

慢性胃病包括慢性胃炎、功能性消化不良、消化性溃疡、胃癌前病变及胃癌等,是临床常见病、多发病,具有病程长、迁延不愈、容易复发的特点。导致慢性胃病的原因较多,如感受寒邪、饮食不节、喜食辛辣、嗜酒喜烟、情志不遂等。慢性胃病对应的常见中医病名有胃痛、脘痞、呃逆、反胃、呕吐等。

(一)病因病机

顾乃龙教授认为慢性胃病属于脾胃系病证,脾胃同居中焦,互为表里,共同承担着对食物的消化吸收、精微物质的输布及糟粕的排泄。同时,脾主升清,胃主降浊,紧密关联,相互依赖,一起维持着人体内脏气机的升降功能。《医碥》曰:

“脾胃居中,为上下升降之枢纽。脾胃居中焦,脾主升清,将水谷精微输送四肢百骸以充养,胃主受纳、腐熟水谷、传化排泄糟粕。脾为阴脏,其用在阳,其气在升,不升则阳无所用;胃为阳腑,其用在阴,其气主降,不降则阴无所用。”详细阐述了脾胃气机升降的生理功能。脾胃气机升降失调是慢性胃病发病的主要病机。气机紊乱包括气机升降不及、太过,或者相反。这些原因又都会反过来加重脾胃气机升降的异常。顾乃龙教授认为脾胃气机升降是否平衡,不但涉及脾胃脏腑之间的纳运关系,实际还涉及肺、肝、肠、肾、三焦等多个脏腑,肺和大肠的表里关系,脾肾的先后天关系,肝肾的同源关系,胃肠的受纳传导关系,肝肾的相生关系。如在《素问·阴阳应象大论》中载:“左右者,阴阳之道路也。”肝气从左而升,阳气生发,则气机调达,肺气从右而降,浊气下行,水道通调。足以说明各脏腑各自气机升降的道路。当这些与脾胃密切相关的脏腑气机升降功能失衡时,会影响人体整体的气机运动失调,同时,也会反向增加脾胃气机升降的失衡,进一步加重痞满、胃痛、下利等脾胃疾病。同时顾乃龙教授认为切不可忽略三焦气机失衡对脾胃的影响。《难经》中记载:“三焦者,水谷之道路,气之所终始也。”三焦是上焦、中焦和下焦的总称,为六腑之一,是气机升降出入的通道,是机体气化的场所。三焦虽为六腑,但其范围包含了人体所有其他脏腑,因此任何脏腑的气机运动都与三焦相关。创建三焦学说的温病四大家之一的吴鞠通指出“中焦如衡,非平不安”,说明脾胃同属中焦,是人体气机升降之枢纽,只有中焦气机升降平衡,脾胃功能才能正常运行。

(二)治疗特点

顾乃龙教授善于调畅气机升降治疗慢性胃病。叶天士《临证指南医案》针对脾胃升降特点提出:“脾宜升则健,胃宜降则和。”“治脾之法,以升为主;调胃之法,以降为先;权衡脾胃,以通为补。”顾乃龙教授在治疗慢性胃病时强调重视脾胃气机的升降。他认为慢性胃病的治疗要点在于调畅气机,疏通、消除中焦壅塞或郁滞,以恢复脾胃正常升降功能。顾乃龙教授治疗慢性胃病,重在“气”字,如理气和胃、补气温中、益气养阴等,在治疗中将各种治“气”之法贯穿始终。主要体现在以下三个方面：

1. 从三焦论治 三焦是机体气化的重要场所，人体气机升降出入的通道。且脾胃居中焦，气机升降是否平衡，常常受制于中焦脾胃，因此疏理三焦气机，兼顾上、中、下三焦气机平衡，才能把控气机升降的枢纽。对于上焦肺气虚者，感邪后易传于脾，致脾土虚弱，则生湿痰，气虚易补，湿邪难清，治疗宜培土生金。顾乃龙教授常用升阳益胃汤加紫苏叶、桔梗、浙贝母、瓜蒌、枇杷叶、山药等。现代药理学研究证实，升阳益胃汤有抗炎、提高免疫力、促进胃肠蠕动等作用。通过培土生金，使脾气升，肺气降，最终达到中焦如衡之目的。李东垣说："脾胃内伤，百病由生。"中焦胃为受纳之所，有嗜肥甘及寒湿之品者，或久卧少动者，气机易交阻于中焦。顾乃龙教授根据叶天士"脾宜升则健，胃宜降则和"理论，坚持"治中焦如衡"的原则，在临证中重视脾胃的升清降浊功能，用药以恢复中焦气机平衡为主，常用香砂养胃丸、连苏饮等加减。现代药理学研究证明，香砂养胃丸可有效调节胃肠道功能，增强胃动力，提高抵抗胃溃疡的能力，并且可抑制胃酸分泌，保护胃黏膜，增强免疫力。对于脾胃兼下焦失于通利者，顾乃龙教授常疏肝扶脾，疏利肝气可增加脾胃运化之力，使脾气调达，中、下焦气机调畅。正如《金匮要略》有言："见肝之病，知肝传脾，当先实脾。"但顾乃龙教授也认为肝为刚脏，用药宜柔不宜刚，常用柔肝理气之品，少用平肝潜阳之药。常用方剂有四逆散，可加用麦芽、佛手、梅花、玫瑰花、百合、木香等。

2. 从肝胃论治 现代人生活、工作压力大，情志不遂者常有，肝之疏泄条达失常，横逆犯胃，而致胃病发生。因此调畅肝之气机是保持"中焦如衡"的非常重要部分。肝通过其主升主动的特点，疏通、调畅全身之气的正常升降出入，使脏腑经络之气正常运行，从而保证各脏腑生理功能的发挥。脾胃居中焦，是全身气机升降之枢纽，也是肝脏发挥疏泄功能的基础。肝脏常因升发过极而肝气上逆，若平素情志失调，肝脏疏泄失职，横逆犯胃，胃气随肝气上逆，同时酸上泛于口，则发为反酸。故治疗上顾乃龙教授从调畅肝胃气机着手，采用疏肝和胃的治法，在降逆胃气的基础上，佐少许疏理肝气的药物，如柴胡、香附、麦芽、佛手等，在降胃气的同时疏泄肝气，以顺肝之条达升发之性，从而使脾胃气机升降功能得以恢复。

3. **从脾胃论治** 脾胃为中焦之土，气机升降之枢纽，脾气以升为用，胃气以降为顺。脾主运化，将食物化为水谷精微，上升注于肺，再而输布全身；胃主受纳腐熟，将糟粕向下传输于大肠，继而排出体外，二者相辅相成，共同完成食物的消化吸收。如若脾因邪受病，致脾气虚而升清无力，则其运化水谷功能减弱，影响其运输水谷精微之功，同时胃气不足，腐熟水谷之力受损，则出现升降失司，影响脾脏，脾气应升反降，胃气当降反升，则胃中食物积滞则发为宿食，随胃气上逆则见吐酸、恶心、呕吐及嗳气之症。治疗上须健脾和胃，以升为主，佐之以降逆，所用降逆药物有半夏、生姜、旋覆花、赭石、枇杷叶等。

（三）用药经验

胃脘痞胀者，加木香、砂仁、陈皮、青皮、佛手、香橼、枳壳等。

恶心呕吐者，加姜半夏、竹茹、生姜、赭石、旋覆花、橘皮、丁香等。

呕血、便血者，加黄芩、藕节、血余炭、蒲黄炭、白及、三七粉、仙鹤草等。

大便稀溏者，加炒扁豆、炒山药、芡实等。

腹胀纳少者，加砂仁、木香、佛手、枳壳、厚朴、大腹皮、莱菔子、焦三仙等。

胃脘痛者，加延胡索、失笑散、香附等。

贫血严重者，加阿胶、鸡血藤、当归、大枣等。

口干者，加麦冬、沙参、石斛、天花粉、知母等。

乏力自汗者，加人参、党参、黄芪、山萸肉、浮小麦、防风、煅龙牡等。

反酸烧心者，加海螵蛸、瓦楞子、蒲公英、枇杷叶、乌贝散等。

（四）病案举例

病案1 张某，女，56岁。2018年5月19日初诊。主诉：间断胃胀10余年，加重伴胁部疼痛半月。平素性情急躁，喜嗜辛辣刺激食物。平素时有胃胀，自服助消化药可改善。半月前因大怒后出现胃胀加重伴有胁部疼痛，服用消食片无改善。就诊时症见：胃胀痛，连及胁部及后背部，胸闷时作，嗳气频频，口干口苦，纳差，寐差，小便色黄，大便偏干，3 日 1 行。舌质暗红，舌苔薄黄，舌体中有裂纹，舌下脉络瘀滞，脉弦涩。胃镜示：慢性浅表性胃炎。电子结肠镜示：肠道未见明显异常。

中医诊断：胃痞。

西医诊断：慢性浅表性胃炎。

辨证：三焦气机失畅，气滞血瘀。

治法：和胃降逆，理气活血。

处方：柴胡疏肝散加减。

醋柴胡 12g、醋香附 10g、炒白芍 15g、麸炒枳壳 12g、陈皮 10g、川芎 10g、蜜枇杷叶 15g、生白术 15g、醋莪术 12g、党参 15g、炙黄芪 15g、紫苏梗 10g、牛蒡子 15g、麦芽 15g、牡蛎 24g。7 剂。

二诊（2018 年 5 月 26 日）：服药后，胃胀及胁部胀感减轻，已无疼痛及胸闷，仍有口干，时有嗳气，纳、寐一般，小便正常，大便日 1 行，仍偏干，舌边红，苔薄黄，舌下脉络瘀滞减轻，脉弦涩。上方去牡蛎，减莪术至 10g，加当归 15g、玄参 10g、酸枣仁 12g。处方如下：

醋柴胡 12g、醋香附 10g、炒白芍 15g、麸炒枳壳 12g、陈皮 10g、川芎 10g、蜜枇杷叶 15g、生白术 15g、醋莪术 10g、党参 15g、炙黄芪 15g、紫苏梗 10g、牛蒡子 15g、麦芽 15g、当归 15g、玄参 12g、酸枣仁 12g。7 剂。

三诊（2018 年 6 月 2 日）：患者诉服药后原症状已消失，精神佳，纳、寐可，二便调。原方去牛蒡子、当归，柴胡减至 9g。处方如下：

醋柴胡 9g、醋香附 10g、炒白芍 15g、麸炒枳壳 12g、陈皮 10g、川芎 10g、蜜枇杷叶 15g、生白术 15g、醋莪术 10g、党参 15g、炙黄芪 15g、紫苏梗 10g、麦芽 15g、玄参 12g、酸枣仁 12g。14 剂。

半年后电话随访，患者胃脘及胁部未再出现胀痛，情绪稳定，纳、寐及二便正常。

按：本案患者为中年女性，平素喜食辛辣刺激之食物，以致中焦气机紊乱而出现时有胃胀症状，反复日久，致中焦脾土受损。加之情绪刺激，肝气郁结，日久难舒，横克和循经作祟，使胃脘痞塞作胀，甚则循经窜行，连及胁肋及后背；肝郁日久，气病及血，气滞血瘀，故舌暗、舌下脉络瘀滞，脉弦涩；同时，肝木过旺而侮肺，肺气不利，故见胸闷、大便干。总之，肝气横伐，脾胃斡旋无力，木气上侮则三焦气机失调，故而发病。方选柴胡疏肝散加减。方中柴胡疏肝解郁、调畅气机，香附善疏肝理气、调中止痛，二者共为君药；白芍能养血柔肝、缓急止痛，既助君药疏肝，又可制约柴胡、香附的辛散之性，防止疏泄太过耗伤肝血；党参能补中益气、健脾益肺；黄芪善补气升阳、固表止汗，二者合用，可增强健脾益气之力。枳壳能理气宽中、行滞消胀，麸炒可缓和药性、增强健脾作用，与柴胡配伍，一升一降，可调节气机升降，缓解气滞引发的脘腹胀满。陈皮理气健脾、燥湿化痰，紫苏梗理气宽中；川芎可助肝气疏泄；醋莪术能消积止痛；牛蒡子、蜜枇杷叶能清解内热，降逆止呕；炒麦芽消食健胃；牡蛎重镇安神，潜阳补阴，软坚散结。二诊加当归以养肝和血，玄参以增液补津，酸枣仁以养血安神助眠，同时为避免莪术久服破血耗气，故减量至10g，有中病即止之意。三诊柴胡减量，防止久服劫肝阴。全方通过疏理三焦之气机，使肝气调达，肺气肃降，中焦脾胃气机平衡，三焦气血得以恢复而愈。

病案2 吴某，男，38岁。2017年7月5日初诊。反酸、烧心3月余，加重1周。患者3个月前多次进食烧烤类食物后出现反酸、烧心，在当地医院就诊，胃镜提示：反流性食管炎，浅表性胃炎。予以雷贝拉唑口服，症状可改善。但停药症状即反复。就诊时症见：反酸、烧心，伴咽异物感，易急躁，口干口苦，纳食正常，夜寐欠佳，小便正常，大便干稀交替。舌质偏红，苔腻，脉弦。

中医诊断：吐酸。

西医诊断：胃食管反流。

辨证：肝胃郁热，脾胃失和。

治法：疏肝理气，和胃降逆。

处方：旋覆代赭汤加减。

旋覆花 12g、煅赭石 15g、紫苏梗 10g、法半夏 10g、姜厚朴 10g、连翘 10g、枇杷叶 12g、栀子 15g、生姜 10g、炙甘草 6g。7 剂。

二诊(2017 年 7 月 12 日):患者烧心感明显减轻,反酸较前缓解,感口干,大便偏干。上方去连翘,加香附 10g、石斛 12g、当归 12g。处方如下:

旋覆花 12g、煅赭石 15g、紫苏梗 10g、法半夏 10g、姜厚朴 10g、枇杷叶 12g、栀子 15g、生姜 10g、炙甘草 6g、香附 10g、石斛 12g、当归 12g。7 剂。

3 个月后随访,患者诉症状均消失,注意饮食,生活规律,如常人。

按:本案以反酸、烧心为主症,平素性情急躁易怒,此次发病主要因为饮食不节。肝郁气滞,横逆犯胃,胃气上逆,肝味为酸,则见反酸烧心。气机升降失调,聚之咽喉,则有异物感,肝郁日久化火,则见口干口苦。顾乃龙教授在治疗上以旋覆代赭汤加减,方中旋覆花苦辛可降逆下气,赭石质重降逆,半夏降逆和胃,枇杷叶、生姜降逆止呕,五药合伍使胃之气机得降,共奏降逆和胃之功;紫苏梗、厚朴宽中理气,调节中焦气机;连翘、栀子清泻肝火,炙甘草调和诸药。二诊加香附疏肝理气活血,石斛养胃阴,当归养血补血通便。加之患者调节饮食,则获良效。

五、肝硬化

肝硬化是一种或多种病因导致的慢性、进行性、弥漫性肝损害,是临床常见的肝脏病之一。肝硬化病程长,进展缓慢,早期常无明显症状,或仅有消化道的轻微不适症状,随着病情的进展会逐渐出现全身症状,如乏力、恶心呕吐、纳差、右胁腹部不适、黄疸、皮疹、蜘蛛痣、腹水等症状或体征。临床分为代偿期和失代偿期。常见的病因有肝炎病毒、嗜酒、胆汁淤积、门脉受阻、药物中毒等。中医学本没有肝硬化这一病名,但根据病因、症状、体征、治疗、预后的记载和描述,可归属于中医古籍中的“癥积”“臌胀”“黄疸”等病的范畴,也与“胁痛”“黄疸”“血证”等有关。医家认为肝硬化病因病机多与脏腑本虚,七情内伤,感受湿热、虫毒等邪气相关,进而出现肝络瘀滞,癥积内生;或水湿内停，臌胀形成；或因热迫血行，则呕血、便血；肝血虚，肝阴虚，则耗血动风，则抽动、昏迷。甚至有部分患者会发展为肝癌。

（一）病因病机

顾乃龙教授认为肝硬化是七情内伤、饮食内伤，而致肝失条达、脾失健运，或黄疸迁延不愈所致。首先在病机方面，顾乃龙教授强调肝硬化与肝、脾二脏的关系最为密切。因肝为刚脏，主藏血，主疏泄，性喜条达而恶抑郁，调节全身血脉灌注流通及气机之升降出入。脾主运化，为气血生化之源，能升清降浊，运化水谷及代谢水液。肝、脾两脏在功能上密切相关，肝之疏泄失调则致气机郁滞，进而出现血行不畅，最终导致气滞血瘀，气机运行不畅，则影响脾的运化功能，导致水谷不化，湿停于体内。脾失健运，水湿内停，亦可引起中焦壅满，土壅木郁，肝失疏泄，最终导致肝脾同病。其次，肝和脾在病理上的关系尤为密切。肝木过旺，则会克制脾土，致脾之运化水湿功能下降。水湿反过来又会阻碍脾胃的运化功能，气机壅滞中焦，导致肝失疏泄，也可由此生百病。由此可以看出，在疾病发展变化过程中，肝与脾相互制约、相互影响。因此顾乃龙教授在治疗肝硬化时，注重肝脾之间的关系，从脾胃入手治疗肝硬化。他认为肝气郁滞两胁，不得疏散，可横犯脾胃，中焦脾胃气机不畅，郁滞日久，则可出现右胁或腹部之胀满、情志不遂、乏力、四肢无力等症状。

（二）治疗特点

顾乃龙教授主张分阶段从脾胃论治肝硬化，其理论源自《难经》“所谓治未病者，见肝之病。则知肝当传之与脾，故先实其脾气”。肝脏功能受损，多会首先横犯脾胃，脾胃为人体气血生化之源，脾胃受纳运化功能正常，则肝气难以侵犯，又可抑制肝脏之疾，且脾胃后天气血充盈，能滋养五脏六腑，亦有利于肝系疾病的恢复。所以治疗肝系疾病，当先培补中焦脾土，调节脾胃之升降功能，脾胃强则肝木条达，则一身气机流畅，气血充沛，诸症可愈。无论是代偿期还是失代偿期的肝硬化，在中医辨证论治上都与肝和脾密切相关。

1. 代偿期肝硬化 培土抑木，疏肝理气。代偿期肝硬化属于肝硬化早期，此时患者临床症状不甚明显，多表现出肝郁脾虚、气机郁滞所致的胁肋部胀满、食欲不振、恶心、大便不成形或泄泻等，上述症状可因劳累或情绪异常加重。肝功能轻度异常，尚未出现肝功能明显异常、门静脉高压等，在治疗上顾乃龙教授主张以健脾为主，同时疏肝理气，佐以化瘀。常选用柴胡疏肝散加减，用柴胡、枳壳、香附疏肝解郁，加党参、黄芪、茯苓、白术健脾利湿，加丹参、山楂化瘀活血通络，加陈皮、厚朴行湿除满。

2. 失代偿期肝硬化

(1)健脾化湿，益气利水：脾气虚弱，水湿内停证型见于肝硬化中晚期，此期多是肝硬化进展期或急性发作期，患者多表现为乏力显著、面色萎黄、口苦口干、恶心、厌油腻、小便短赤、大便干结或溏稀，或腹胀、腹大，或身黄、目黄等症状，治疗常选择六君子汤合参苓白术散加减，或加减茵陈蒿汤。重用黄芪、党参、白术、茯苓、干姜以扶脾固本，益气养血；当归养血柔肝；砂仁、半夏、陈皮行气运脾；白扁豆、薏苡仁、山药、莲子健脾渗湿；加泽泻、车前子利水消肿，使湿邪从小便而走；加茵陈利湿退黄。

(2)健脾养血，行气活血：肝硬化中后期，因肝气郁滞日久，肝络损伤，气虚血瘀，患者见面色晦暗，右胁或两胁不适，甚则疼痛拒按，肝脾肿大，纳呆，腹胀，腹部筋脉显露，面有红纹、蜘蛛痣，唇舌紫暗，肌肤甲错，舌暗有瘀斑，脉涩等症状。治疗选用四君子汤合膈下逐瘀汤加减，在方中用黄芪、党参、白术、茯苓健脾益气；当归、川芎、赤芍、丹参活血养血；酌加益母草、泽兰等活血利水；加香附、延胡索、枳壳行气止痛；加鳖甲、土鳖虫软坚化瘀消痞。

(3)培土制水，温补脾肾或滋补肝肾：肝硬化终末期患者多见腹部胀大如鼓，大量腹水，肝脾肿大，小便短少以及形寒肢冷，面白肿甚，舌淡，苔白，或形瘦，衄血，口干不欲饮，失眠心烦，五心烦热，舌红少苔等症状。治疗用附子理中丸合五苓散加减，或一贯煎合猪苓汤加减。用附子、干姜温肾补脾，祛寒散邪；党参、白术祛湿健脾补气；茯苓、泽泻渗湿利水；桂枝温阳利水，两方合用，脾肾双补。一贯煎、猪苓汤两方合用，方中生地黄、沙参、麦冬养阴生津；当归、枸杞子养肝血，滋肝阴；川楝子疏肝气；猪苓淡渗利水有强效；泽泻利水不伤阴；茯苓可健脾以助运湿，诸药合用，以疏肝滋阴、利水渗湿为主，滋阴而不碍湿，使诸症皆除。

顾乃龙教授认为肝硬化的治疗早期责之于肝脾，中晚期与肝、脾、肾三脏相关，但活血化瘀应贯穿始终，血瘀存在于肝硬化之肝大、肝缩小变硬的全过程。活血药应选用养血柔肝、凉血润燥之品，不宜选用温燥活血药，慎用破血之药。对晚期腹水患者，慎用峻下逐水之法，中病即可，以防正气进一步损伤。

（三）用药经验

纳呆食少者，加焦三仙、鸡内金等。

口苦者，加茵陈、黄连、黄芩、泽泻等。

黄疸者，加茵陈、西红花、全瓜蒌、金钱草等。

腹水多者，加大腹皮、冬瓜皮、牵牛子、车前草、椒目等。

腹胀者，加木香、枳壳、大腹皮、佛手、香橼等。

便血者，加仙鹤草、地榆、白及、棕榈炭等。

衄血者，加北沙参、白茅根、茜草、三七、地榆、槐花等。

低热者，加地骨皮、青蒿、鳖甲、牡丹皮、秦艽等。

大便无力者，加全瓜蒌、厚朴、肉苁蓉、大黄等。

总胆红素高者，加茵陈、全瓜蒌、金钱草、鸡内金、马齿苋等。

总蛋白低者，加炙黄芪、枸杞子、山萸肉、黄精等。

蛋白倒置者，加太子参、党参、西红花等。

谷丙转氨酶高者，加茵陈、垂盆草、溪黄草、田基黄、虎杖等。

肝大者，加西红花、香附、赤芍、丹参、鳖甲、三棱、莪术等。

脾大、门静脉宽者，加鳖甲、生牡蛎、鸡内金、大黄䗪虫丸等。

（四）病案举例

病案 1　杨某，男，52 岁。2018 年 5 月 29 日初诊。乙肝病史 20 年，恩替卡韦抗病毒治疗 1 年，肝硬化病史 3 年。就诊时症见：面色晦暗，右胁肋部胀闷不适，腹部膨隆，精神疲惫，乏力，纳差，眠安，大便不成形，1日2次，无黑便，小便少。舌淡红，苔白，脉细涩。查体：颈胸部可见蜘蛛痣，腹壁静脉曲张，叩诊移动性浊音，双下肢凹陷性水肿，肝掌。B超示：肝硬化，脾大，门静脉12mm，腹部移动性液性暗区，深约7cm，腹腔积液。肝功能：谷丙转氨酶75U/L，谷草转氨酶132U/L，γ-谷氨酰转移酶155U/L。血清总蛋白63.6g/L，白蛋白30.2g/L，球蛋白34.5g/L，白球比0.88。血常规：白细胞计数3.0×10^{9}/L，血小板计数67×10^{9}/L。

中医诊断：积聚。

西医诊断：肝硬化。

辨证：脾肾阳虚，气滞血瘀。

治法：温补脾肾，化气行水，兼以活血化瘀。

处方：附子理中丸合五苓散加减。

制附片12g、干姜6g、党参12g、炒白术12g、茯苓24g、桂枝10g、泽泻12g、大腹皮15g、延胡索12g、砂仁6g、丹参15g、赤芍15g、黄芪30g、溪黄草15g、鸡骨草15g。7剂。

二诊（2018年6月5日）：腹胀明显改善，下肢水肿渐消，但仍乏力，纳食增加，大便仍溏，舌淡红，苔白，脉细涩。调整处方如下：

制附片12g、干姜6g、党参12g、炒白术12g、茯苓24g、桂枝10g、泽泻12g、大腹皮15g、延胡索12g、砂仁6g、丹参15g、赤芍15g、黄芪30g、溪黄草15g、鸡骨草15g、楮实子15g、路路通15g。14剂。

三诊（2018年6月19日）：面色好转，腹围缩小，腹胀、乏力明显好转，纳可，大便成形，舌淡红，苔薄白，脉沉细。复查肝功基本正常。有效，守方，调整处方如下：

制附片12g、干姜6g、党参12g、炒白术12g、茯苓24g、桂枝10g、泽泻12g、大腹皮15g、延胡索12g、砂仁6g、丹参15g、赤芍15g、黄芪30g、溪黄草15g、鸡骨草15g、楮实子15g、鳖甲15g（先煎）、炒白芍12g。14剂。

后在门诊随症加减治疗1年，复查生化指标基本正常，B超示肝硬化程度明显好转,腹水已消,患者精神状态好,各项症状明显改善,随访至今,病情稳定。

按:该案患者主要表现为肝硬化失代偿腹水,因患病日久,正气衰惫,而湿浊水饮壅滞。正气衰惫,则祛邪无力;浊饮壅滞,阻碍气机正常运行,且更加耗伤正气,故患者精神疲惫,乏力,面色晦暗,右胁肋部胀闷不适,腹部膨隆,纳差,大便不成形,1 日 2 次,小便少,舌淡红,苔白,脉细涩。病机为脾肾阳虚,气滞血瘀,治以温补脾肾,化气行水,兼以活血化瘀。顾乃龙教授应用附子理中丸合五苓散加减。用制附子、桂枝、干姜、砂仁、楮实子温补肾阳,散寒利水;黄芪、党参、白术、茯苓健脾益气;茯苓、泽泻、大腹皮利水消肿;鳖甲、丹参、赤白芍、路路通活血化瘀通络;溪黄草、鸡骨草清热解毒。纵观治疗过程,顾乃龙教授时刻注重攻补兼施,补虚不忘泻实,泻实不忘补虚,也始终兼顾健脾和胃,以保脾胃之气血生化功能,终获良效。

病案 2 叶某,男,40 岁。2013 年 11 月 25 日初诊。患者 2 年前开始出现皮肤瘙痒、身目黄染,在自治区人民医院诊断为“原发性胆汁性肝硬化”,一直口服熊去氧胆酸治疗。就诊时症见:面色晦暗,乏力,烦躁,身目黄染,皮肤瘙痒,纳差,夜寐欠安,二便可。舌暗红,苔薄白,脉弦滑。肝功能:谷丙转氨酶 59U/L,谷草转氨酶 82U/L,γ- 谷氨酰转移酶 134U/L,总胆红素 91μmol/L。

中医诊断:积聚。

西医诊断:原发性胆汁性肝硬化。

辨证:湿热瘀阻,气阴两伤。

治法:清热化湿,活血散瘀,滋阴益气。

处方:茵陈蒿汤加减。

茵陈 15g、栀子 12g、白术 12g、丹参 15g、红花 10g、当归 15g、赤芍 15g、北沙参 12g、石斛 15g、香附 9g、枳壳 9g、金钱草 15g、鸡内金 15g、土茯苓 30g、白花蛇舌草 15g、虎杖 12g、黄芪 30g。14 剂。

二诊(2013 年 12 月 10 日):患者感皮肤瘙痒有减轻,进食增加,眠可。舌暗红,苔薄白,脉弦滑。调整处方如下:

茵陈15g、栀子12g、白术12g、丹参15g、红花10g、当归15g、赤芍15g、北沙参12g、石斛15g、香附9g、枳壳9g、金钱草15g、鸡内金15g、土茯苓30g、白花蛇舌草15g、虎杖12g、黄芪30g、醋鳖甲24g(先煎)、醋穿山甲5g(碾末冲服)。30剂。

三诊(2014年1月7日):患者自感诸症均减轻,精神明显好转,面色渐红润。舌淡红,苔薄,脉细弦。有效,守法续服。处方调整如下:

茵陈15g、栀子12g、白术12g、丹参15g、红花10g、当归15g、赤芍15g、北沙参12g、石斛15g、香附9g、枳壳9g、金钱草15g、鸡内金15g、土茯苓30g、白花蛇舌草15g、虎杖12g、太子参15g、黄芪30g、醋鳖甲24g(先煎)、醋穿山甲5g(碾末冲服)。30剂。

随访3年,患者无明显不适症状,各项实验室指标稳定,病情控制良好。

按:顾乃龙教授认为本案以皮肤瘙痒、身目黄染为主症,四诊合参,湿热日久,伤及阴血,肌肤失养,故皮肤瘙痒;湿热阻滞中焦,胆汁不循常道,溢于肌肤而致身目俱黄,故辨属湿热瘀阻、气阴两伤之证。因病邪偏盛,又因病程日久,正气亦有虚损,故予以清热化湿,活血散瘀,滋阴益气之时,兼以健运脾胃、顾护阴液、养血柔肝。但退黄是其治疗主线,故选方茵陈蒿汤加减,茵陈、栀子、金钱草、虎杖、土茯苓、白花蛇舌草清热利湿退黄;丹参、当归、赤芍养血柔肝,太子参、黄芪、白术、鸡内金健运脾胃;醋鳖甲、醋穿山甲则为软坚散结之佳品;而北沙参、石斛滋养阴液,皆以防伤中太过。

病案3　阿某,男,52岁。2012年3月6日初诊。患者有乙型肝炎病史20余年,已确诊肝硬化2年。肝功能尚正常。就诊时症见:两胁胀痛,胸闷,喜太息,纳少腹胀,口干,口苦,小便黄,大便干结,3~4日1行。舌质红,苔黄腻,脉弦滑。

中医诊断:积聚。

西医诊断:肝硬化。

辨证:肝郁脾虚,湿热内蕴。

治法：疏肝健脾，清热利湿。

处方：柴胡疏肝散合四君子汤加减。

柴胡15g、白芍15g、枳实15g、甘草9g、党参12g、山药15g、川芎9g、香附9g、黄芩12g、厚朴15g、大黄6g、土茯苓15g。7剂。

二诊(2012年3月13日)：服用上方后，患者两胁胀痛、胸闷、喜太息、口干、口苦明显缓解，大便正常。舌质红，苔薄，脉弦滑。调整处方如下：

柴胡15g、白芍15g、枳实15g、甘草9g、党参12g、山药15g、川芎9g、香附9g、黄芩12g、厚朴15g、土茯苓15g、当归15g、生白术15g。14剂。

三诊(2012年3月27日)：患者症状基本消失，调整处方如下：

柴胡9g、白芍15g、枳壳9g、甘草9g、党参12g、山药15g、川芎9g、香附9g、黄芩12g、厚朴15g、大黄6g、茯苓12g、当归12g、生白术15g。14剂。

再诊时，无任何不适症状，停服中草药，给予口服复方鳖甲软肝片，巩固治疗。

按：柴胡疏肝散是治疗肝气郁滞的代表方剂，四君子汤是治疗脾胃气虚之名方，二方合用可疏肝健脾。肝主疏泄，肝气不舒，疏泄失职，则导致肝气郁结，可见两胁疼痛、胸闷、善太息。肝郁日久，横犯脾土，脾虚不能运化水谷，则纳少腹胀。酿湿生热，熏蒸肝胆，故见口干、口苦。湿阻大肠，热炽气滞，故大便干结难下。顾乃龙教授认为肝硬化的发生多因正气亏虚，脏腑失和，气滞、血瘀、痰浊蕴结于肝胆，与外感疫毒、情志抑郁、饮食伤脾、虚劳或黄疸等日久不愈密切相关，病变以肝脾为主。治疗本例患者以疏肝健脾、清热利湿为法，选方柴胡疏肝散合四君子汤加减。其中柴胡为治肝郁之要药，能疏肝解郁，调理气机；白芍柔肝敛肝，缓急止痛；枳实、枳壳、川芎、香附、厚朴行气通络，活血止痛；党参、白术、山药、茯苓可补气健脾，改善脾虚症状；黄芩、大黄清热通便；甘草益气，助芍药缓急止痛，并调和诸药。从治疗结果来看，中药适时治疗肝硬化，能改善胁痛、口干口苦、腹胀、纳少、大便干或稀溏等临床症状，可明显提高患者生存质量，也充分体现了中医药治疗慢性肝病的优势所在。

六、胸痹(冠状动脉粥样硬化性心脏病)

冠状动脉粥样硬化性心脏病是指冠状动脉粥样硬化使管腔狭窄或闭塞导致心肌缺血、缺氧或坏死而引发的心脏病,统称为冠状动脉性心脏病或者冠状动脉疾病,简称冠心病,归属为缺血性心脏病,是动脉粥样硬化导致器官病变的最常见类型。

冠心病是现代医学病名,中医古籍中没有冠心病这一病名,但本病早已客观存在,中医对此病的认识,最早始于《黄帝内经》,其中已有“心痛,真心痛”的记载。对于胸痹病机,张仲景在《伤寒论》中首次明确提出“阳微阴弦”是胸痹形成的主要发病机制。胸痹病机总属本虚标实,病位虽在心,但与脾胃等脏腑密切相关。脾主运化,倘若脾胃损伤,则运化功能失常,另外脾为生痰之源,也会聚痰为湿,湿和痰浊弥漫,因此使胸阳不利,会导致胸闷,气短。当湿浊凝聚成痰之后,痰浊阻滞胸阳,使胸脉闭塞从而出现胸痹疼痛,因此出现了心脾两虚,痰湿停滞,痹阻心脉的病理状态。所以,运用调理脾胃法治疗胸痹,是与胸痹心痛之本虚标实的病机相切合的。

在中医古典医籍中,很多医家对胸痹心痛的诊治具有丰富的经验和独到的见解,其中心脾相关学说始于秦汉,兴于宋元,于明清时发展成熟。在《黄帝内经》中就有心脾之间关系的记载。《素问·阴阳应象大论》云:“心生血,血生脾。”说明心与脾之间的母子关系。元代医家李东垣《脾胃论》云:“故夫饮食失节,寒温不适,脾胃乃伤;喜怒忧恐,损耗元气,资助心火。火与元气不两立,火胜则乘其土位,此所以病也。”说明饮食不当,伤及脾胃,继而耗伤元气,心火旺,则病已。《灵枢·经别》云:“足阳明之正……属胃,散之脾,上通于心。”说明心与脾胃之间的经脉循行关系密切。《灵枢·厥病》:“厥心痛,痛如以锥针刺其心,心痛甚者,脾心痛也。”说明心脾之间疾病会相互影响。

(一)病因病机

1. 顾乃龙教授对调脾护心理论的认识 顾乃龙教授认为,心属火,脾属土,心脾五行母子相关;心经、脾经经脉互通。脾胃斡旋中焦,交通心肾,脾胃功能影响心的功能，脾虚可累及母脏心，心脾之间相互联系并相互传变，脾虚必致心病。心主血脉，藏神，脾主思，统血，心血不足则见惊悸，怔忡。脾为后天之本，气血生化之源，脾胃虚弱，气血不足，血脉迟滞不畅，脾化生不足的病理变化和血液不足的疾病均可引起心脏的继发病变；脾失健运，会导致痰湿壅盛，痰阻脉络或痰瘀互结可令胸痹心痛。因此治疗冠心病、心绞痛等循环系统疾病从脾论治，必恢复脾胃生化之源，燮理气机升降之枢。

2. 从脾论治胸痹的认识 顾乃龙教授认为胸痹多属本虚标实，本虚可以是脏腑之气、血、阴、阳一项或多项的不足，标实为血瘀、气滞、寒凝、痰浊等单独或相兼为患，致使心脉闭塞，遂心痛，且尤认为脾胃与胸痹的关系非常密切。通过调理脾胃治疗胸痹，贯穿整个诊疗过程，为治疗胸痹开辟新的诊疗思路。

（二）治疗特点

顾乃龙认为论治冠心病，应立足整体，重视五脏相关，提出冠心病治疗理论：冠心病以正虚为主，标实为次；心脾相关，从脾治心；痰瘀相关，痰浊为主。辨证论治是中医治疗的基本原则，根据病因病机，将其分为痰瘀互结证、心阳不振证、心脾两虚证、心肾阳虚证、脾肾两虚证。

1. 痰瘀互结证 此类证候患者可因先天禀赋不足，后天失养或年老体虚，饮食不节等导致中焦脾胃失于运化而形成痰浊，痰浊阻于脉络，或与瘀血交阻而发胸痹。顾乃龙教授在治疗此证患者时，强调健脾，化痰为主，同时佐以活血化瘀药物，方药以四君子汤和温胆汤为主，加入川芎、三七、丹参、红花。常用处方：党参、黄芪、刺五加、红景天、茯苓、北沙参、法半夏、橘红、炙甘草、竹茹、枳实、合欢花、首乌藤、丹参。方中刺五加、红景天、黄芪为顾乃龙教授在心脑血管疾病中常用到的药物组合，此三药为该方的君药，刺五加味辛，微苦，温，归脾、肾、心经，有益气健脾、补肾安神的功效；红景天味甘，性寒，归脾、肺经，具有健脾益气、活血化瘀的功效；黄芪味甘，性微温，归脾、肺经，具有健脾补中、升阳举陷、益卫固表的功效；配伍北沙参以益气养阴；“脾为生痰之源”，茯苓能够健脾利湿，湿去则痰消；丹参活血化瘀通络之功；合欢花解郁安神、理气开胃；首乌藤养血安神、祛风通络。

顾乃龙教授常用橘红代替陈皮使开胸之力增强，且助半夏化痰理气，使气顺则痰消；枳实辛苦开降，降气化痰，开结除痞；轻用竹茹，可除烦宁心，降逆消痞；炙甘草补益心脾之气，合茯苓健脾祛痰。方中所选药物对症，共同滋阴和阳，调脾胃之营卫。因脾气的升发，宗气得以充足，胸痹诸证即可自除。

2. 心阳不振证 患者多症见胸痛，喘息短气，纳呆食少，此类证候顾乃龙教授常予苓桂术甘汤合瓜蒌薤白白酒汤化裁，意在温中通阳，益气健脾，加黄芪以增健脾益气之力，入当归、赤芍、丹参、红花等以奏补血活血之功，酌情佐疏肝理气与温肾之品，如柴胡、郁金、香附、乌药等，疏肝解郁，令心气和，兼疏土，以奏助心行血之功；温肾之余亦疏肝行气活血，化瘀通络止痛。亦从心、脾、肝、肾关系入手，健脾祛湿以振胸阳。

3. 心脾两虚证 心火能生脾土，脾气之健旺亦需心阳之温煦，如《名医类案》云："盖心，火也；脾，土也，火生土，脾之旺，赖火之燥；心气不足，则火不燥。"顾教授指出心脾病理相因，情志之伤，从心而发，思虑过度，影响脾之运化功能，脾气虚弱，气血生化乏源，则血虚，心无所主。

顾乃龙教授治疗此类证候，常以归脾汤化裁，益火补土，重点治脾，兼顾养心，滋养心脾，鼓动少火，重用补气，意在生血，使脾旺则气血生化有源。加入焦山楂、神曲、生麦芽等，复脾胃运化之功，补而不滞；并入柴胡、香附、郁金等以疏肝理气，使肝气条达而不横逆侵犯脾胃。有心悸伴咳痰者，酌情配伍桔梗以开宣气道，祛痰利咽，并加五味子、乌梅、柏子仁收敛止咳。

4. 心肾阳虚证 此类证候多以阳虚为患，阴阳失和，水火不济，症见畏寒肢冷、心悸、怔忡、水肿等。《友渔斋医话》中指出："阴平阳秘，水火既济，自然无病。"只有阴阳调和，才能保持机体稳态。《医林绳墨》讲"离中之阳降，坎中之阴升，降升合宜，水火既济者也"。脾胃居中为上下升降之枢纽，斡旋三焦，若升降无度则水火不济，如《杂病广要·内因类虚劳》曰："人一身，以脾胃为主，脾胃气实，则肺得其所养，肺气既盛，水自生焉，水升则火降，水火既济，而合天地交泰之令也。"故顾乃龙教授常予苓桂术甘汤化裁，体现了"拨云见日法"(即当水湿遮蔽住心阳的时候，会导致心、肺、脾胃等系统都出现问题，而把湿气化去，使得太阳重新出现，阳光明媚，则身体自然恢复常态)。主张益气健脾化湿，同时配伍黄芪以助益气健脾，亦予制附子、肉桂、乌药等温补肾阳，常配香附、郁金、白芍、延胡索，意在行气柔肝、活血止痛。而丹参、当归、赤芍、红花等活血化瘀之品亦酌情添加，益气健脾、温肾之余疏肝行气、活血化瘀、通络，亦从肝肾与脾的关系出发，从脾论治。

5. 脾肾两虚证 此类证候患者多见面色少华、乏力倦怠、腹胀便溏、腰酸膝冷、小便不利等，肾为先天之本，脾胃为后天之本，脾之运化水谷精微，赖肾阳以温煦；肾藏精也，亦需脾所运化水谷精微的滋养。累及肾阳，肾虚则湿邪独胜，水气内溢，必渍于脾，如张石顽曰："真阳虚则水邪胜，而水气内溢。"肾为先天之本，水火之宅。肾阳不能温煦心阳，会导致心阳不足。"五脏之阳，非肾不能发"。顾乃龙教授采用补脾益气、补肾阴、温肾阳、收涩、养血疏肝法，常予左归丸或六味地黄丸为基础方化裁，常用处方：黄芪、山药、五味子、白芍、桂枝、熟地黄、枸杞子、柴胡、桔梗、五倍子、甘草，意在滋阴补肾，填精益髓，善加黄芪补中益气。《脾胃论》云："根于外者，名曰气立，气止则化绝；根于内者，名曰神机，神去则机息，皆不升而降也。"顾乃龙教授以"升降浮沉"立论，常加柴胡、升麻等升举脾胃清阳之气，疏肝理气，配合白芍柔肝阴；加酸枣仁、诃子、五味子、五倍子等，既收涩亦调心神。

（三）用药经验

胸闷胸痛者，加瓜蒌、茯苓、半夏、陈皮、泽泻、远志、枳实、丹参、三七、川芎、红花等。

气虚血虚乏力者，加西洋参、人参、党参、黄芪、红景天、五味子、当归、鸡血藤等。

口干口渴者，加麦冬、沙参、五味子、天花粉、石斛、生地黄、黄精、玉竹等。

阳虚肢冷者，加桂枝、黄芪、淫羊藿、枸杞子、制附片等。

胸部胀闷者，加柴胡、降香、郁金、檀香、石菖蒲等。

心悸频发者，加煅牡蛎、龙骨、龙齿、甘松、苦参等。

（四）病案举例

病案1 魏某，女，62岁，首诊2015年5月14日。以“心胸憋闷，疼痛间作6个月”就诊。现病史：患者6个月前无明显诱因出现心胸憋闷，隐痛间作，朝轻暮重，肢体重着，手足欠温，感乏力，夜寐差，舌暗苔薄白，舌下脉络可见瘀斑，脉沉细。已在心内科就诊，诊断为冠状动脉粥样硬化性心脏病。

中医诊断：胸痹。

西医诊断：冠状动脉粥样硬化性心脏病。

辨证：痰瘀互结。

治法：益气化瘀，宣痹豁痰。

处方：温胆汤加减。

法半夏12g、橘红12g、竹茹12g、枳壳10g、党参15g、黄芪30g、刺五加40g、红景天40g、茯苓15g、北沙参15g、合欢花15g、首乌藤15g、丹参12g、炙甘草6g。21剂。

二诊（2015年6月4日）：服前方后，感心胸隐痛较前略减轻，乏力减轻，失眠改善，舌下脉络瘀斑减轻，仍有憋闷不适。调整处方如下：

法半夏12g、橘红12g、竹茹12g、枳壳10g、党参15g、黄芪30g、刺五加40g、红景天40g、茯苓15g、北沙参15g、合欢花15g、首乌藤15g、丹参12g、桂枝9g、菖蒲15g、郁金10g、延胡索10g、炙甘草6g。14剂。

三诊（2015年6月15日）：服药后，胸闷、胸痛较前均消失，无明显不适症状。续服上方7剂，巩固疗效。

按：顾乃龙教授认为治病求本，对痰瘀互结型胸痹，祛痰化瘀之时，不忘“脾为生痰之源”，健脾祛湿化痰，化瘀散结通络，并加益气健脾之品，以助脾除湿祛痰，脾主水液亦赖阳气蒸化，加温通心阳药物，终使湿浊能化，痰瘀能散，胸痹得开。

病案 2 李某,男,58 岁,2011 年 11 月 16 日来诊。诉胸闷胸痛反复发作 1 年,加重 5 天。1 年前出现胸闷胸痛,心电图检查为 ST-T 改变,诊断为冠心病心绞痛,常服复方丹参滴丸、阿司匹林等药,但停药后症状就有反复,故寻求中药治疗。就诊时症见胸闷胸痛时作,动则更甚,畏寒,神疲,下肢浮肿,手足不温,舌暗淡胖大,苔白腻,脉沉细。

中医诊断:胸痹。

西医诊断:冠状动脉粥样硬化性心脏病。

辨证:心肾阳虚。

治法:温肾阳,振心阳。

处方:苓桂术甘汤合参附汤加味。

茯苓 30g、人参 15g、桂枝 15g、白术 12g、炮附子 15g、丹参 15g、砂仁 6g、泽泻 12g、炙甘草 6g。14 剂。

二诊(2011 年 11 月 30 日):服药后胸闷胸痛减轻,下肢浮肿渐消。继服 14 剂。

三诊(2011 年 12 月 16 日):诸症消失。调整处方如下:

茯苓 30g、党参 12g、桂枝 15g、黄芪 30g、红景天 15g、五味子 10g、白术 12g、丹参 15g、砂仁 6g(后下)、泽泻 12g、炙甘草 6g。14 剂。

3 个月后回访,无异常。

按:该患者辨证为心肾阳虚型,表现为胸阳不振、水饮停滞的证候,同时兼有气虚、血瘀,水饮之邪波及三焦。苓桂术甘汤是医圣张仲景为痰饮病所设的著名方剂。其治饮之法为:“病痰饮者,当以温药和之”“夫短气有微饮,当从小便去之,苓桂术甘汤主之”。苓桂术甘汤合参附汤加味,重用茯苓为君,使水饮从小便而出;臣以桂枝、附子、甘草,温阳化气;佐以人参大补元气,白术健脾制水;丹参活血化瘀。后期加入黄芪、红景天、五味子共奏温补心肾、益气健脾之功。

七、卒中

中医学认为卒中属于中风范畴,临床上多以突然昏仆,半身不遂,口眼歪斜,言语不清为主要特征。其发病突然,变化迅速且多端,与风邪特征非常相似。轻者中经络,重者则中脏腑。此类病症多因脏腑亏损,尤以心脉痹阻,心气虚弱,脉来结代,痰瘀内生,复由将息失宜,情志诱因,引发伏邪,痹阻脑络最为常见。或由外伤损其脏腑气血,痰饮内生,瘀血内结,痰瘀相结,阻于脑络所致。根据其发病后有无神昏,亦有中脏腑与中经络之别。

(一)病因病机

顾乃龙教授在总结前人理论基础上,本着"继承—验证—质疑—创新"的原则,熟谙经典,勤于临证,创立新说,并形成自己的学术思想。顾乃龙教授认为中风基本病因病机为阴阳失调,气血、肝肾亏虚为本,风、火、痰、瘀为标,共同作用于人体,导致脏腑失调,气血逆乱,脑脉痹阻而发病,总属本虚标实。其病因病机以肝脾肾亏虚为病理基础,痰瘀互结、气滞湿阻为其标。

中风好发于中老年人,肝肾阴虚致经血、肾精不足,无以濡养脑窍,脑络空虚为其发病的根本原因。脑为髓海,属肾,受五脏六腑之精的奉养。脑之脉络为心所主,脑之筋膜为肝所属,脑主神志而分属五脏。病位在脑髓、脑脉、脑络,有神志、活动、感觉等改变,未尝不涉及脏腑经络。脏腑阴阳盛衰,气机升降失常,或脑气与脏腑之气接续受阻,是一切脑血管病的病理基础。气虚则阳闭,阴虚则血凝,津液积聚为痰,血脉壅塞为瘀,痰借血体,血借痰凝,痰瘀互结,着于血脉,血脉上凝着之痰瘀结块使脉管本身受损,局部气血的运行和温煦受阻,日久胶结不解,凝之愈坚,沉积血脉,成为动脉粥样硬化之斑块,正如《灵枢·百病始生》所说:"凝血蕴里而不散,津液涩渗,著而不去,而积皆成矣。"形成脑络痹或中风等病。

(二)治疗特点

1. 气血为用,以肾为本,重在预防的治疗原则 顾乃龙教授在临床中认为气血辨证尤为重要,气血冲和,自然神清气朗;气血不足,或运行不畅,则气色多晦暗。故察气血之盛衰，测病理之变化，为中医中风辨证论治的重要依据。

心主血脉，心气推动和调控心脏的搏动以及脉管的收缩，使脉道通，血流畅。血在脉管中运行不畅则为血瘀。脉络者，心火之所生，心气盛则脉络疏通且条达。《类证治裁》曰："肾为气之根。"先天之精，与生俱来，藏于肾脏之中。《素问·上古天真论》说："肾者主水，受五脏六腑之精而藏之。"先天之精为肾精的主要成分，后天之精起充养作用，因而肾精所化的肾气，也主要属于先天之气，即元气。肾为生气之根，并受后天之精的充养。元气是人体之气的根本，因而肾藏精的生理功能对气的生成有着至关重要的作用。顾乃龙教授在临床中以气血为用，以肾为本，尤重气血，在补肾的基础上兼顾调理肝脾，对症下药，每每获效。

2. 不同病期，治疗各有偏重 顾乃龙教授同时又提出"虚、痰、瘀"三个病理因素贯穿中风的先兆期、急性期、恢复期、后遗症期整个疾病过程，认为益气活血需贯穿整个缺血性中风的始终，调神是中风治疗的重要方面。治疗时在辨证的基础上，适当加入活血化瘀、益气温阳的药物。

顾乃龙教授认为中风先兆期的病机关键在于正虚为本，风邪偏盛，兼有痰瘀，此期的治疗以益气活血为主，化痰息风为辅。

顾乃龙教授常用自拟方益气通络方，方剂组成为刺五加、红景天、黄芪、党参、茯苓、陈皮、清半夏、白术、川芎、川牛膝、桑寄生、鸡血藤等。方中刺五加、红景天、黄芪为顾乃龙教授在心脑血管疾病中常用到的药物组合，此三药为该方的君药，有益气活血、补肾安神的功效。此三药在现代医学研究中也证实具有保护心血管、调节免疫、抗氧化应激、改善代谢等作用。黄芪、党参健脾益气；白术、茯苓健脾祛湿；陈皮、清半夏燥湿化痰；桑寄生补肝肾、强筋骨、祛风湿，川牛膝补肝肾、强筋骨，同时能活血通经、引血下行；川芎、鸡血藤、刺五加活血行气。全方共奏益气活血，化痰开窍通络之功效。

顾乃龙教授认为急性期应采取中西医结合多学科协作的综合治疗。其中以溶栓为本病急性期治疗最有效的方法。对已超过溶栓时间窗及达不到溶栓标准的患者应采取中西医综合治疗。顾乃龙教授认为本病急性期的病机是在正虚为本的基础上，以热盛、痰湿或瘀血为主，治疗时在自拟益气化瘀通脑方基础上，可根据其病机的不同侧重点加用相应的药物治疗；方剂组成：生黄芪、红景天、刺五加、川芎、红花、地龙、黄芩、法半夏、当归、葛根、石菖蒲、炙甘草。生黄芪、红景天、刺五加益气活血、补肾安神；川芎、红花、地龙活血通络、上行头目，直达脑络；当归、葛根、黄芩、法半夏、石菖蒲补血活血、开窍醒神、化湿和胃；炙甘草调和诸药。全方补气以行血、化瘀以通脑。根据患者情况选择不同的给药途径，包括口服、鼻饲、直肠滴入等。

中风恢复期要注重综合康复训练。顾乃龙教授认为此期以气血两虚、瘀血痹阻为基本病机，治疗以“益气养血，活血祛瘀，温阳化痰”为法立方，自拟益气通络汤，方剂组成：黄芪、刺五加、红景天、当归、防风、桂枝、红花、桑寄生、牛膝、威灵仙、鸡血藤等。方中生黄芪、红景天、刺五加益气活血、补肾安神；当归、红花活血化瘀、养血补血；桑寄生、牛膝补肝肾、祛风湿；防风、威灵仙、鸡血藤祛风除湿、温通经络；桂枝温通经脉、助阳化气。全方共奏益气活血、化瘀通络之效。

（三）用药经验

年老体衰者，加制何首乌、枸杞子、熟地黄等。

痰多者，加半夏、白术、南星、瓜蒌等。

热象重者，加黄芩、牡丹皮、天麻、荷叶等。

血瘀重者，加全蝎、水蛭、当归、川芎、丹参等。

夜寐欠安者，加首乌藤、远志、酸枣仁等。

口干者，加麦冬、北沙参、天花粉、葛根等。

大便干结者，加大黄、决明子、瓜蒌子、枳实等。

头晕、目眩重者，加钩藤、决明子、泽泻等。

四肢麻木者，加鸡血藤、桂枝、威灵仙、蜈蚣等。

（四）病案举例

病案1 连某，男，76岁，2015年4月15日以“下肢无力3年，加重1周”为主诉就诊。患者3年前脑出血，经治疗后遗留左侧下肢活动不利，行走缓慢，费力。近1周来，感双下肢无力且逐渐加重，神疲乏力，精神不佳，口干口苦，入睡困难，眠浅易醒，大便干，小便频数。既往有高血压病史，冠心病病史。查体：血压163/86mmHg，舌质暗有瘀点，苔黄腻，脉弦滑。查双下肢肌力4级，肌张力正常，腱反射存在。

中医诊断：缺血性中风。

西医诊断：脑出血后遗症。

辨证：气虚血瘀夹有虚热。

治法：益气活血，通络，清热。

处方：自拟益气通络汤。

黄芪45g、刺五加20g、红景天20g、当归15g、防风15g、桂枝12g、红花15g、桑寄生30g、牛膝15g、威灵仙15g、鸡血藤30g、陈皮9g、清半夏12g、茯苓15g、生白术60g、川芎15g、蔓荆子30g、葛根30g、天花粉30g。7剂。

二诊（2015年4月22日）：服药7剂后，精神明显好转，乏力，口干口苦的症状较前减轻，大便畅，小便频数较前减轻，仍入睡困难，眠浅易醒。调整处方如下：

黄芪45g、刺五加20g、红景天20g、当归15g、防风15g、桂枝12g、红花15g、桑寄生30g、牛膝15g、威灵仙15g、鸡血藤30g、陈皮9g、清半夏12g、茯苓15g、生白术60g、川芎15g、蔓荆子30g、葛根30g、天花粉30g、酸枣仁30g、首乌藤15g。14剂。

三诊（2015年5月15日）：服用上药后，患者精神状况明显好转，乏力明显减轻，口干口苦的症状已经不明显，小便已基本恢复正常，夜寐较前好转，舌苔薄黄腻。以上方葛根、天花粉减至各15g巩固治疗。

按：顾乃龙教授指出就中风而言，时间越久越不容易恢复，故而及早治疗是本病快速康复的关键。本案患者为年老男性，已过七旬，肾气渐衰，患病日久，其气更衰，患者气虚，故而乏力；气虚无以推动血液的运行，从而血液滞留不畅，形成血瘀；气虚日久，气无以生阴生血，无以降而化精，出现阴虚虚热之状，出现口干口苦等状；阴亏肠燥，大便干结；气阴不足，久之则心失所养，出现不寐；患者舌苔黄腻，是气虚痰瘀化热之故。首诊之后，病去大半，二诊配伍酸枣仁、首乌藤养血安神。另嘱患者，平时除了按时服药以外，应该积极康复锻炼，少食肥甘，减少复发，促进康复。

病案2 祁某，男，68岁，2013年11月25日以“左侧肢体不遂伴口齿不清40天”为主诉就诊。诊断为脑梗死。经他院住院治疗，病情稳定，出院休养。左侧肢体无力，行走缓慢，精神倦怠，脘腹痞满，纳食不香，大便不畅，舌淡，苔白腻，脉弦滑。查肌力5级，肌张力正常，腱反射存在。

中医诊断：缺血性中风。

西医诊断：脑梗死。

辨证：痰瘀阻络。

治法：清热化痰，息风通络。

处方：半夏白术天麻汤加减。

半夏15g、天麻12g、茯苓12g、橘红6g、白术12g、石菖蒲12g、党参12g、生黄芪30g、僵蚕12g、胆南星6g、蔓荆子12g、蒺藜12g、泽泻10g、炙甘草6g。14剂。

二诊（2015年12月9日）：服药后，精神明显好转，左下肢无力明显改善，纳食可，大便畅。续服上方28剂。

三诊（2016年1月6日）：患者精神状况佳，生活完全自理，未见异常反应。后改益气通络汤加减，服用半年停药，随访至今健在。

按：顾乃龙教授提出中风发病急剧，但治疗时间较长，牢记“虚、痰、瘀”三个病理因素。本案以“痰”为主，本虚标实，风痰上扰，上冲于脑，伤及脑脉。所以在急性期之后的治疗，以祛风、祛痰为主。痰为阴邪，治之以阳，多选用性温辛甘之药。且痰之本为水为湿，治痰以消导为主，朱丹溪认为“治痰，实脾土，燥脾湿是治其本”，所以方中加入健运脾气之品，脾气升，则气机顺达而痰消。半夏、茯苓、橘红、石菖蒲、胆南星燥湿化痰；茯苓、白术、党参、生黄芪、泽泻、炙甘草，健脾益气化湿。除燥湿健脾化痰外，风药主升，主散，使湿邪从表而走，即所谓“风能胜湿”。全方共奏燥湿健脾、化痰祛风之功，获益甚优。

第三章

常用方药解析发挥

第一节　常用药对

1. **重楼 - 猫爪草**　重楼味苦，微寒，有小毒，归肝经。苦寒降泄，有清热解毒之功。《滇南本草》言："重楼主治一切无名肿毒。"甾体皂苷是重楼中主要活性成分，具有抗肿瘤、消炎、抑菌、止血等多种生理活性，临床上广泛用于各种癌症的防治。猫爪草味甘、辛，性微温，归肝、肺经，可化痰散结，解毒消肿。现代研究表明，猫爪草多糖有提高机体免疫力作用。顾乃龙教授认为两药参合，寒热并投，辛开苦泄，清热解毒、散结消肿之力益彰，适用于癌毒与痰瘀互结之证。临床常用剂量为重楼 10g，猫爪草 15～30g。

2. **白花蛇舌草 - 白英**　白花蛇舌草味苦、甘，性寒，归肺、胃、大肠、小肠经。清热解毒，利湿通淋。《广西中药志》："治小儿疳积，毒蛇咬伤，癌肿。外治白泡疮，蛇癞疮。"现代药理研究证实白花蛇舌草可作用于抗乳腺癌关键靶点，调控癌症信号通路，同时能抑制血管生成，诱导肿瘤细胞凋亡。白英味苦，微寒，有小毒。入肝、胃经。善清热利湿、解毒消肿。顾乃龙教授认为白花蛇舌草、白英两药相合，尤长于清热解毒、消肿散结；对于病变日久，热毒积聚者，尤为适宜。临床常用剂量为白花蛇舌草 15～30g，白英 15～30g。

3. **山慈菇 - 漏芦**　山慈菇味辛，性寒，归肝、脾经。能清热解毒，消痈散结。《本草再新》言其可"治烦热痰火"。现代研究表明，山慈菇可影响磷脂酰肌醇 3-激酶 / 蛋白激酶 B（PI3K/Akt）信号通路，诱导乳腺癌细胞凋亡，并抑制肿瘤细胞血管生成，减少肿瘤细胞侵袭及转移。漏芦味苦，性寒，归胃、大肠经。能除热，咸可软坚，有解毒、消痈、散结之功，《本草纲目》载其能"消热毒、排脓"。现代研究发现，漏芦能影响肿瘤组织内血管生成，诱导凋亡。顾乃龙教授认为两者配伍，清热解毒、散结抗癌之功益彰，为治疗乳岩之要药。临床常用剂量为山慈菇 12g，漏芦 15～20g。

4. **蛇莓 - 白花蛇舌草**　蛇莓味甘、苦，性寒，归肺、肝、大肠经。能清热解毒，散瘀消肿。主治热病、惊痫、咳嗽、吐血、咽喉肿痛、痢疾、痈肿、疔疮、蛇虫咬伤、烫火伤。《食疗本草》载："主胸胃热气，主孩子口噤，以汁灌口中。"《四川中药志》载其"凉血，通经。治惊痫寒热。疗咽喉肿痛"。《闽东本草》载："化痰止咳，祛风，活血。治伤风感冒，咳嗽，哮喘，风火牙痛，口舌生疮。"《上海常用中草药》："治癌肿、疔疮。"现代药理研究表明，蛇莓提取物主要是通过抑制细胞分裂和DNA合成两条途径达到抗癌作用，同时还能增强免疫功能、抗炎抗菌作用。白花蛇舌草味苦、甘，性寒，归肺、胃、大肠、小肠经。能清热解毒，利湿通淋。顾乃龙教授将两药相合，性味苦寒，共奏清热解毒，消肿散结之效，常用于治疗多种热毒明显的癌症患者。临床常用剂量为白花蛇舌草15～30g，蛇莓15～50g。

5. 猫爪草-夏枯草 猫爪草味甘、辛，性微温，归肝、肺经。可化痰散结，解毒消肿。夏枯草味苦、辛，性寒。归肝、胆经。能清泻肝火，散结消肿。主治目赤肿痛、头痛眩晕、瘰疬瘿瘤等。《神农本草经》载夏枯草"治寒热，瘰疬，鼠瘘，头疮，破癥，散瘿结气，脚肿湿痹"。《本草从新》载其"治瘰疬、鼠瘘、瘿瘤、癥坚、乳痈、乳岩"。现代研究提示夏枯草有抗肿瘤作用，夏枯草提取物熊果酸能明显诱导肿瘤细胞组DNA的分裂，阻止肿瘤细胞DNA和RNA的合成。可以抑制HL-60细胞和鳞癌细胞株TSCCa细胞增殖，诱导癌细胞凋亡。临床治疗淋巴结核、甲状腺肿大、甲状腺腺瘤等有效。顾乃龙教授认为两药相须为用，解毒散结，用于治疗瘰疬、甲状腺肿物等。临床常用剂量为猫爪草9～15g，夏枯草12～30g。

6. 伊贝母-夏枯草 伊贝母味苦、甘，性微寒，归肺、心经。能润肺、化痰、散结。用于治疗肺热咳嗽，痰黏胸闷，劳嗽咯血，瘰疬，痈肿等。为新疆地方药材，其润肺化痰散结之力略逊于川贝母。夏枯草味苦、辛，性寒。归肝、胆经。能清泻肝火，散结消肿。顾乃龙教授将两药相须为用，清热解毒散结，用于治疗各类肿瘤、结节。临床常用剂量为伊贝母6～12g，夏枯草9～15g。

7. 黄药子-山慈菇 黄药子味苦，性凉，有毒，归肺、肝经。能化痰散结消瘿，清热解毒，凉血止血。用于治疗瘿疾、疮疡肿毒、瘰疬、咽喉肿痛、吐血、衄血、咯血。《药性论》："治水气浮肿，下小便，治嗽逆上气，项下瘤瘿。"《开宝本草》："主诸恶肿疮瘘，喉痹，蛇犬咬毒，取根研服之，亦含亦涂。"《本草纲目》："凉血，降火，消瘿，解毒。"现代药理研究证实，黄药子在调节甲状腺功能、抑制肿瘤、止痛、止血、化痰、止咳、抗炎抑菌、抗病毒等方面具有独到的治疗作用，尤其在调节甲状腺功能、抗癌和抗菌、抑菌方面具有十分明显的应用优势。山慈菇味甘、微辛，性凉，归肝、脾经。能清热解毒，化痰散结。现代药理研究表明山慈菇有抗肿瘤作用，在临床用于多种恶性肿瘤的治疗。顾乃龙教授将两药相合，发挥清热解毒、消痈散结之效，常用于治疗甲状腺癌。临床常用剂量为黄药子 3 ~ 9g，山慈菇 6 ~ 12g。

8. **连翘 - 射干 - 牛蒡子**　连翘味苦，微寒，归肺、心、小肠经。能清热解毒，消肿散结。《神农本草经》："治寒热，鼠瘘，瘰疬，痈肿恶疮，瘿瘤，结热。"《日华子本草》："通小肠，排脓。治疮疖，止痛，通月经。"可用于治疗痈疽，瘰疬，乳痈，丹毒，风热感冒，温病初起，温热入营，高热烦渴，神昏发斑，热淋尿闭。射干味苦，性寒，归肺经。能清热解毒利咽，化痰平喘。《神农本草经》："治咳逆上气，喉痹咽痛，不得消息，散结气，腹中邪逆，食饮大热。"《滇南本草》："治咽喉肿痛，咽闭喉风，乳蛾，痄腮红肿，牙根肿烂，攻散疮痈一切热毒等症。"牛蒡子味辛、苦，性寒，归肺胃经。能疏风散热利咽，消痈散结，清热通便。用于治疗风热感冒、咳嗽痰多、麻疹、风疹、咽喉肿痛、痄腮、丹毒和痈肿疮毒。顾乃龙教授常三药合用，临床治疗风热咽痛，或慢性咽炎咽部充血，咽喉不利等症。临床常用剂量为连翘 6 ~ 15g，射干 6 ~ 12g，牛蒡子 6 ~ 15g。

9. **桔梗 - 木蝴蝶**　桔梗味苦、辛，性平，归肺经。能宣肺，利咽，祛痰，排脓。用于治疗咳嗽痰多，胸闷不畅，咽痛，音哑，肺痈吐脓，疮疡脓成不溃。《本草衍义》："治肺痈。"《珍珠囊》："疗咽喉痛，利肺气，治鼻塞。"现代药理研究证实，桔梗皂苷对咽喉黏膜及胃黏膜造成某种程度的刺激，反射地引起呼吸道黏膜分泌亢进，使痰液稀释，促使其排出，粗制桔梗皂苷有镇咳作用。木蝴蝶味苦、甘，性凉，归肺、肝、胃经。能清肺利咽，疏肝和胃。用于治疗肺热咳嗽，喉痹，音哑，肝胃气痛。广州部队《常用中草药手册》："清肺热，利咽喉。治急慢性支气管炎，肺结核咳嗽，咽喉肿痛，扁桃体炎。"顾乃龙教授两药合用，治疗慢性咽炎，咽喉不利等症。临床常用剂量为桔梗 6~12g，木蝴蝶 6~10g。

10. **黄芪-白术-茯苓** 黄芪味甘，性温，归肺、脾经。以补气为长，为补中益气要药。现代药理学研究表明，黄芪多糖可有效提高机体免疫功能，减少恶性肿瘤化疗过程的骨髓抑制。白术味苦、甘，性温，归脾、胃经，为补气健脾第一要药，以益气健脾、燥湿利水为主要功效。现代研究发现，白术含有的内酯类和多糖组分可抑制肿瘤细胞增殖，诱导其凋亡。茯苓甘淡，《世补斋医书》言其"为治痰主药"，可健脾渗湿，使湿无所聚，痰无由生，可增强黄芪、白术健脾利水之力。现代研究发现，茯苓有效活性成分三萜类、多糖物质对肿瘤细胞有细胞毒性。因此，顾乃龙教授在恶性肿瘤临证中，提倡扶正培本，常以黄芪、白术、茯苓相合使用，旨在益气健脾，补益后天之本，力求脾土健运，以杜绝生痰之源；再者气行则血行，气旺则瘀去络通，可达通络化瘀消积之功。临床上恶性肿瘤患者尤其在化疗后常存在骨髓和免疫抑制，伴随乏力、纳差等症状，属脾气亏虚证型，应用黄芪、白术、茯苓相互配伍尤为适宜。临床常用剂量为黄芪 15~120g，白术 12~60g，茯苓 12~30g。

11. **黄芪-丹参** 黄芪味甘，性温，归肺、脾经。以补气为长，为补中益气要药。现代药理学研究表明，黄芪多糖可有效提高机体免疫功能，减少恶性肿瘤化疗过程的骨髓抑制。丹参味苦，性微寒，归心、肝经。能活血祛瘀，通经止痛，清心除烦，凉血消痈。《本草汇言》："丹参，善治血分，去滞生新，调经顺脉之药也。"实验研究表明丹参酮 II_A 具有一定的抗肿瘤活性，能够对胃腺癌细胞的生长起到抑制作用并且诱导其凋亡。黄芪为补气第一要药，丹参专入血分，祛瘀滞而通血脉，有"一味丹参，功同四物"之称，二药合用，黄芪健脾运气助通瘀，丹参调经生血助涵气，气血同调，邪正兼顾。顾乃龙教授用此药对治疗各阶段胃癌，取其"祛瘀不伤血，行气不伤阴"之意。临床常用剂量为黄芪

15～120g，丹参12～30g。

12. 柴胡-白芍 柴胡味辛、苦，性微寒，归肝、胆、肺经。有和解表里，疏肝解郁，升阳举陷，退热截疟之功效。《药品化义》载："柴胡，性轻清，主升散，味微苦，主疏肝。"白芍味苦、酸，性微寒，归肝、脾经。能养血敛阴，柔肝止痛，《本草求真》指其"有敛阴益营之力"。代谢组学研究发现，柴胡、白芍配伍后能够调控精氨酸和脯氨酸代谢等多条代谢通路，以发挥疏肝解郁作用。顾乃龙教授认为柴胡、白芍配伍，散收并用，"补肝体而助肝用"，使肝气条达，气行则血行、津布，痰瘀之邪可解。旨在疏肝解郁以通络散结，适用于肝气郁结证型。临床常用剂量为柴胡6～15g，白芍9～30g。

13. 香附-茯苓 香附味辛、微苦、微甘，性平，归肝、脾、三焦经。能疏肝解郁，理气宽中，调经止痛。用于治疗肝郁气滞，胸胁胀痛，疝气疼痛，乳房胀痛，脾胃气滞，脘腹痞闷，胀满疼痛，月经不调，经闭痛经。茯苓甘淡，能够利水渗湿，健脾宁心安神，用于治疗痰饮眩悸，脾虚食少，便溏泄泻，心神不安，惊悸失眠。顾乃龙教授常用该药对治疗肝郁脾虚所致的不寐。临床常用剂量为香附6～9g，茯苓10～15g。

14. 鸡骨草-垂盆草 鸡骨草味甘、微苦，性凉，归肝、胃经。能利湿退黄，清热解毒，疏肝止痛。广州部队《常用中草药手册》："清热利湿，舒肝止痛。治急慢性肝炎，肝硬化腹水，胃痛，小便刺痛，蛇咬伤。"垂盆草味甘、淡，性凉。归肝、胆、小肠经。能利湿退黄，清热解毒。《天宝本草》："利小便，敷火疮肿痛；烫火症，退湿热，兼治淋症。"鸡骨草与垂盆草相配，是顾乃龙教授治疗肝损害，保肝降酶的常用药对。临床常用剂量为鸡骨草15～30g，垂盆草15～30g。

15. 桑叶-浮小麦 桑叶味甘、苦，性寒，归肺、肝经。其甘寒能清肺热、苦能泄肝火，肺主皮毛、肝主疏泄，故可通过清泻肺肝之热、调畅气机而发挥清热止汗之效，尤适用于热邪内扰所致的自汗、盗汗。《丹溪心法》："焙干为末，空心米饮调服，最止盗汗。"浮小麦味甘，性凉，归心经。能除虚热，止汗。用于治疗骨蒸劳热，自汗盗汗。《本草汇言》："此药系小麦之皮，枯浮无肉，体轻性燥，善除一切风湿在脾胃中。如湿胜多汗,以一二合炒燥,煎汤饮,立止。倘属阴阳两虚,以致自汗、盗汗,非其宜也。”顾乃龙教授常将二药合用,治疗各类自汗、盗汗证。临床常用剂量为桑叶 6~15g,浮小麦 15~60g。

16. 煅牡蛎-浮小麦 煅牡蛎味咸,性微寒,归肝、胆、肾经。有收涩固涩功效。《药性论》载:“除留热在关节荣卫,虚热去来不定,烦满,止汗,心痛气结,止渴,除老血。涩大小肠,止大小便,疗泄精,喉痹,咳嗽,心下痞热。”浮小麦味甘,性凉,归心经。能除虚热,止汗,用于治疗骨蒸劳热,自汗盗汗。顾乃龙教授常取用煅牡蛎、浮小麦清热收敛止汗。临床常用剂量为煅牡蛎 15~30g,浮小麦 15~30g。

17. 青蒿-白薇 青蒿味苦、辛,性寒,归肝、胆经。能清湿热,退虚热。《滇南本草》:“去湿热,消痰。治痰火嘈杂眩晕。利小便,凉血,止大肠风热下血,退五种劳热,发烧怕冷。”《医林纂要》:“清血中湿热,治黄疸及郁火不舒之证。”现代研究表明,青蒿含有青蒿素、挥发油、黄酮类等成分,具有明显的冷却解热、抗菌、抗疟疾、抗寄生虫的作用。白薇味苦、咸,性寒,归胃、肝、肾经。能清热凉血解毒。用于治疗温邪伤营发热,阴虚发热,骨蒸劳热,产后血虚发热,热淋,血淋,痈疽肿毒。《要药分剂》:“清虚火,除血热。”《民间常用草药汇编》:“清肺热。治吐血及老年咳嗽。”现代药理研究显示,白薇有加强心肌收缩的作用,可使心率减慢。对肺炎球菌有抑制作用,并有解热、利尿等作用。顾乃龙教授认为两药既可清实热,又可清虚热,可用于治疗多种内伤发热。临床常用剂量为青蒿 9~30g,白薇 10~30g。

18. 瓜蒌-郁金 瓜蒌味甘、微苦,性寒,归肺、胃、大肠经。有化痰宽胸之功。《本草纲目》:“润肺燥,降火,治咳嗽,涤痰结。”《名医别录》:“主胸痹。”郁金味辛、苦,性寒,归肝、心、肺经。能活血止痛,行气解郁,清心凉血,利胆退黄。可用于治疗痰阻胸膈的胸闷。《本草求真》:“其气先上行而微下达。凡有宿血凝积,及有恶血不堪之物,先于上处而行其气。若使其邪、其气、其痰、其血在于膈上而难消者,须审宜温宜凉,同于他味,兼为调治之。”顾乃龙教授将二药合用,行气宽胸,化痰祛瘀。治疗胸膈部气滞血瘀之证。临床常用剂量为瓜蒌9~15g,郁金9~12g。

19. 郁金-枇杷叶 郁金活血止痛,行气解郁,清心凉血,利胆退黄。“行者最验,故治胸胃膈痛,两胁胀满,肚腹攻疼,饮食不思等证。”枇杷叶味苦、微辛,性微寒,归肺、胃经。能清肺止咳,和胃降逆,止渴。《本草纲目》云枇杷叶“治肺胃之病,大都取其下气之功耳。气下则火降痰顺,而逆者不逆,呕者不呕,渴者不渴,咳者不咳矣”。顾乃龙教授认为两药均可行气化痰清热,两药合用治疗由肝气郁滞,横逆胃气引起的呕逆、嗳气等症。临床常用剂量为郁金9~12g,枇杷叶12~15g。

20. 九香虫-延胡索 九香虫味咸,性温,归肝、脾、肾经。能理气止痛,温中助阳。《本草纲目》:“治膈脘滞气,脾肾亏损,壮元阳。”现代医学研究证实九香虫有抗癌抑癌作用,临床常用于治疗食管癌和胃癌等。延胡索味辛、苦,性温,归肝、脾经。具有活血、利气、止痛之功效。《本草求真》载:“延胡索,不论是血是气,积而不散者,服此力能通达,以其性温,则于气血能行能畅,味辛则于气血能润能散,所以理一身上下诸痛,往往独行功多。”顾乃龙教授认为两药合用,可治疗寒凝气滞的胃痛较剧者。临床常用剂量为九香虫3~9g,延胡索6~12g。

21. 延胡索-郁金 延胡索味辛、苦,性温。归肝、脾经。能行气、活血、止痛。与郁金相配而能入五脏,且行气活血之力倍增,顾乃龙教授常用此药对治疗气滞血瘀之疼痛诸症,如消化系统疾病中各种疼痛选用此药对疗效较佳。临床常用剂量为延胡索6~12g,郁金6~12g。

22. 广藿香-砂仁 广藿香味辛,性温。归脾、胃、肺经。能化湿和胃止泻。《药品化义》:“其气芳香,善行胃气,以此调中,治呕吐霍乱,以此快气,除秽恶痞闷。且香能和合五脏,若脾胃不和,用之助胃而进饮食,有醒脾开胃之功。”《本草纲目》:“脾胃吐逆为要药。”砂仁味辛,性温,归脾、胃、肾经。有化湿开胃,温脾止泻之功效。顾乃龙教授常将二药配伍治疗寒湿中阻的呕吐、腹泻等证。

临床常用剂量为藿香 9 ~ 12g,砂仁 5 ~ 10g。

23. 丹参 - 黄精 丹参味苦,性微寒。归心、肝经。能活血祛瘀,通经止痛,清心除烦,凉血消痈。黄精味甘,性平,归脾、肺、肾经。有补气养阴,健脾,润肺,益肾之功效。《本草便读》:"黄精味甘而厚腻,颇类熟地黄……按其功力,亦大类熟地,补血补阴,而养脾胃是其专长。"顾乃龙教授将二药合用,主要治疗属气血虚损、瘀血阻滞之证的冠心病、肝硬化、高脂血症及脂肪肝等疾病。临床常用剂量为丹参 12 ~ 30g,黄精 12 ~ 30g。

24. 丹参 - 莪术 丹参味苦,性微寒。归心、肝经。能活血祛瘀,通经止痛,清心除烦,凉血消痈。莪术味辛、苦,性温,归肝、脾经。能行气破血,消积止痛。顾乃龙教授将二药合用,治疗慢性萎缩性胃炎、肠上皮化生、胃壁不典型增生等属气滞血瘀证者。临床常用剂量为丹参 10 ~ 30g,莪术 12 ~ 30g。

25. 车前草 - 黄柏 车前草味甘,性寒,归肝、肾、膀胱经。具有清利湿热、通淋之功。《神农本草经》:"主气癃,止痛,利水道小便,除湿痹。"东垣云:"能利小便而不走气,与茯苓同功。"黄柏味苦,性寒,归肾、膀胱经。善清下焦湿热。《珍珠囊》:"黄柏之用有六:泻膀胱龙火,一也;利小便结,二也;除下焦湿肿,三也;痢疾先见血,四也;脐中痛,五也;补肾不足壮骨髓,六也。"顾乃龙教授常常将二药合用,治疗属湿热下注证的泌尿系感染、前列腺疾病、妇科疾病等。临床常用剂量为车前草 9 ~ 30g,黄柏 3 ~ 12g。

26. 菟丝子 - 枸杞子 菟丝子能补能润,可滋补肝肾,益精养血。《本草正义》载其为养阴通络上品。枸杞子味甘,性平,归肝、肾经。可滋补肝肾之阴,《本草经集注》载其能"补益精气"。顾乃龙教授认为枸杞子、菟丝子相合为平补之剂,味甘补虚,能补益肝肾,调和冲任,且补益而不滋腻,重在补益先天使肝木生之有源,再者使冲任调和,气血充足,乳络通畅。临证中常用于治疗乳腺癌患者有腰膝酸软、失眠焦虑等症状,属肝肾亏虚证型者,疗效颇佳。临床常用剂量为菟丝子 12g,枸杞子 12g。

27. 菟丝子 - 覆盆子 菟丝子能补能润,可滋补肝肾,益精养血。覆盆子味甘、酸，性温，归肝、肾、膀胱经。能益肾固精缩尿，养肝明目。《本草衍义》："益肾脏，缩小便。"《本草正义》："覆盆，为滋养真阴之药。"顾乃龙教授常用二药相合治疗老年肾阴亏虚，夜尿增多症。临床常用剂量为菟丝子 9～15g，覆盆子 9～12g。

28. **金樱子-芡实** 金樱子味酸、甘、涩，性平，归肾、膀胱、大肠经。能固精缩尿，固崩止带，涩肠止泻。《神农本草经疏》："《十剂》云，涩可去脱。脾虚滑泄不禁，非涩剂无以固之。膀胱虚寒则小便不禁，肾与膀胱为表里，肾虚则精滑，时从小便出，此药（金樱子）气温，味酸涩，入三经而收敛虚脱之气，故能主诸证也。"芡实味甘、涩，性平，归脾经、肾经。能益肾固精，补脾止泻，除湿止带。《本草从新》："补脾固肾，助气涩精。治梦遗滑精，解暑热酒毒，疗带浊泄泻，小便不禁。"该药对也称水陆二仙丹，具有固精缩尿止带的功效，用于治疗脾虚带下、遗尿。临床常用剂量为金樱子 9～15g，芡实 15～30g。

29. **鸡血藤-茜草** 鸡血藤味苦、甘，性温，归肝、肾经。能活血补血。《饮片新参》："去瘀血，生新血，流利经脉。治暑痧，风血痹症。"《现代实用中药》："为强壮性之补血药。"现代研究表明，鸡血藤中的总黄酮成分具有抗贫血和促进造血的作用。茜草味苦，性寒，归肝经。能凉血活血，祛瘀，通经。李时珍《本草纲目》："气温行滞，味酸入肝，而咸走血，手足厥阴血分之药也，专于行血活血。俗方用治女子经水不通，以一两煎酒服之，一日即通，甚效。"现代药理研究显示，鸡血藤和茜草都具有良好的升高白细胞作用，也有抗肿瘤作用。因此顾乃龙教授在治疗白细胞减少症或肿瘤放化疗后白细胞减少时，常用此药对。临床常用剂量为鸡血藤 10～30g，茜草 15～30g。

30. **全蝎-僵蚕** 全蝎味辛，性平，有毒，归肝经。有通络散结之功。《玉楸药解》："穿筋透骨，逐湿除风。"僵蚕咸、辛，平。归肝、肺、胃经。化痰散结。现代药理研究证实全蝎能改善肾组织循环障碍，修复受损的肾组织；僵蚕具有抗炎、抗过敏、消除尿蛋白的作用。顾乃龙教授常二药合用，对消除慢性肾炎患者蛋白尿有良好作用。临床常用剂量为全蝎 3～6g，僵蚕 6～12g。

31. 丹参-鸡血藤 丹参味苦,性微寒,归心、肝经。能活血祛瘀,通经止痛。鸡血藤味苦、甘,性温,《饮片新参》:“去瘀血,生新血,流利经脉。治暑痧,风血痹症。”《本草纲目拾遗》载:“活血,暖腰膝,已风瘫。”顾乃龙教授常常丹参和鸡血藤二药合用,治疗瘀血阻滞型肢体麻木。临床常用剂量为丹参12~30g,鸡血藤12~30g。

32. 蒺藜-白僵蚕 蒺藜味辛、苦,性微温,入肝、肺经。能平肝疏肝,祛风明目。治疗肝阳上亢之眩晕头痛、肝郁胁痛、乳闭胀痛、风热头痛、目赤肿痛、皮肤瘙痒、癥瘕、痈疽、瘰疬、白癜风等。《神农本草经》载其“主治恶血,破癥结积聚,喉痹,乳难。久服长肌肉,明目,轻身”。《本草汇言》载:“去风下气,行水化症之药也。其宣通快便,能运能消,行肝脾滞气,多服久服,有去滞之功。”白僵蚕味咸,性平,归肝、肺、胃经。能祛风解痉,化痰散结。主治中风失音、惊痫、头风、喉风、喉痹、瘰疬结核、风疮瘾疹、丹毒、乳腺炎等。《本草纲目》载:“散风痰结核瘰疬,头风,风虫齿痛,皮肤风疮,丹毒作痒,痰疟癥结,妇人乳汁不通,崩中下血,小儿疳蚀鳞体,一切金疮,疔肿风痔。”顾乃龙教授常两药相须为用,共奏平肝息风之功。临床常用剂量为蒺藜9~15g,白僵蚕9~12g。

33. 全蝎-蜈蚣 全蝎味辛,性平,有毒,归肝经。能息风镇痉,攻毒散结,通络止痛。用于治疗肝风内动、痉挛抽搐、小儿惊风、中风口㖞、半身不遂、破伤风、风湿顽痹、顽固性偏头痛、疮疡肿毒、瘰疬结核等。《医学衷中参西录》载其“色青,味咸,性微温……善入肝经,搜风发汗,治痉痫抽掣,中风口眼歪斜或周身麻痹。其性虽毒,转善解毒,消除一切疮疡,为蜈蚣之伍药,其力相得益彰也”。全蝎性喜走窜,内入脏腑,外达经络,既能入肝平息内风,又能穿筋透络祛除外风,以毒攻毒消疮痈。现代医学研究表明,全蝎可明显提高巨噬细胞吞噬功能与分泌能力,活化巨噬细胞,此作用与全蝎传统上用于治疗疮疡、瘰疬,现代用于肿瘤的临床应用相关。全蝎能抑制多个肿瘤细胞株的增殖,如胃癌、肝癌、肺癌、前列腺癌、宫颈癌等,能够促进肿瘤细胞凋亡,抑制肿瘤细胞增殖,抑制肿瘤血管新生,并能抑制肿瘤细胞的侵袭和转移。蜈蚣味辛,性温,有毒,归肝经。能息风镇痉,攻毒散结,通络止痛。用于治疗小儿惊风、抽搐痉挛、中风口歪、半身不遂、破伤风、风湿顽痹、疮疡肿毒、瘰疬结核、毒蛇咬伤等。《本草纲目》提到蜈蚣治“小儿惊痫风搐,脐风口噤,丹毒,秃疮,瘰疬,便毒,痔漏,蛇瘕、蛇瘴、蛇伤”。《医学衷中参西录》:“蜈蚣……走窜之力最速,内而脏腑,外而经络,凡气血凝聚之处皆能开之。性有微毒,而转善解毒,凡一切疮疡诸毒皆能消之。其性尤善搜风,内治肝风萌动,癫痫眩晕,抽掣瘛疭,小儿脐风;外治经络中风,口眼歪斜,手足麻木。”现代药理研究表明蜈蚣具有细胞毒、诱导癌细胞凋亡、防止正常细胞癌变、调节人体免疫功能、抑制癌基因表达、抗肿瘤血管生成等抗癌药理作用。二药均善于走窜搜剔,能入络疗深邃之风毒,治一切风、痉、痫、痛、痿病证,顾乃龙教授用该药对除治疗上述疾病外,主要治疗各类邪毒偏盛之恶性肿瘤,每每获取良效。临床常用剂量为全蝎2~6g,蜈蚣2~3g。

34. 石决明-牡蛎 石决明味咸,性寒,归肝经。能平肝潜阳,清肝明目。主治肝阳上亢之头晕目眩,目赤,翳障,视物昏花,虚劳骨蒸等。《海药本草》载其“主青盲内障,肝肺风热,骨蒸劳极”。现代药理研究发现,石决明具有退热、镇静、降血压、拟交感神经的作用,对金黄色葡萄球菌、大肠埃希菌、铜绿假单胞菌的抑菌效力最强,且有显著的抗凝作用。牡蛎味咸,性微寒,归肝、胆、肾经。能重镇安神,平肝潜阳,软坚散结,收敛固涩。用于治疗惊悸失眠,眩晕耳鸣,瘰疬痰核,癥瘕痞块。煅牡蛎收敛固涩,用于治疗自汗盗汗,遗精崩漏,胃痛吞酸证。《汤液本草》载“牡蛎……入足少阴,咸为软坚之剂”。《珍珠囊》:“软痞积。又治带下,温疟,疮肿,为软坚收涩之剂。”现代研究证实,牡蛎主要含碳酸钙、磷酸钙及硫酸钙,并含镁、铝、锶、铬、锌、铁、硅等微量元素及多种氨基酸等。研究表明其可起镇静、抗惊厥、镇痛作用,能抑制肿瘤且有延缓衰老、降低血糖、调血脂、抗动脉粥样硬化等作用,煅牡蛎具有抗胃溃疡活性作用。顾乃龙教授认为两药相须为用,平肝潜阳,用于治疗阴虚阳亢所致心悸不安,眩晕耳鸣,也可用于化疗后上焦热盛。临床常用剂量为石决明6~15g,牡蛎

15～30g。

35. 葶苈子-紫苏子 葶苈子味辛、苦，性寒，归肺、膀胱、大肠经。能泻肺平喘，行水消肿。用于治疗痰涎壅肺，喘咳痰多，胸胁胀满，不得平卧，胸腹水肿，小便不利。《开宝本草》："疗肺痈上气咳嗽，定喘促，除胸中痰饮。"《心印绀珠经》："定肺气之喘促，疗积饮之痰厥。"紫苏子味辛，性温，归肺、大肠经。具有降气化痰、止咳平喘、润肠通便的功效。用于治疗痰壅气逆，咳嗽气喘，肠燥便秘。《本草衍义》："治肺气喘急。"《本草经疏》："定喘，消痰，降气。"顾乃龙教授认为二药配伍使用，可增泻饮降逆之功，用于治疗饮邪停于上焦，肺气不利所致的喘满不得卧，面身水肿，小便不利等。临床常用剂量为葶苈子12～30g，紫苏子9～12g。

第二节 常用方剂

1. 四君子汤

【组成】人参9g，白术9g，茯苓9g，甘草6g。

【功用】益气健脾。

【主治】脾胃气虚证。症见面色少华，神疲乏力，语音低怯，纳食减少，大便稀溏，舌质淡，苔白，脉沉细无力。

【方解】脾主运化，胃主受纳，脾胃为后天之本，气血生化之源。气血虚弱，不能上荣于面，则见面色少华；脾主肌肉，脾胃气虚，四肢无以充养，则见四肢乏力；若脾胃虚弱，运化无力，则见纳食减少；脾虚湿盛，湿蕴不化，则见大便稀溏；脾为肺之母，脾气虚弱可致肺气不足，则见语音低怯；舌质淡苔白，脉沉细均为气虚之象。方中人参甘温，益气健脾为君；臣以白术，甘温，健脾燥湿，可加强健脾益气祛湿之力；佐以茯苓甘淡，健脾利水渗湿，与白术相合，健脾祛湿更加显著；使药为甘草，补脾益气，调和诸药。四药相伍，共奏健脾益气之功。

【临床应用】顾乃龙教授在临床上非常重视顾护脾胃，往往在祛邪的同时，给予健脾益气扶助正气，以益气血化生之源。四君子汤是顾乃龙教授治疗脾胃气虚证最常用的方剂之一。主要用于治疗消化道疾病。若伴呕吐者，可加姜半夏、生姜、旋覆花以降逆止呕；胸膈满闷者，可加木香、陈皮、枳壳以理气宽中；腹痛畏寒者，可加附子、干姜以温中散寒；食欲欠佳，或饮食积滞者，加焦三仙、鸡内金、炒谷芽等健胃消食。

2. 二陈汤

【组成】半夏（汤洗 7 次）、橘红各 15g，白茯苓 9g，炙甘草 4.5g。

【功用】燥湿化痰，理气和中。

【主治】痰湿证。症见咳嗽痰多，色白易咳，恶心呕吐，胸膈痞闷，肢体困重，或头眩心悸，舌苔白滑或腻，脉滑。

【方解】脾失健运，湿无以化，湿聚成痰，而成痰湿证。痰湿为病，在肺，肺失宣降，则咳嗽痰多；在胃，令胃失和降，则恶心呕吐；在胸膈，气机不畅，则感胸膈痞闷；在肌肉，则肢体困重；在头目，则头目眩晕；在心，则为心动悸。本方为祛痰基础方。方中半夏辛温而燥，最善燥湿化痰，且能降逆止呕，是为君药；臣以橘红理气，燥湿化痰，使气顺痰消；佐以茯苓健脾渗湿，使湿无所聚，痰无处可生；使以甘草和中健脾。方中橘红、半夏以陈久者良，无过燥之弊，故有“二陈”之名。细观全方，配伍精当，结构严谨，标本兼顾，燥湿理气祛已生之痰，健脾渗湿杜生痰之源，共奏燥湿化痰、理气和中之功。

【临床应用】顾乃龙教授常用本方治疗肺癌、慢性支气管炎、阻塞性肺疾病等呼吸道疾病辨证属痰湿证者。正如《医方集解》所说：“治痰通用二陈。风痰加南星、白附、皂角、竹沥；寒痰加半夏、姜汁；火痰加石膏、青黛；湿痰加苍术、白术；燥痰加瓜蒌、苦杏仁；食痰加山楂、麦芽、神曲；老痰加枳实、海石、芒硝；气痰加香附、枳壳；胁痰在皮里膜外加白芥子；四肢痰加竹沥。”但因本方性燥，故燥痰者慎用；吐血、消渴、阴虚、血虚者忌用本方。

3. 参苓白术散

【组成】莲子肉(去皮)50g,薏苡仁 50g,缩砂仁 50g,桔梗(炒令深黄色)50g,白扁豆(姜汁浸,去皮,微炒)75g,白茯苓 100g,人参 100g,甘草(炒)100g,白术 100g,山药 100g。

【功用】益气健脾,渗湿止泻。

【主治】脾虚湿盛证。症见饮食不化,胸脘痞闷,肠鸣泄泻,面色萎黄,倦怠乏力,舌淡,苔白腻,脉虚缓。

【方解】本方主治脾虚湿盛证。脾胃虚弱,受纳运化无力,故饮食不化;水谷不化,清浊不分,故见肠鸣泄泻;湿滞中焦,气机被阻,而见胸脘痞闷;脾失健运,则气血生化不足,肢体肌肤失于濡养,故倦怠乏力、面色萎黄;舌淡、苔白腻、脉虚缓皆为脾虚湿盛之象。治宜补益脾胃,渗湿止泻。方中人参、白术、茯苓益气健脾渗湿为君。配伍山药、莲子助君药以健脾益气,兼能止泻;并用白扁豆、薏苡仁助白术、茯苓以健脾渗湿,均为臣药。更用砂仁醒脾和胃,行气化滞,是为佐药。桔梗宣肺利气,通调水道,又能载药上行,以补肺气;甘草健脾和中,调和诸药,共为佐使。综观全方,补中气,渗湿浊,行气滞,使脾气健运,湿邪得去,则诸症自除。本方是在四君子汤基础上加山药、莲子、白扁豆、薏苡仁、砂仁、桔梗而成。两方均有益气健脾之功,但四君子汤以补气为主,为治脾胃气虚的基础方;参苓白术散兼有渗湿行气作用,并有保肺之效,是治疗脾虚湿盛证及体现“培土生金”治法的常用方剂。

【临床运用】顾乃龙教授认为本方药性平和,温而不燥,除治疗脾胃气虚症状外,以泄泻、舌苔白腻、脉虚缓为辨证要点。顾乃龙教授主要用于治疗慢性胃肠炎、贫血、慢性支气管炎、胃癌、结直肠癌及肿瘤患者化放疗期间证属脾胃气虚夹湿者。

4. 半夏泻心汤

【组成】半夏 15g,黄芩 9g,干姜 9g,人参 9g,炙甘草 9g,黄连 3g,大枣 4 枚。

【功用】和胃降逆,消痞散结。

【主治】寒热错杂之痞证。症见心下痞满不痛，或呕吐，肠鸣下利，舌苔腻而微黄，脉弦数。

【方解】此方所治之痞，原系小柴胡汤证误行泻下，损伤中阳，少阳邪热乘虚内陷，以致寒热错杂，而成心下痞。痞者，痞塞不通，上下不能交泰之谓；心下即是胃脘，属脾胃病变。脾胃居中焦，为气机升降之枢纽，今中气虚弱，寒热错杂，气机不畅，遂成痞于心下；脾气主升，胃气主降，中气损伤，升降失常，故上见呕吐，下则肠鸣下利。本方证病机较为复杂，既有寒热错杂，又有虚实相兼，以致中焦失和，升降失常。治当调其寒热，和胃降逆，消痞散结。方中半夏辛温为君，散结除痞，又善降逆止呕；干姜辛热为臣，以温中散寒；黄芩、黄连之苦寒以泄热开痞。以上四味相伍，具有寒热平调、辛开苦降之用。究其根本，寒热错杂缘于中虚失运，故方中又以人参、大枣甘温益气，以补脾虚，为佐药；使药甘草补脾和中而调和诸药。综合全方，寒热互用以和其阴阳，苦辛并进以调其升降，补泻兼施以顾其虚实，是本方的配伍特点。寒去热清，升降复常，则痞满可除，呕利自愈。本方即小柴胡汤去柴胡、生姜，加黄连、干姜而成。是后世调和肠胃之名方。

【临床应用】顾乃龙教授将该方用于治疗具有“呕”“痞”“利”消化道症状，如慢性胃炎、肠炎、胃肠道肿瘤、化疗后胃肠道反应证属寒热错杂、肠胃不和者。

5. 柴胡疏肝散

【组成】柴胡 6g，陈皮 6g，川芎 4.5g，香附 4.5g，枳壳 4.5g，芍药 4.5g，炙甘草 1.5g。

【功用】疏肝行气，活血止痛。

【主治】肝气郁滞证。症见胁肋疼痛，胸闷喜太息，情志抑郁易怒，或嗳气，脘腹胀满不舒，舌淡，苔薄白，脉弦。

【方解】肝主疏泄而藏血，喜条达，其经脉布胁肋，循少腹。因情志不遂，肝失疏泄，而致肝气郁结。气郁则血行不畅，肝经不利，故见胁肋疼痛，胸闷善太息，情志抑郁，易怒，脉弦；肝气不疏，横逆犯胃，则脘腹胀满。治以疏肝行气，活血止痛。方中用柴胡疏肝解郁为君药;香附理气疏肝,助柴胡以解肝郁;川芎开郁行气,活血止痛,助柴胡以解肝经郁滞,二药相合共为臣药,以增柴胡行气止痛之功;陈皮、枳壳理气宽中,行气消胀;芍药、甘草养血柔肝,缓急止痛,为佐药。使药甘草调和诸药。诸药相合,共奏疏肝行气、活血止痛之功。本方由四逆散演变而来,其中枳实改为枳壳,再加陈皮、川芎、香附,重在行气疏肝,和血止痛,是疏肝理气解郁止痛之良方。

【临床应用】柴胡疏肝散是顾乃龙教授治疗肝郁的常用方剂,其辨证要点为胁肋胀痛、情志抑郁易怒、脉弦。常应用本方加减治疗脾胃、肝胆、情志等系列疾病,如慢性胆囊炎、肝炎、肝硬化、肝癌、乳腺癌、胃癌、妇科肿瘤等属肝郁气滞者。

6. 温胆汤

【组成】半夏(汤洗 7 次)、竹茹、枳实(麸炒,去瓤)各 60g,陈皮 90g,甘草 30g,炙茯苓 45g,生姜 5 片,大枣 1 枚。

【功用】理气化痰,和胃利胆。

【主治】胆郁痰扰证。症见胆怯易惊,头眩心悸,心烦,不眠,多梦,或呕恶呃逆,眩晕,癫痫。苔白腻,脉弦滑。

【方解】胆为清净之府,性喜宁谧而恶烦扰。若因素体胆气不足,又因情志不遂,致胆失疏泄,气郁生痰,痰浊内扰,则胆怯易惊、心烦不眠、多梦、惊悸不安;胆胃不和,胃失和降,则呕吐痰涎或呃逆、心悸;痰蒙清窍,则可发为眩晕,甚至癫痫,治宜理气化痰,和胃利胆。方中半夏辛温,为君药,燥湿化痰,和胃止呕。臣药竹茹,甘而微寒,清热化痰,除烦止呕;半夏与竹茹相伍,一温一凉,化痰和胃,有止呕除烦之功。佐以陈皮理气行滞,燥湿化痰;枳实降气导滞,消痰除痞;茯苓,健脾渗湿,以杜生痰之源;姜、枣益脾和胃,且生姜兼制半夏之毒。使药甘草调和诸药。综合全方,共奏理气化痰、清胆和胃之效。

【临床应用】顾乃龙教授常用本方治疗患者以烦躁不眠为主症,辨证要点为苔腻脉滑,辨证属胆郁痰扰证。本方常用于肝癌、消化道肿瘤等,以及肿瘤化疗期间属胆郁痰扰者。常用于治疗头痛、失眠、梅尼埃病、卒中、冠心病、原发性高血压、肝癌、消化道肿瘤等疾病。对于痰热重者,加黄连;失眠者,加酸枣仁、合欢皮、首乌藤;心惊者,加牡蛎、龙骨;眩晕者,加钩藤、天麻、泽泻、白术;癫痫者,加胆南星、远志、天竺黄、郁金、石菖蒲。

7. 五苓散

【组成】猪苓(去皮)9g,泽泻(去皮)15g,白术 9g,茯苓 9g,桂枝(去皮)6g。

【功用】利水渗湿,温阳化气。

【主治】膀胱气化不利之蓄水证。小便不利,头痛微热,烦渴欲饮,甚则水入即吐;或脐下动悸,吐涎沫而头目眩晕;或短气而咳;或水肿、泄泻。舌苔白,脉浮或浮数。

【方解】本方主治病症较多,其病机均为水湿内盛,膀胱气化不利。在《伤寒论》中原治蓄水证,乃由太阳表邪不解,循经传腑,导致膀胱气化不利,而成太阳经腑同病。太阳表邪未解,故头痛微热;膀胱气化失司,故小便不利;水蓄不化,郁遏阳气,气不化津,津液不得上承于口,故渴欲饮水;其人本有水蓄下焦,饮入之水不得输布而上逆,致水入即吐,故此又称"水逆证";水湿内盛,泛溢肌肤,则为水肿;水湿之邪,下注大肠,则为泄泻;水湿稽留肠胃,升降失常,清浊相干,则为霍乱吐泻;水饮停于下焦,水气内动,则脐下动悸;水饮上犯,阻遏清阳,则吐涎沫而头眩;水饮凌肺,肺气不利,则短气而咳。治宜利水渗湿为主,兼以温阳化气之法。方中重用泽泻为君,以其甘淡,直达肾与膀胱,利水渗湿。臣以茯苓、猪苓之淡渗,增强其利水渗湿之力。佐以白术、茯苓健脾以运化水湿。《素问·灵兰秘典论》谓:"膀胱者,州都之官,津液藏焉,气化则能出矣。"膀胱的气化有赖于阳气的蒸腾,故方中又佐以桂枝温阳化气以助利水,解表散邪以祛表邪,《伤寒论》示人服后当饮暖水,以助发汗,使表邪从汗而解。诸药相伍,甘淡渗利为主,佐以温阳化气,使水湿之邪从小便而去。

【临床应用】顾乃龙教授常用本方治疗多种水湿内停之证。辨证要点为小便不利、舌苔白。常见疾病有肾病、冠心病、肿瘤伴有胸腹水属水湿内停者。

若水肿兼有表证者，可与越婢汤合用；水湿壅盛者，可与五皮散合用；泄泻偏于热者，须去桂枝，可加车前子、木通以利水清热。

8. 葶苈大枣泻肺汤

【组成】葶苈（熬令黄色，捣丸，如弹子大）15g，大枣12枚。

【功用】泻肺行水，下气平喘。

【主治】肺气壅塞，痰饮郁阻证。症见痰涎壅盛，咳喘胸满，不能平卧，胸膈痞痛彻背者，或面目浮肿，小便短少。

【方解】痰饮、浊气壅滞胸中，气机不利，则咳喘胸闷，喘不得卧，重则胸膈痞痛彻背。治当泻肺行水。方中葶苈子苦寒，为君药，泻肺热，降肺逆，利水消痰，行皮间水气而消肿，使肺气通利，痰水俱下，则喘可平，肿可退；佐以大枣补益中气，助脾益肺，防葶苈子峻烈伤正，使祛邪而不伤正。

【临床应用】顾乃龙教授治疗胸腔积液常用葶苈大枣泻肺汤，患者痰涎壅盛，或影像学检查证实有大量胸腔积液，方用葶苈子15~30g，大枣15~30g。葶苈子与大枣常常等量应用。

9. 血府逐瘀汤

【组成】桃仁12g，红花9g，当归9g，生地黄9g，川芎5g，赤芍6g，牛膝9g，桔梗5g，柴胡3g，枳壳6g，甘草3g。

【功用】活血祛瘀，行气止痛。

【主治】胸中血瘀证。症见胸痛，头痛，日久不愈，痛如针刺而有定处，或呃逆日久不止，或饮水即呛，干呕，或内热瞀闷，或心悸怔忡，失眠多梦，急躁易怒，入暮潮热，肌肤甲错，唇暗或两目暗黑，舌质暗红，或舌有瘀斑、瘀点，脉涩或弦紧。

【方解】本方主治瘀血内阻胸部，气机郁滞所致诸证。血瘀胸中，气机阻滞，清阳郁遏不升，则胸痛、头痛日久不愈，痛如针刺，且有定处；胸中血瘀，影响及胃，胃气上逆，故呃逆干呕，甚则水入即呛；瘀久化热，则内热瞀闷，入暮潮热；瘀热扰心，则心悸怔忡，失眠多梦；郁滞日久，肝失条达，故急躁易怒；瘀血阻滞，新血不生，肌肤失养，故皮肤、唇、目、舌、脉皆为瘀血征象。治宜活血化瘀，行气止痛。方中桃仁、红花、当归、川芎、赤芍活血祛瘀；当归、生地黄养血化瘀；柴胡、枳壳疏肝理气；牛膝破瘀通经，引瘀血下行；桔梗开肺气，引药上行；甘草缓急，调和诸药。诸药合用，共奏活血调气之功。全方配伍，特点有三：一为活血与行气相伍，既行血分瘀滞，又解气分郁结；二是祛瘀与养血同施，则活血而无耗血之虑，行气又无伤阴之弊；三为升降兼顾，既能升达清阳，又可泄浊下行，使气血和调。合而用之，使血活瘀化气行，则诸症可愈，为治胸中血瘀证之良方。

【临床应用】顾乃龙教授运用本方治疗以胸痛，痛有定处，舌质暗红或有瘀斑，脉涩或弦紧为辨证要点，辨证属气滞血瘀证的各类患者。

10. 六味地黄丸

【组成】熟地黄 24g，山萸肉、干山药各 12g，泽泻、牡丹皮、茯苓（去皮）各 9g。

【功用】滋补肝肾。

【主治】肝肾阴虚证。症见腰膝酸软，头晕目眩，耳鸣耳聋，盗汗，遗精，消渴，骨蒸潮热，手足心热，口燥咽干，牙齿动摇，足跟作痛，小便淋沥，以及小儿囟门不合，舌红少苔，脉沉细数。

【方解】本方系将《金匮要略》的肾气丸，减去肉桂、附子组成。所治诸症均为肝肾阴虚所致。肾藏精，为先天之本，肝为藏血之脏，精血可互化，肝肾阴血不足又常可相互影响。腰为肾之府，膝为筋之府，肾主骨生髓，齿为骨之余，肾阴不足则骨髓不充，故腰膝酸软无力、牙齿动摇、小儿囟门不合；脑为髓海，肾阴不足，不能生髓充脑，肝血不足，不能上荣头目，故头晕目眩；肾开窍于耳，肾阴不足，精不上承，或阴虚生内热，甚者虚火上炎，故骨蒸潮热、消渴、盗汗、小便淋沥、舌红少苔、脉沉细数。治以滋补肝肾为主，适当配伍清虚热、泄湿浊之品。方中熟地黄滋肾阴、益精髓，为君药。山茱萸酸温滋肾益肝，涩精补气；山药滋肾补脾，清虚热于肺脾，二药同为臣药。君臣相协，三阴并补以收补肾治本之功，而且兼具养肝补脾之效。本方配伍的特点是“补中有泻”，即泽泻配伍熟地黄而泻肾降浊，防止熟地黄滋腻敛邪；牡丹皮泻君相之伏火，凉血退蒸，配伍山茱萸以泻肝火；茯苓渗脾中湿热而通肾交心，配伍山药而渗脾湿，防山药敛邪。三药相合，既渗湿浊，清虚热；又能制约熟地黄、山药、山萸肉三药补益滋腻之性。六味合用，三补三泻，其中补药用量重于泻药，是以补为主；肝、脾、肾三阴并补，以补肾阴为主，这是本方的配伍特点。三补三泻相参配伍，使本方寒温相宜，不腻不燥，配伍精当，疗效甚佳。

【临床应用】顾乃龙教授用本方治疗高血压、糖尿病、慢性肾炎、慢性咽喉炎、更年期综合征、肾癌、前列腺癌、妇科肿瘤等属肝肾阴虚证者。

11. 生脉散

【组成】人参9g，麦冬9g，五味子6g。

【功用】益气生津，敛阴止汗。

【主治】气阴两虚证。①温热、暑热耗气伤阴证：汗多神疲，体倦乏力，气短懒言，咽干口渴，舌干红少苔，脉虚数。②久咳伤肺，气阴两虚证：干咳少痰，短气自汗，口干舌燥，脉虚细。

【方解】本方益气生津，敛阴止汗，多用于治疗温热、暑热之邪耗气伤阴，所致气阴两伤之证。肺主皮毛，温热、暑热之邪伤及肺气，肺之卫外失固，津液外泄，故汗多；肺主气，肺气受损，故气短懒言、神疲乏力；阴伤而津液不足以上承，则咽干口渴。舌干红少苔，脉虚数或虚细，乃气阴两伤之象。方中君药人参甘温，益元气，补肺气，生津液。臣药麦冬甘寒，养阴清热，润肺生津。人参、麦冬两药合用，则益气养阴之功益彰。佐药五味子酸温，敛肺止汗，生津止渴。三药合用，一补一润一敛，益气养阴，生津止渴，敛阴止汗，使气复津生，汗止阴存，气充脉复，故名“生脉”。至于久咳肺伤，气阴两虚证，取其益气养阴，敛肺止咳，令气阴两复，肺润津生，诸症可平。

【临床应用】顾乃龙教授常用该方治疗表现为口干、口渴、汗多、神疲乏力、舌红少苔、脉细数的气阴两虚之证。生脉散不但用于治疗多种慢性疾病，也常用于治疗急危重症。顾乃龙教授在此方中加入重剂黄芪、山萸肉，治疗气阴两虚的重症，偏于阴虚者，加生地黄、玄参等；偏于阳虚者，加入附子、肉桂、龙骨、牡蛎等。常用于治疗慢性呼吸系统疾病、冠心病、更年期综合征、肺癌等，或放疗后气阴两虚证。方中人参性味甘温，若属阴虚有热者，可用西洋参代替。

12. 沙参麦门冬汤

【组成】沙参15g，玉竹10g，生甘草6g，冬桑叶10g，麦冬15g，生白扁豆10g，天花粉10g。

【功用】生津润燥，清养肺胃。

【主治】用于燥伤肺胃之阴或肺胃津液亏损证。症见咽干口渴，干咳痰少而黏，或发热，脉细数，舌红少苔者。

【方解】方中沙参、麦冬清养肺胃，养阴生津，共为君药；玉竹、天花粉生津解渴润燥，为臣药，增加麦冬、沙参清养肺胃之力；佐以冬桑叶轻宣燥热，生白扁豆健脾补气；生甘草为使，调和诸药。诸药合用具有清养肺胃，生津润燥之功。

【临床应用】顾乃龙教授应用本方的辨证要点为干咳少痰、咽干口渴、舌红少苔。常用本方治疗慢性咽炎，支气管炎，肺炎，糖尿病，肺癌，肿瘤放、化疗后不良反应，属肺卫气阴不足者。

13. 八珍汤

【组成】人参30g，白术30g，茯苓30g，当归30g，川芎30g，白芍30g，熟地黄30g，炙甘草30g。

【功用】益气补血。

【主治】气血两虚证。症见面色苍白或萎黄，头晕目眩，四肢倦怠，气短懒言，心悸怔忡，纳食减少，舌淡苔薄白，脉细弱或虚大无力。

【方解】本方为治疗气血两虚证的经典方剂，多由久病失治，或病后失调，或失血过多而致，病在心、脾、肝三脏。心主血，肝藏血，心肝血虚，故见面色苍白、头晕目眩、心悸怔忡、舌淡脉细；脾主运化而化生气血，脾气虚，故面黄肢倦、气短懒言、饮食减少、脉虚无力。治宜益气与养血并重。方中人参和熟地黄为君：人参味甘、微苦，性微温，具有大补元气、补脾益肺、生津安神之功；熟地黄味甘，性微温，能补血滋阴，益精填髓，二药相配，一益气一补血，益气养血。白术善补气健脾，燥湿利水，茯苓利水渗湿，健脾安神，二药相合，助人参益气补脾；当归、白芍养血和营，助熟地黄滋阴补血，均为臣药。川芎为佐药，活血行气，血随气行，使熟地黄、当归、白芍补血养阴而不黏滞。炙甘草为使，益气和中，调和诸药。全方八药，实为四君子汤和四物汤的复方，是气血双补经典名方。

【临床应用】顾乃龙教授常将本方应用于属气血两虚的各类虚损性疾病。如贫血、冠心病、眩晕、白细胞减少症、肿瘤及放、化疗不良反应等。

14. 桂枝汤

【组成】桂枝（去皮）、芍药、生姜、大枣（切）各 9g，甘草（炙）6g。

【功用】解肌发表，调和营卫。

【主治】外感风寒表虚证。症见头痛发热，汗出恶风，鼻鸣干呕，苔白不渴，脉浮缓或浮弱者。

【方解】本方用于表虚之人外感风邪为病。因风性开泄，卫气与邪抗争，浮盛于外，使毛窍疏松，卫外不固，营阴不能内守，故见发热，自汗，恶风；表虚有汗，故脉浮缓，此为营卫不和之象；外感风邪，邪正相搏于足太阳膀胱经，故见头痛；邪气阻滞肌表，肺气不利，胃气不和，故鼻鸣干呕。方中桂枝辛温，辛能散邪，温从阳而扶卫气，可解肌表风寒之邪，故为君药。芍药酸寒，能敛阴止汗，与桂枝相配，散收并用以调营卫，为臣药。生姜之辛，助桂枝以发散表邪；大枣之甘，助芍药以和营血，姜、枣相合，又可助桂、芍以和营卫，同为佐药。甘草甘平，调和诸药，为使药。五药合用，调和阴阳表里，气卫血营，具有祛邪扶正、安内攘外之功。

【临床应用】顾乃龙教授常用本方治疗外感风寒表虚证。以头痛发热，汗出恶风，鼻鸣干呕，苔白不渴，脉浮缓或浮弱为辨证要点。治疗的常见疾病有感冒、支气管炎、慢性胃炎、肠炎、心律不齐、低血压、肺癌、化疗后不良反应及疲劳综合征等。

15. **桂枝茯苓丸**

【组成】桂枝、茯苓、牡丹皮(去心)、桃仁(去皮尖,熬)、芍药各等分。

【功用】活血化瘀,缓消癥块。

【主治】瘀阻胞宫证。症见妇人素有癥块,妊娠漏下不止,或胎动不安,血色紫黑晦暗,腹痛拒按,或经闭腹痛,或产后恶露不尽而腹痛拒按者,舌质紫暗或有瘀点,脉沉涩。

【方解】本方原治妇人素有癥块,致妊娠胎动不安或漏下不止之证。瘀血癥块,停留于胞宫,冲任失调,胎元不固,则胎动不安;瘀阻胞宫,阻遏经脉,以致血溢脉外,故见漏下不止、血色紫黑晦暗;瘀血内阻胞宫,血行不畅,不通则痛,故腹痛拒按。治宜活血化瘀,缓消癥块。

方中桂枝为君药,辛甘而温,温通血脉,以行瘀滞。桃仁为臣药,味苦、甘,性平,活血祛瘀,助桂枝以化瘀消癥;牡丹皮、芍药味苦而微寒,既可活血以散瘀,又能凉血以清退瘀久所化之热,芍药并能缓急止痛;茯苓甘淡平,渗湿祛痰,以助消癥之功,健脾益胃,扶助正气,均为佐药。丸以白蜜调之,甘缓而润,以缓诸药破泄之力,是以为使。诸药合用,共奏活血化瘀、缓消癥块之功,使瘀化癥消,诸症皆愈。本方配伍特点:一是既用桂枝以温通血脉,又佐牡丹皮、芍药以凉血散瘀,寒温并用,则无耗伤阴血之弊;二是治疗漏下之症,采用行血之法,体现通因通用之法,使癥块得消,血行常道,则出血得止。

【临床应用】顾乃龙教授常用本方治疗妇科肿瘤或其他盆腔恶性肿瘤等属瘀血留滞者。

16. **龙胆泻肝汤**

【组成】龙胆草(酒炒)6g,黄芩(酒炒)9g,山栀子(酒炒)9g,泽泻 12g,木通 9g,车前子 9g,当归(酒炒)8g,生地黄 20g,柴胡 10g,生甘草 6g。

【功用】泻肝胆实火,清利肝经湿热。

【主治】①肝胆实火上扰。症见头痛目赤,胁痛,口苦,耳聋、耳肿,舌红苔黄，脉弦数有力。②肝胆湿热下注。症见阴肿阴痒，筋痿阴汗，小便淋浊，妇女带下黄臭等，舌红苔黄腻，脉弦数有力。

【方解】本方所治之证，是由肝胆实火上炎或肝胆湿热循经下注所致。实火上扰则头颠耳目作痛，或听力失聪；旁及两胁则为痛且口苦。湿热下注则循足厥阴肝经所络阴器而为肿痛、阴痒，湿热下注膀胱则为淋痛等症。方中龙胆草大苦大寒，上泻肝胆实火，下清下焦湿热，为本方泻火除湿，两擅其功，为君药。黄芩、山栀子具有苦寒泻火之功，配伍龙胆草，加强其泻火除湿之力，为臣药。泽泻、木通、车前子清热利湿，使湿热从水道排出。肝主藏血，肝经有热，本易耗伤阴血，加用苦寒燥湿之品，再耗其阴，故用生地黄、当归滋阴养血，以使标本兼顾。方用柴胡，引诸药入肝胆经，生甘草有调和诸药之效。综观全方，是泻中有补，利中有滋，以使火降热清，湿浊分清，循经所发诸症均可相应而愈。

【临床应用】顾乃龙教授常用本方治疗胆囊炎、耳鸣、耳聋、带状疱疹、肝癌、胆囊癌等辨证属肝经火热实证、湿热下注证。

17. 三仁汤

【组成】苦杏仁 15g，滑石 18g，通草 6g，白蔻仁 6g，竹叶 6g，厚朴 6g，生薏苡仁 18g，半夏 15g。

【功用】宣畅气机，清利湿热。

【主治】用于湿温初起及暑温夹湿之湿重于热证。症见头痛恶寒，身重疼痛，肢体倦怠，面色黄，胸闷不饥，午后身热，苔白不渴，脉弦细而濡。

【方解】本方是治疗湿温初起，邪在气分，湿重于热的常用方剂。究其病因，一为外感时令湿热之邪；二为湿饮内停，再感外邪，内外合邪，酿成湿温。卫阳为湿邪遏阻，则见头痛恶寒；湿性重浊，故身重疼痛、肢体倦怠；湿热蕴于脾胃，运化失司，气机不畅，则见胸闷不饥；湿为阴邪，旺于申酉，邪正交争，故午后身热。其症颇多疑似，每易误治，故吴瑭于《温病条辨》中明示“三戒”：一者，不可见其头痛恶寒，以为伤寒而汗之，汗伤心阳，则神昏耳聋，甚则目瞑不欲言；二者，不可见其中满不饥,以为停滞而下之,下伤脾胃,湿邪乘势下注,则为洞泄;三者,不可见其午后身热,以为阴虚而用柔药润之,湿为胶滞阴邪,再加柔润阴药,两阴相合,则有痼结不解之势。故治疗之法,唯宜宣畅气机、清热利湿。方中苦杏仁宣利上焦肺气,气行则湿化;白蔻仁芳香化湿,行气宽中,畅中焦之脾气;薏苡仁甘淡性寒,渗湿利水而健脾,使湿热从下焦而去。三仁合用,三焦分消,是为君药。滑石、通草、竹叶甘寒淡渗,加强君药利湿清热之功,是为臣药。半夏、厚朴行气化湿,散结除满,是为佐药。综观全方,体现了宣上、畅中、渗下,三焦分消的配伍特点,气畅湿行,暑解热清,三焦通畅,诸症自除。

【临床应用】本方的辨证要点是头痛恶寒,身重疼痛,午后身热,苔白不渴。顾乃龙教授常用本方治疗胃肠功能紊乱、肠胃炎、肾炎、关节炎、肺癌、消化系统肿瘤等属湿重于热者。

第三节 维吾尔药

新疆地域广阔,植物种类繁多,加之光照资源丰富,有其鲜明的药用特色,新疆中草药是中医药中的瑰宝。顾乃龙教授就很善于应用新疆本地药材,他在临床常用骆驼蓬子、恰玛古、阿魏等来治疗胃癌、肠癌、慢性胃炎、胃脘痛和肠炎。乌鲁木齐市中医医院参与了全国对新疆的小叶青蓝治疗慢性支气管炎的研究,并且进入天山深处采集小叶青蓝,在制剂室成功研制了小叶青蓝片用于临床研究。顾乃龙教授和张震寰、杨春年等老一辈专家进行了新疆雪莲通脉丸合并活血化瘀药治疗慢性缺血性中风等疾病的研究,获得了1993年自治区科学技术进步奖三等奖。与王多让主任医师一起研制了祛毒保肝口服液治疗慢性乙型肝炎,获得了乌鲁木齐市科学技术进步奖二等奖。顾乃龙教授在临证时非常注重地方药的使用,特别是对一些少数民族患者,尊重其风俗习惯,更容易接受地方药材的使用。

1. **骆驼蓬子** 骆驼蓬主要生长在西北地区，其味辛苦，性平，有毒，入肝、心、肺经，种子、全草均可入药，是新疆道地药材。《新疆中草药手册》："治风湿性关节炎，无名肿毒。"现代实验研究证实，骆驼蓬中的有效成分骆驼蓬碱、去甲骆驼蓬碱、去氢骆驼蓬碱等生物碱成分具有抗肿瘤作用。研究还发现骆驼蓬子纯化可提取出对肿瘤细胞活性、增殖有抑制作用的蛋白，这种蛋白对正常细胞毒性小，抑制效果小，但对肝癌、胃癌、宫颈癌等多种癌细胞毒性大，可诱导癌细胞凋亡。20 世纪 90 年代，顾乃龙教授和同事们在医院制剂室就研制了院内制剂骆驼蓬口服液。骆驼蓬口服液的主要成分提取于骆驼蓬子，同时加入了黄芪制剂，此制剂的主要作用为固护正气、抗癌、解毒、和胃。临床研究证实，其对萎缩性胃炎治疗有效率达 87.5%，对重度萎缩性胃炎及肠上皮化生的癌前病变，也有很好的治疗作用。

2. **恰玛古** 恰玛古（芜菁）作为食物已有 2000 年的历史，是新疆维吾尔族居民最喜爱的食物之一，也是维吾尔医生和民间常用的植物药材之一。《维吾尔药志》中记载：恰玛古，味甘、辛、苦，性温。入胃、肝、肾三经，开胸顺气、健胃消食、解毒。用于治疗胸闷、腹胃胀痛、食欲不振、疮疖肿毒。现代药理研究证实，芜菁块根中含有大量的多糖类物质，多糖类物质对肿瘤细胞的增殖有明显抑制作用，最终可导致细胞凋亡，还能进一步激活患者的免疫系统，促进干扰素的生成，诱导肿瘤坏死因子生成。而其中的黄酮类、多糖类、硫代葡萄糖苷衍生物等成分也具有抗肿瘤、抗诱变、抗衰老、防辐射、调节免疫等作用，对肝癌细胞有抑制其生长的作用。还有研究证实恰玛古通过调整 T 淋巴细胞免疫功能，可改善化疗后患者的免疫力，从而提高患者生活质量。顾乃龙教授在行医过程中，常常嘱咐患者将恰玛古作为日常食物进食，既能开胸顺气、益气和胃、健脾通腑，还在一定程度上起到抗肿瘤的作用。

3. **阿魏** 阿魏是新疆的道地药材。新中国成立以前都认为它来自西亚地区，后证实在我国新疆沙漠戈壁地带广泛生长。在我国古代已多有记载，《本草纲目》记载："消肉积，杀小虫，故能解毒辟邪，治疟、痢、疳、劳、尸注、冷痛诸证。”阿魏，性温，味苦、辛，归脾胃经，有消积、散痞、杀虫之功效。现代用于治疗胃肠道疾病、肿块、多种癌症。还用于治疗传染病。当代名医朱良春在临床用阿魏治疗腹部包块（肝脾肿大，良性肿瘤），内服与外用同时进行，增强了破癥散结作用。阿魏的主要单体活性成分是阿魏酸，阿魏酸具有广泛的药理学作用，如抗氧化、抗炎、抗凝、解毒、抗动脉粥样硬化、保肝及调节免疫等作用。《神农本草经疏》记载：“脾胃虚弱之人，虽有痞块坚积，不可轻用。”顾乃龙教授指出虽然在新疆阿魏易得，但不可随意服用，因阿魏消积散痞功效明显，所以脾胃虚弱之人不宜久服。

新疆地区的中草药具有分布广、种类多的特点，伊贝母、胡黄连、新疆一枝蒿、党参、大枣，精河的枸杞等都是地方特色的中药精品。新疆地方中草药资源潜力巨大，如何通过创新运用与开发开拓新领域，进而服务全国各族人民，是亟待探索的重要课题。

第四章

医论精粹

第一节　做医生的基本功

清代陈修园曾说：“医者，生人之术也。一有所误，即为杀人。”可见医生所肩负的责任巨大，如果没有过硬的职业素养和深厚的专业造诣，是很难胜任医生这一职业的。

首先，要具备扎实的理论基础。

中医医生必须熟练掌握中医基础理论，包括整体观念、阴阳五行、脏腑经络、病因病机、治则治法等，而这些理论大多来自《黄帝内经》《伤寒论》《金匮要略》《温病条辨》等经典著作，当然也包括历代很多中医名家的各种著作。纵观历史，很多大医家，都会熟读精读这些经典著作，具有非常深厚的理论功底。在临证时运用掌握的理论指导实践，然后再学习，再实践，在不断提高诊疗水平的同时，也将理论知识进一步升华。所以当一名好医生，必须在理论上多下功夫。

1. 学好阴阳五行脏腑经络学说，掌握基本理论　阴阳五行理论是我国古代朴素的唯物论和辩证法思想，中医学就是应用阴阳五行学说来阐述人体的组织结构、生理功能和病理变化，并指导临床辨证论治。阴阳学说是中医之本，是中医理论之总纲，在中医学中具有指导思想的作用和地位。《黄帝内经》：“善诊者，察色按脉，先别阴阳。”在临床运用中无论是八纲辨证、脏腑辨证，还是六经辨证，无不以阴阳为纲领，时刻指导中医临床实践。故学习中医首先要弄懂、精通、掌握阴阳五行理论，并在今后的临床实践中运用。

2. 多读书，读好书　对于中医经典著作，首推《黄帝内经》《伤寒论》《金匮要略》《温病条辨》。这几本书是中医医学巨著，医理至深至渊，能够系统规范地指导中医诊疗工作，需要反复通读，乃至背诵，才能很好地应用。《景岳全书》《医宗金鉴》《医学衷中参西录》等临床实用专著，可以给我们提供更多的诊疗方法、思路，开拓视野。医案也是需要常读的，如《临证指南医案》《经方实验录》《蒲辅周医案》等,从这些医案中可以学习医家在诊疗某一个患者所遇到问题时的具体思路和诊疗方法,常常会得到启发,触类旁通。当然对现代医学的新进展、新技术也是要不断学习了解的,特别是恶性肿瘤,近些年新的治疗技术、药物层出不穷,需要我们医生掌握,拓展知识面,启迪思维,以便更好地进行中西医结合治疗。

其次,要勇于临证实践,善于总结,灵活运用。

中医学来源于中华民族长期的生产与生活实践经验,它的理论体系与实践密不可分,所以学习中医必须重视临床实践,在实践中进一步加深对中医理论的理解和认识。《黄帝内经》曰:“善言天者,必应于人;善言古者,必验于今;善言气者,必彰于物。”就说明理论必与实践相联系,理论源于实践,指导实践。“熟读王叔和,不如多临证”,强调理论离不开实践,要想把前人的经验变成自己的经验,需要反复实践,才能对理论有深刻的理解,才能在临床诊疗活动中得心应手,药到病除。比如对舌象、脉象的体会把握,需要不断在临床反复观察体悟。

不拘泥经方时方,疗效是关键。顾乃龙教授虽将岐黄仲景之书置于枕边,但临证从不用经方时方来约束自己,他经常提到张锡纯的一句话:“临证之道,不用古方,不能治病;拘守古方,亦不能治病。”历代医家倍加推崇经方在临床的应用,经方因为其组方严谨、药简力宏等特点备受历代医家尊崇,确实具有对临证的指导作用,效果常常立竿见影。但随着时代的变迁,人们的居住环境、生活条件、心理精神,甚至药物的种植栽培技术也发生了巨大的变化,所以在临证时不能墨守成规,只拘泥于经方。如四逆散中枳实改为枳壳,再加陈皮、川芎、香附,成柴胡疏肝散,与四逆散相比,柴胡疏肝散疏肝健脾、活血行气的功效更强。所以临证时,时方、经方合用,可互补,提高疗效。总之,经方、时方的应用重在掌握配伍原则,灵活遣药,做到既有原则性又有灵活性,将二者融为一体,取得良效。

第二节　合理应用西医诊断技术进行辨证论治

顾乃龙教授认为中医的传承创新,除了继承发展中医整体观念和辨证论治的优势和特色,还应该体现在对现代医学技术的包容和接纳,取现代医学之长,补充中医学由于历史原因存在的一些局限性和不完整性,做到优势互补,各取所长,才是真正正确的中西医结合。顾乃龙教授强调在当今时代中医诊病不可以完全排斥西医诊断的结果,要善于借用先进的现代诊疗技术手段,合理解读、分析西医的实验室、影像学报告数值,提高中医诊断的准确性,有效辅助中医辨病辨证论治。如悬饮等疾病的早期,中医很容易将其临床症状与肺系、心系的一些症状相混淆,而如果借助 B 超或 CT 就可以直接确定积液的位置和体积,指导中西医结合及早治疗。再如纤维支气管镜、胃镜、肠镜等均可将医生的视线延伸到平时目不可及的位置,给中医四诊合参的望诊提供更多的资料。因此,中医在诊断上切不可完全排斥现代医学先进诊断技术,而应该借助现代技术来创新发展中医学。

但是,作为中医医生,诊疗中一定是通过望、闻、问、切四诊合参,全面采集辨证论治所需资料,根据理法方药的理论法则进行诊断治疗。现代中医在诊疗中,对很多没有明显临床症状的疾病,虽然可借助西医先进的技术来诊断,进行辨病论治,但仍应该仔细诊察舌脉之象,这往往会给辨证论治提供有力依据,将辨病和辨证相结合,才能更加凸显出中西医结合的优势。也就是说不可完全依赖西医诊断结果,还是需要应用中医八纲、脏腑、六经等辨证方法确定病因病机、治则治法,给予选方用药。如胸腔积液,不可见其诊断,即给予峻下逐水,而是应根据中医辨证分为痰热阻肺、饮停胸胁、络气不和、阴虚内热等证型,标本兼治。

第三节　浅谈肿瘤患者的饮食

恶性肿瘤是一种全身消耗性疾病,这类患者常常出现营养障碍,晚期患者会进入恶病质状态,最终导致重要脏器功能衰竭而死亡。

恶性肿瘤患者出现营养不良的原因多样:①肿瘤生长过程中代谢产生的有毒物质引起饱胀和厌食,导致食物摄入和营养素吸收减少,部分肿瘤患者在早期就有体重下降的情况发生。②随着恶性肿瘤细胞的生长繁殖,需要摄取消耗的营养能量也与日俱增。③抗肿瘤治疗,如手术、化疗、放疗、生物免疫治疗等伴随的不良反应,都是对人体正常功能的损伤,如消化道不良反应使患者呕吐、腹胀、厌食或腹泻,均能使患者的营养状况下降。

在肿瘤治疗过程中,顾乃龙教授常常强调无论是医生还是患者,都应关注肿瘤患者的营养状况。医生往往重视抗肿瘤治疗的效果,而忽视合理适当的营养支持能够很大程度提高抗肿瘤治疗效果。如很多患者在治疗前因营养状况评分不达标,不得不放弃更有效的治疗方法。

中医对于各种疾病的治疗,十分重视合理的饮食调节和必要的食物营养。孙思邈在《备急千金要方》中特别列出"食治"一门,详细介绍谷、肉、果、菜等食物的疗病作用,认为合理而适宜的饮食是人体生存必不可少的,具有"悦神爽志,以资血气"的功效。同时很多中药材也都是食材,具有药食同源的功能。按照中医的辨证,恶性肿瘤患者一直存在正气虚,尤其是病至中、晚期,则每每出现气血两虚。必要的营养支持能提高患者的抵抗力,使之更好地接受抗肿瘤治疗,促进病体康复。肿瘤患者的饮食调养应选用富含各种营养素、新鲜而又容易消化的食物,动物性和植物性食品兼顾,提倡清润滋补而避免辛辣刺激,抽烟、饮酒和过嗜煎炸皆不宜。顾乃龙教授主张患者的食谱宜广不宜窄,适合患者口味、易于消化吸收而又为身体所需要的新鲜食物,即可称之为有"营养"的食物。

顾教授经常指出社会上流传的某些"癌症戒口"或"癌症饮食宜忌"是不科学的,或谓禁食三鸟、牛羊、发物、有壳物及生果,或谓严戒鸡、鹅、猪头、面食、无鳞鱼及梨子等,皆是不负责任的轻率之谈。一些患者因担心病情复发,连水果、牛奶和鸡蛋都不敢吃,结果是机体缺乏必要的营养素,体质很快虚衰下来,免疫力自然低下,无法继续治疗,而且更容易感染其他疾病,加速恶性肿瘤的进展,病情迅速恶化。早在《张氏医通》及《本经逢原》中已有用鹅血治噎膈(部分相当于食管癌或胃癌)的记载,国内外学者甚至已从蛤、牡蛎、乌贼、鲥鱼、短蛸章鱼等谣传"戒口食物"中分离出抑癌物质,水果中的维生素 C、维生素 A 对防癌抑瘤亦有良好作用。

顾乃龙教授在临证时常常根据患者机体阴阳偏胜、寒热虚实的不同,指导患者的食物摄取。如对于热证患者,宜进食凉润之品,对于虚寒病者则宜用甘温食物。手术、放疗、化疗或生物免疫治疗无一例外都属中医的祛邪治疗,包括中药抗癌治疗,也有祛邪,均可导致身体抵抗力降低,所以由食物提供必需营养素,才能耐受祛邪的攻伐,达到"治病救人"的目的。对于癌症的膳食,应该强调食用新鲜食物,食谱不宜太简单,营养成分要平衡;必须有多种适量的动物蛋白质或奶类以满足机体对主要氨基酸的需要,提倡低脂饮食,限制摄入油脂,注意饮食清淡适量,勿食燥热炙煿、辛辣刺激或寒湿生冷的东西,膳食中应有足够的新鲜蔬菜、水果以保证机体有充足的维生素和纤维素。

第四节　带瘤生存也是一种治疗策略

在肿瘤治疗过程中,不论是医生还是患者及其家属,追求的最高境界往往是"无瘤生存"。但却面临很多现实的问题,如肿瘤已经扩散,根本无法手术切除;肿瘤与重要器官紧密相连,强行切除,会立即危及生命;所患肿瘤对放疗、化疗、生物免疫治疗不敏感,而且伴随有不可耐受的不良反应。针对以上这三种情况的患者，就不应该把消灭肿瘤作为治疗目标，而应积极与患者沟通，让其明白机体的现状，以及强行进行灭瘤治疗带来的风险，同时也要让患者理解恶性肿瘤是慢性疾病，像其他老年病一样，可以伴随终身。可以将改善生活质量，尽可能延长生存期作为治疗首选。

顾教授指出，在一定程度上来说，带瘤生存对晚期肿瘤患者是一种积极的治疗态度，不是消极的，不是要求患者放弃治疗，是根据患者的不同病情进行针对性的治疗。尤其是作为肿瘤科医生，更要避免"生命不息，化疗不止，死而后已"的惨痛局面发生。肿瘤科医生要严格按诊疗指南规范治疗，不能认为一切了事，盲目追求手术成功率。也不能不顾患者的体表面积、营养状况，盲目增加用药剂量，使患者孱弱的身体变得更弱，甚至病情迅速恶化。因此，顾乃龙教授经常会亲自与一些执意要求医生消灭肿瘤的患者或家属进行耐心谈话，让他们有一个理性的判断，面对现实，让家属与医生一起陪伴患者进行合适的治疗，带瘤生存。也常常告诫年轻医生要全面评估患者情况，不能一味迎合患者要求做过度治疗。